老谭说肝病

谭友文　著
周兴蓓　叶　云　整理
张红光　审阅

苏州大学出版社

图书在版编目(CIP)数据

老谭说肝病/谭友文著. —苏州:苏州大学出版社,2019.12
ISBN 978-7-5672-3058-3

Ⅰ.①老… Ⅱ.①谭… Ⅲ.①肝疾病-防治 Ⅳ.①R575

中国版本图书馆 CIP 数据核字(2019)第 277322 号

老谭说肝病
谭友文 著
责任编辑 周凯婷
助理编辑 牛涵波
装帧设计 吴 钰

苏州大学出版社出版发行
(地址:苏州市十梓街1号 邮编:215006)
苏州望电印刷有限公司印装
(地址:苏州市相城区望亭镇问渡路27号 邮编:215155)

开本 890 mm×1 240 mm 1/32 印张 8.625 字数 249 千
2019年12月第1版 2019年12月第1次印刷
ISBN 978-7-5672-3058-3 定价:38.00元

若有印装错误,本社负责调换
苏州大学出版社营销部 电话:0512-67481020
苏州大学出版社网址 http://www.sudapress.com
苏州大学出版社邮箱 sdcbs@suda.edu.cn

序言

记忆中我与谭友文医生认识已有20多年了，但主要是在省内一些感染病或肝病学术会议期间碰面，交谈不多，平时也不经常联系，对他最深的印象是认真踏实。前不久，谭医生与我联系，告知他打算把在丁香园和微信公众号上发表过的部分文字结集成书，问我能否写几句话。说来惭愧，这些年我对自媒体关注不多，对于丁香园里的感染版“老谭”版主和“老谭说肝病”公众号并不知晓。但浏览了谭医生提供的以“老谭说肝病”为题的书稿后，我深有感触，即使他不邀请我，我也要找机会写几句。

肝脏是人体最大的内脏器官，也是最重要的代谢和解毒器官，对于维持生命和健康至关重要。多年来，我国一直是“肝炎大国”，经过20多年全国范围内乙肝疫苗的普遍接种，现在5岁以下儿童的乙肝表面抗原（HBsAg）阳性率已小于1%，因此，从这一代人开始，我国已经甩掉了“肝炎大国”的帽子！但由于历史的原因，现在我国还有慢性乙肝患者约2000万人，慢性丙肝病毒感染者约1000万人。更值得引起重视的是，近二三十年间我国酒精性肝病及主要与肥胖相关的非酒精性脂肪肝等疾病的发病率上升较快，严重影响人民群众身体健康。所以肝病科医生面临着“传统”的病毒性肝炎等肝脏疾病、“新发”的酒精性和非酒精性肝病的双重挑战，临床诊治任务非常繁重。

尽管大多数肝病科医生都意识到向患者及社会普及肝病防治知识的重要性，但由于种种原因，包括临床工作压力、教学、科研任务，以及其他干扰性因素等，真正潜心、专心为之的医生并不多，我本人在这方面就做得很不够。读了《老谭说肝病》，令我为之一振的是，谭友文医生在这一领域专注而持久，成绩斐然。

临床医生写科普文章，优势在于有扎实的理论功底和丰富的临床经验，写出的作品科学性较强、可信度较高。但话说回来，科普文章也不是每位临床医生都能写好。但《老谭说肝病》写得很好。好在何处？一是内容全面，临床常见的肝病种类都有涉及；二是知识新颖，国内外最新的指南及研究结果都得到了展示；三是通俗易懂，由于文章最初源于微信公众号等自媒体，语言文字较口语化，更贴近普通百姓；四是图文并茂，尤其是病理和影像资料比较丰富。

《老谭说肝病》还有一个显著特点，就是其中的科普文章受众更广。一般而言，科普作品对象是普通百姓，但这本文集中有相当数量的文章专业性较强，涉及若干肝病的诊治难点和经验，完全可以作为医学院高年级学生、内科住院医师、基层医疗机构的全科医师、中青年肝病科医师，以及肝病相关其他临床专科的医师的继续教育资料。

最后我想说的是，读完《老谭说肝病》，我感到原先对老谭的印象太单一了，应该加上“爱心”“勤奋”“韧性”三个词。有了对患者的“爱心”，才会有从事科普写作的热情；有了“勤奋”，才能长期跟踪学习国内外肝病研究的新成果；有了“韧性”，才会有200多篇文章能不断推出。

功夫不负有心人！谭友文医生的不懈努力和辛勤劳动得到了业界和同行们的认可，2017年和2018年，他连续两年被“健康中国——肝胆病防治行动”办公室评为“全国肝胆疾病科普达人”，今年又荣获“卓越贡献奖”，可谓天道酬勤，实至名归！祝贺之余，更期待谭友文医生在肝病科普园地里，耕耘不辍，佳作频频！

南京医科大学第一附属医院感染病科
教授、主任医师　黄祖瑚
2019年9月23日

前言

做一名医生是我自幼的梦想。求学不易，读医更难。一路艰辛终于读完规定要学的课程，却才知，做医生其实是要读一辈子的书。幸运的是，我并不觉得读书辛苦，畅游在医海，有无穷之乐趣!

读了别人的书，学习了诊治各种肝病的指南、规范，将别人的经验应用到自己的病人中去，就形成了自己的经验。同时，将自己写的文章发表在专业的杂志上，也收获颇多。但是，太过专业的文章很难被读懂，阅读人群太少，于是有了大家都看得懂的文章，这就是科普。科普是医生分内的事，通过科普可以让民众了解疾病的发生发展，“让病不成病，医不再医，上医也”。丁香园是我成长的地方，曾记否，丁香园那个感染版的“老谭”版主?“老谭”曾被很多有一样梦想的战友所熟知。三年前，我创建了“老谭说肝病”公众号，将平时的学习体会、看病经历、困惑与思考都写成了文字，一篇篇推出，不知不觉推文已二百有余，现摘选其中反响较好的成册，以飨读者。

《咖啡，该给你处方权了!》《保健品为什么会损肝?》等文章大众爱看，因为与自己的生活行为休戚相关，因此有必要将这些已经被大数据证实的、有益或有损肝脏健康的生活方式告诉大众。

《乙肝携带者怎么成了肝硬化?》《一个“被喝酒”导致的酒精肝》这些文章都来自真实的病例，由于患者缺乏肝脏疾病的简单知识，因此，造成了机体非常严重的后果，他们如果能早点知道一些肝脏疾病的科普知识，病情不至于会如此严重。因此，他们的需求是我坚持写作的动力!

《血的教训，生命代价——慢性乙肝的抗病毒治疗需要规范管理》《恩替卡韦和替诺福韦治疗乙肝哪种更好呢?》等文章都是病人最爱看的文章。为了回答他们心中的疑问，我写成文章告诉他们。

《药物性肝损与自身免疫性肝炎》《肝硬化引起的脾大脾亢，该如何治疗?》等文章专业性很强，虽然很多观点我们行业内部仍有争论，但是大家还是需要了解，了解了才不会误解！

这与其说是一本书，不如说是一位肝病科医生的手记，记录了读书的体会，写下了看病的经验，讲出了肝病患者的困惑。希望您能从这本书中得到帮助，哪怕只有一点点。

才学仍浅，错误难免，恳请专家和广大读者批评指正！

谭友文

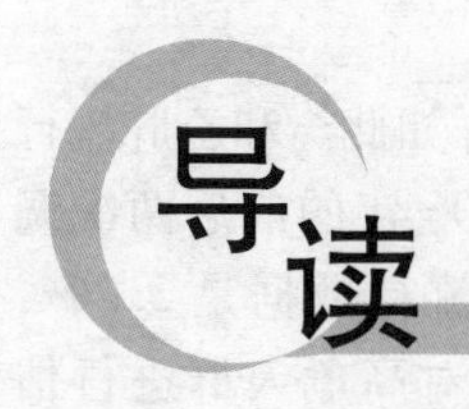

肝病在中国

肝病在全世界范围内仍然是威胁人类健康的主要疾病之一。由于中国人口基数大，我国的肝病患者是绝对数和相对数都极其庞大的疾病群，比如肝细胞癌，全球一半以上发生在中国。肝病影响的人口数估计为3亿。慢性乙肝和慢性丙肝都是由于病毒导致。20世纪90年代以来，我国通过预防措施的强制执行，慢性病毒性肝炎的发病数得到遏制。但由这些疾病导致的肝硬化、肝细胞癌却在近年持续上升。非酒精性脂肪肝、酒精性肝病更是迅速上升。

一、乙肝

1992年，我国乙肝表面抗原（HBsAg）阳性的流行率为9.8%，通过乙肝疫苗接种的广泛强行实施，到2006年，全国的HBsAg阳性率已经下降到7.2%。10岁以下儿童的HBsAg阳性率为1.5%，13岁以下儿童表面抗体的阳性率为60%。中国的乙肝感染有自己的特色，中国乙肝大多来自母婴垂直传播，慢性化比例高，呈家族聚集现象。据流行病学研究，23.2%的家庭有2名以上的乙肝感染者，甚至有4位乙肝患者的家庭占到了1.3%。因此，中国仍有7 800万慢性乙肝感染者，其中估计有2 000万慢性乙肝病人。目前几乎所有一线抗病毒药物均可以在我国使用，其中应用最广泛的药物是恩替卡韦，经过新一轮降价，该药药价已经在部分省市降为约0.62元/粒。可我国慢性乙肝得到规范医治的人群只占约

10%。大量的慢性乙肝病人迫切需要正确医治。

二、丙肝

丙肝在全世界的流行极不均衡，在我国同样如此。和乙肝流行的调查一样，丙肝流行数据来自1992年和2006年的前后两次调查，1992年的抗丙肝抗体（抗HCV）阳性率流行数据是3.2%，2006年抗HCV流行率是0.43%。用这些数据对高危人群进行估算，我国约有1 000万丙肝感染者。目前丙肝可通过服用特效的小分子抗病毒药物得到根治，该药物在我国已经可以购买，但由于这些药物大多为进口原研药，价格仍很昂贵。

三、酒精滥用与酒精性肝病

酒精滥用是世界性问题，据2010年WHO（World Health Organization，世界卫生组织）的统计，有47.9%的肝硬化为酒精性肝硬化。我国酒精消费的增加是近30年的事，遗憾的是，目前尚没有全国范围的酒精滥用和酒精性肝病的权威调查报告。因酒精性肝病导致的肝移植在过去10年已经上升到7.5%。一份2000年到2004年，来自国内多家医院的多中心研究显示，酒精性肝病住院比例在所有肝病中呈逐渐增加趋势，从2.7%、2.9%、3.0%、3.6%上升到4.4%。中国酒精消费量正在以惊人的速度增加，中国酒文化虽盛行，但我们仍应相信酒精性肝病会危及国人的健康。

四、非酒精性脂肪肝

过去20年来，青少年的超重和肥胖问题变得越来越严重。2010年，估计有9.9%的在校生和青少年存在超重及肥胖问题，按比例推算约有3 043万人口。超重、肥胖导致的相关疾病有糖尿病、代谢综合征及非酒精性脂肪肝等。根据中国健康及营养协会统计的结果，从1993年到2009年，我国肥胖率已经从11.9%增加到21.1%。肥胖是导致非酒精性脂肪肝的主要原因，非酒精性脂肪肝已经不再被看作良性疾病。有研究表明，非酒精性脂肪肝在10年内发展成肝硬化的比例是10%，而肝硬化发展成肝细胞癌的年发生率为1%～2%。

五、终末期肝病

终末期肝病是指慢性肝病进展到了最后阶段，包括肝硬化、慢性肝衰竭和肝细胞癌。终末期肝病直接威胁到病人的生命。在我国，70% 以上的肝硬化仍来自乙肝，即便在很多表面抗原阴性的肝硬化患者中，仍有 23% ~ 39% 的病人可以检测到乙肝病毒核酸（HBV DNA），有 5% ~ 43% 的肝硬化可以归咎于丙肝，大约 7% 的肝硬化来自酒精性肝病。血吸虫也是我国肝硬化的一个非常重要的病因，比例大约为 18%。肝衰竭是终末期肝病的一种，肝衰竭可以分为急性肝衰竭、慢性加急性肝衰竭和慢性肝衰竭。肝衰竭主要表现为肝功能的迅速恶化，肝性腹水、肝性脑病等，有非常高的致死率。

六、肝细胞癌

据 WHO 统计，2016 年全球肝细胞癌患者约有 82 万。在我国，肝细胞癌是第二大恶性肿瘤。每年大约有 42 万患者，占全球的 51%。主要病因为乙肝、丙肝，目前尚没有酒精性肝病及非酒精性脂肪肝导致肝细胞癌的数据。但显然，酒精性肝病及非酒精性脂肪肝在可预测的将来会成为主要病因。

七、肝移植

肝移植是治疗终末期肝病的有效手段。从 1980 年到 2011 年，已经有 20 877 例病人接受了肝移植手术。仅 2005 年，就有 2 960 例病人接受肝移植。自 2011 年以来，中国肝移植逐渐步入规范和法制化，在中国除了西藏外，其他省市（自治区）几乎均可开展肝移植手术，北京和上海是肝移植中心。乙肝、丙肝、酒精肝、胆汁性肝病患者是肝移植的主要人群。我国肝移植病人 1 年成活率已经达到 90%，3 年成活率达到 70%。

八、中医药与肝病

中医药治疗肝病在我国的使用仍然较广泛，由于缺乏严格的循证医学证据，中医药并不被西方主流医学认可。扶正化瘀胶囊是一种抗肝纤维化的药物，在美国进行了Ⅱ期临床试验，被认为是安全有效的药物，可以改善丙肝导致的肝纤维化。

【参考文献】

1. Roger Williams. Global challenges in liver disease [J]. Hepatology, 2006, 44 (3): 521 -526.

2. Wang F S, Fan J G, Zhang Z, et al. The global burden of liver disease: the major impact of China [J]. Hepatology, 2014, 60 (6): 2099 -2108.

目　录

第一章　病毒性肝炎 ………………………………………………… 001
第一节　肝功能正常的慢性肝炎需不需要治疗？ ………… 003
第二节　成年人感染的乙肝大多是急性的 ………………… 004
第三节　乙型肝炎能治愈吗？ ……………………………… 008
第四节　敢问乙肝治愈，路在何方？ ……………………… 010
第五节　乙型肝炎的筛查、咨询及预防 …………………… 015
第六节　慢性乙肝不抗病毒人群的随访 …………………… 017
第七节　血的教训，生命代价——慢性乙肝的抗病毒治疗需要规范管理 ……………………………………… 019
第八节　乙肝发展成肝癌可以被预测吗？ ………………… 023
第九节　丙肝的治疗目标——治愈 ………………………… 027
第十节　急性戊肝严重时可危及生命 ……………………… 031

第二章　抗病毒治疗 …………………………………………… 035
第一节　恩替卡韦和替诺福韦治疗乙肝哪种更好呢？ …… 037
第二节　拉米夫定和恩替卡韦治疗重症肝炎哪种更好呢？ ……………………………………………………… 039
第三节　恩替卡韦的副作用 ………………………………… 042
第四节　重视核苷类似物治疗乙肝时，肌酸激酶的升高 ……………………………………………………… 045
第五节　乙肝抗病毒治疗，应使用核苷类似物还是干扰素？ ………………………………………………… 047
第六节　乙肝抗病毒治疗后就治愈了吗？ ………………… 049

第三章 酒精性肝病 ………………………………………………………… 053
第一节 非酒精性脂肪肝与酒精性脂肪肝 ………………………… 055
第二节 酒精、醉酒与酒精性脂肪肝 ……………………………… 060
第三节 酒精模式与酒精性肝病 …………………………………… 064
第四节 酒肉穿肠过，徒留肝损伤 ………………………………… 068
第五节 一个“被喝酒”导致的酒精肝……………………………… 071

第四章 非酒精性脂肪肝 ……………………………………………… 077
第一节 脂肪肝真的这么严重！ …………………………………… 079
第二节 脂肪肝是怎么诊断的？ …………………………………… 080
第三节 地中海饮食——改善脂肪肝的很好选择 ………………… 086
第四节 治疗脂肪肝要做的不仅是“管住嘴，迈开腿” …… 089
第五节 非酒精性脂肪性肝炎的成因与管理 ……………………… 093
第六节 脂肪肝是隐源性肝硬化最常见原因 ……………………… 098

第五章 自身免疫性肝病 ……………………………………………… 101
第一节 有一种肝炎叫自身免疫性肝炎 …………………………… 103
第二节 自身免疫性肝炎的肝细胞癌变风险有多大？ …… 107
第三节 自身抗体全阴的自身免疫性肝炎 ………………………… 110
第四节 药物性肝损与自身免疫性肝炎 …………………………… 111
第五节 激素治疗后的自身免疫性肝炎 …………………………… 115

第六章 药物性肝病 …………………………………………………… 121
第一节 保健品为什么会损肝？ …………………………………… 123
第二节 客观认识中草药的肝损性 ………………………………… 126
第三节 口服避孕药也损肝吗？ …………………………………… 130
第四节 何首乌引起的肝损伤 ……………………………………… 131
第五节 用雷公藤泡酒喝引起的急性肝损伤 ……………………… 134

第七章 疑难肝病 ………………………………………………… 137
第一节 张先生的肝损故事 ……………………………………… 139
第二节 转氨酶升高,是乙肝还是脂肪肝引起的? ……… 142
第三节 纠缠二十载,病因竟是它! ……………………………… 145
第四节 慢性丙肝与自身免疫性肝炎 ………………………… 149
第五节 乙肝与自身免疫性肝炎 ……………………………… 153
第六节 "肝癌"治好了吗? ……………………………………… 157
第七节 乙肝携带者怎么成了肝硬化? ……………………… 163
第八节 肝穿刺病理诊断原发性肝癌的重要性 …………… 167
第九节 不明物质锁定"元凶" ………………………………… 170
第十节 晚期血吸虫肝病的CT及病理表现 ………………… 172

第八章 日常生活与肝脏健康 …………………………………… 177
第一节 修脚也会得乙肝 ………………………………………… 179
第二节 文身为什么会得丙肝? ……………………………… 181
第三节 茶也可能是不明原因肝损的病因! ………………… 182
第四节 黄疸要引起重视吗?胆红素高是什么原因? …… 184
第五节 吸烟会增加慢性乙肝致肝癌风险吗? …………… 188
第六节 再说黄曲霉素 ………………………………………… 189
第七节 每天饮酒3两会怎么样? …………………………… 191
第八节 真的有"解酒药"吗? ………………………………… 194
第九节 睡眠少的人可能更容易得脂肪肝 ………………… 196
第十节 腰越粗,越易患脂肪肝吗? ………………………… 198
第十一节 为什么孕妇更要小心患戊肝? ………………… 201
第十二节 孕妇可以接种乙肝疫苗吗? …………………… 203
第十三节 "我的肝区怎么老是疼痛?" …………………… 206
第十四节 肝硬化、脾肿大都需要切除治疗吗? ………… 209
第十五节 "小三阳"比"大三阳"症状轻吗? …………… 212

第九章 肝病预防 …… 217
第一节 乙肝疫苗该怎么打? …… 219
第二节 乙肝病人怎样降低发展成肝细胞癌的可能性? …… 221
第三节 肝硬化患者如何判断是否有腹水? …… 224
第四节 咖啡,该给你处方权了! …… 226
第五节 乙肝妈妈怎样才能不传染宝宝? …… 229

第十章 肝病诊前须知 …… 233
第一节 乙肝表面抗原为阴性时,你会考虑为乙肝吗? …… 235
第二节 两对半检查呈阴性的乙肝,你想到了吗? …… 239
第三节 什么样的乙肝"携带者"需要治疗? …… 243
第四节 如何进行肝脏硬度测定? …… 245
第五节 肝硬化可以逆转吗? …… 248
第六节 肝硬化引起的脾大脾亢,该如何治疗? …… 252
第七节 什么样的脂肪肝需要做肝穿刺检查? …… 256
第八节 什么样的脂肪肝需要治疗? …… 258

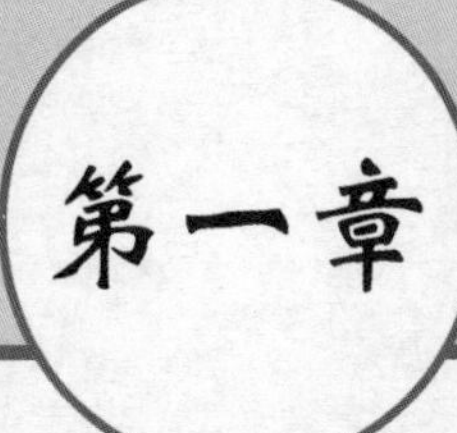

病毒性肝炎

第一节 肝功能正常的慢性肝炎需不需要治疗?

慢性肝炎，这个定义范围很大，包括慢性细菌性肝炎、慢性病毒性肝炎、慢性药物性肝炎、慢性代谢性肝炎等，这里特指慢性病毒性肝炎，尤其指的是慢性乙肝和慢性丙肝。

在十几年前，医生对肝炎的治疗原则是判断患者肝功能是否正常，将肝功能正常的乙肝携带者判断为健康携带者，并不予治疗。但近十年来，随着对慢性乙肝和慢性丙肝的认识，医生的观念发生了很大变化。

首先谈慢性乙肝。在工作中我们经常发现患者为早期肝硬化或早期肝癌，但其肝功能是正常的，且只有通过 B 超、CT 等检查才能发现问题，有时甚至 B 超、CT 等检查也不能发现异常，只有进行肝穿刺等病理检查才能发现异常，但此时肝病已经很严重了。所以需不需要治疗就不能简单以肝功能正常与否来判断。乙肝病毒对人体肝脏的损伤是因人而异的，有的患者乙肝发病以急性发作为主，每次发作转氨酶含量很高，能达几千以上，但不常发作，数年一次，甚至一生只发作一次，其他时间检测肝功能都是正常的；也有的患者症状以持续的肝损害为主，检测转氨酶含量只有轻度升高，但几乎每次检查都显示肝功能异常；更有少数患者几乎每次检测肝功能都正常，但最终仍会发展成肝硬化甚至肝细胞癌。对这种乙肝的演变，我们的解释是，虽然肝功能是正常的，但肝脏的损伤仍然发生着，只是较隐匿。所以现在相关指南明确规定，对乙肝病毒感染时间超过半年，年龄 40 岁以上的（有人建议 30 岁以上），有乙肝病毒复制证据的患者，如果肝功能正常，一定要建议做肝脏的病理检查，如果发现中度以上的炎症或肝纤维化，强烈建议治疗。而对于那些有证据证明肝病进展或有肝硬化、肝癌家族史的患者，如果有脾脏增大、肝硬化等表现，即便肝功能正常，也建议进行治疗。

再说慢性丙肝。慢性丙肝和慢性乙肝有很多相似之处，也有很多不同。相似点是两者都是慢性的，都会发展成肝硬化和肝癌；不同点是慢性丙肝更加隐匿，感染者几乎无任何异常感觉，肝功能大多轻度异常，更不容易引起患者的重视，而且慢性丙肝比慢性乙肝发展成肝硬化和肝癌的概率更大。最大的不同在于，慢性乙肝是难以治愈的，而慢性丙肝是可以治愈的。对于慢性乙肝，随着抗病毒药物的面世，我们可以将慢性乙肝治疗到表面抗原转阴的效果。我们曾经乐观地认为，表面抗原转阴就表示这些患者治愈了，但现在却发现，这些患者在特定条件下表面抗原仍会再次转阳，而且表面抗原转阴的患者，肝癌的发生率远高于自然人群。因此，医学界仍然公认，慢性乙肝目前难以治愈，但慢性丙肝却可以治愈，只要病毒清除干净，肝脏损伤会立即停止。因此我们对慢性丙肝的治疗更加积极，只要有病毒复制的证据，而无论肝功能正常与否，都强烈建议抗病毒治疗。

第二节　成年人感染的乙肝大多是急性的

全球约 20 亿人曾感染乙肝病毒（HBV），其中 2.4 亿人为慢性 HBV 感染者。我国 1 ~ 59 岁一般人群中，HBsAg（乙肝表面抗原）携带率为 7.18%。据此推算，我国现有慢性 HBV 感染者约 7 800 万人，其中慢性乙型肝炎患者约 2 000 万例。急性乙肝发病率和慢性 HBV 感染发生率有平行关系。急性乙肝主要为散发，特殊情况下可以暴发，如输血后发生急性 HBV 感染等。乙肝疫苗的应用使急性乙肝的发病率明显下降。2010 年，中国疾病预防控制中心（Chinese Center for Disease Control and Prevention，CDC）数据显示，我国急性乙肝发病率从 2005 年的 7.5/100 000 下降到 2010 年的 5.6/100 000。

病例分享

男，34 岁，已婚，本地人。因“乏力、食欲缺乏、尿黄 3 天”

入院。病史特点如下：（1）患者为青年男性，否认肝炎病史，有常在外修脚的爱好，最近一次为半月前，无输血及血制品使用史。（2）患者3天前无诱因下突发全身乏力，活动后显著，胃纳减少，食量约为原来的1/3，尿黄如茶色，无恶心、呕吐，无反酸、嗳气，无腹胀、腹痛、腹泻，无呕血、黑便等症状，1日前就诊于××区人民医院，查肝功能：TBIL 78.40 μmol/L，DBIL 57.30 μmol/L，IBIL 21.10 μmol/L，ALT 944.6 U/L，AST 1 219.0 U/L，GGT 673.0 U/L。B超示轻度脂肪肝。今来我院就诊，门诊拟诊为"肝损待查"收住入院进一步诊治。此次病程中患者无畏寒、发热，无胸闷、心悸，无意识行为异常，无进行性消瘦等症状。目前患者精神欠佳，睡眠一般，大便如常。（3）有饮白酒史5年，每日酒精摄入量约80 g。（4）查体：T 36.7 ℃，P 78次/分，BP 123/91 mmHg，神清，精神一般，各浅表淋巴结无肿大，皮肤巩膜黄染，无肝掌、蜘蛛痣，口唇不绀，两肺呼吸音清，未闻及干湿性啰音，心率为78次/分，律齐，腹软，无压痛，肝脾肋下未及。

乙肝病毒的形态

乙型肝炎病毒（Hapatitis B virus，HBV）是嗜肝DNA病毒科（Hepadnaviridae）正嗜肝DNA病毒属（*Orthohepadnavirus*）。它是1965年由Blumberg首次在澳大利亚土著人血液中发现的，所以曾被称为"澳大利亚抗原"，简称"澳抗"。

电镜下HBV在感染者血清中主要以三种形式存在：（1）小球形颗粒：直径约22 nm。（2）管状颗粒：直径约22 nm，长度100～1 000 nm。这两种颗粒均由与病毒包膜相同的脂蛋白（即乙型肝炎表面抗原，HBsAg）组成，不含核酸，一般无传染性。（3）大球形颗粒，即完整的HBV颗粒，也称Dane颗粒，直径约42 nm，分为包膜和核心两部分。包膜含HBsAg、糖蛋白和细胞脂肪，厚7 nm，核心直径28 nm，内含核心蛋白（即乙型肝炎核心抗原，HBcAg）、环状双股HBV DNA和HBV DNA聚合酶（DNA polymerase，DNAP）。

HBV 基因组长约 3.2 kb，为部分双链环状 DNA。其基因组编码为 HBsAg、HBcAg、HBeAg、病毒多聚酶和 HBxAg（图 1-1-1）。

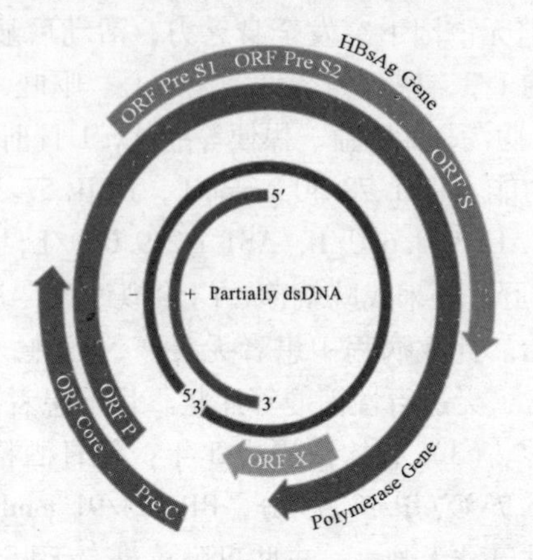

图 1-1-1　乙型肝炎病毒基因组结构模式图

传播途径

HBV 主要经血液、母婴及性接触传播。由于对献血员实施严格的 HBsAg 和 HBV DNA 筛查，经输血或血液制品引起的 HBV 感染已较少发生；经破损的皮肤或黏膜传播主要是由于使用未经严格消毒的医疗器械和侵入性诊疗操作，以及不安全注射特别是注射毒品等；其他如修足、文身、扎耳环孔、医务人员工作中的意外暴露、共用剃须刀和牙刷等也可传播。

HBV 的血清学特征

成人感染 HBV 后最早 1 ~ 2 周，最迟 11 ~ 12 周，血中会首次出现 HBsAg。急性自限性 HBV 感染时血中 HBsAg 大多持续 1 ~ 6 周，最长可达 20 周。在无症状携带者和慢性患者中 HBsAg 可持续存在多年，甚至终身。HBsAg 本身只有抗原性，无传染性。抗 HBs 是一种保护性抗体，在急性感染后期，HBsAg 转阴后一段时间开始出现，在 6 ~ 12 个月内逐步上升至高峰，可持续存在多年，但滴度会逐步下降；约一半病例的抗 HBs 在 HBsAg 转阴后数月才可检出；少部分病例 HBsAg 转阴后始终不产生抗 HBs。

肝脏病理

该病人短时间出现乙肝血清学转换（表 1-1-1），尤其 HBsAg 消失、抗 HBs 出现是急性乙肝感染的“铁证”，加上有修脚等流行病学史，临床已经足够诊断为急性乙肝，但鉴于患者有饮酒史，为了进一步掌握其肝脏病损情况，做肝穿刺病理检查，结果显示有轻微的汇管区炎症，少量点灶状坏死，肝细胞水肿不明显，炎症浸润细胞以单核细胞为主，未见明显肝细胞脂肪性变，未见明显气球样变细胞，未见 Mallory 小体等，未见纤维化形成，HBsAg 免疫组织化学染色阴性（图 1-1-2）。病理符合急性肝损伤特点，未见明显酒精肝证据。

表 1-1-1　患者两次乙肝五项的检查结果

时间	指标	数值	结果	单位	正常范围
2018－09－25 13：50	游离三碘甲状腺原氨酸	5.21		pmol/L	3.1～6.8
	游离甲状腺素	19.43		pmol/L	12～22
	糖类抗原 125	15.09		U/mL	0～35
	糖类抗原 15－3	15.08		U/mL	0～25
	糖类抗原 19－9	18.23		U/mL	0～34
	糖类抗原 72－4	1.56		U/mL	0～8.2
	乙肝表面抗原	71.59	H	COI	0～1
	乙肝表面抗体	509.9	H	IU/L	0～10
	乙肝 e 抗原	31.43	H	COI	0～1
	乙肝 e 抗体	0.203	L	COI	>1
	乙肝核心抗体Ⅱ	0.007	L	COI	>1
2018－09－30 09：57	乙肝表面抗原	0.667		COI	0～1
	乙肝表面抗体	361.4	H	IU/L	0～10
	乙肝 e 抗原	0.180		COI	0～1
	乙肝 e 抗体	0.106	L	COI	>1
	乙肝核心抗体Ⅱ	0.007	L	COI	>1

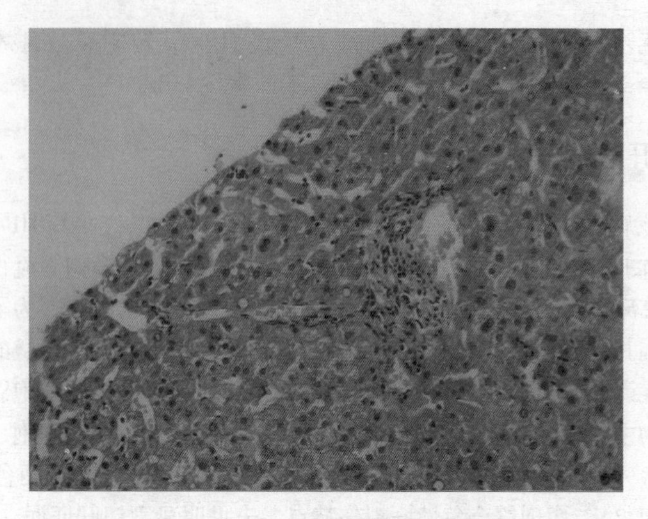

图 1-1-2　HBsAg 免疫组织化学染色

第三节　乙型肝炎能治愈吗?

在中华医学会第十三次全国感染病学术会议上有一个“乙型肝炎能治愈吗?”的专题报告，引起了与会者的积极讨论，笔者也参与其中，将讨论部分内容与大家分享。

1. 乙型肝炎能治愈吗?

乙型肝炎作为我国的重大传染病之一，其治疗目标随着治疗手段的提高而变化。乙型肝炎的治愈大致可分为四种不同阶段的治愈：临床控制、免疫控制、临床治愈及彻底治愈。临床控制指用药期间肝功能正常，HBV DNA 含量维持在检测限以下。免疫控制指抗病毒治疗达到停药标准后停药 12 个月，肝功能正常，HBV DNA 含量仍维持在检测限以下。临床治愈指抗病毒治疗达到 HBsAg 转阴或 HBsAg 血清学转换。彻底治愈指 HBV 共价闭合环状 DNA（cccDNA）从感染者体内彻底清除。目前，不同药物抗 HBV 治疗可获得不同程度 HBeAg 血清学转换率，但 HBsAg 转阴率较低，临床治愈率仍不令人满意。

2. 乙型肝炎的治愈有必要吗?

由于目前抗病毒治疗大多只能达到临床控制或免疫控制的阶段，尚不能达到临床治愈阶段，更不用说彻底治愈。那么，慢性乙型肝炎治愈有必要吗? 换言之，不同慢性乙型肝炎患者，其预后是否有差别? 国际《慢性乙型肝炎防治指南》总结者 Anna Lok 的评述可能为这个问题提供了答案——即使慢性乙肝患者长期接受抗病毒治疗获得病毒学指标的转阴，其肝癌发病率仍远高于非活动性乙肝携带者。因此，仅达到乙型肝炎治疗的临床控制不是我们的目标，且长期用药会给患者及社会带来严重的负担，我们完全有理由将乙型肝炎的治疗目标定为临床治愈。

3. 新治疗手段的探索

为达到慢性乙型肝炎的临床治愈甚至彻底治愈的效果，我们要寻求更多的新手段。淋巴毒素 β 受体（LtbR）激活剂是近年来发现的未来可能用于抗 HBV 治疗的药物之一。它不仅能抑制 HBsAg、HBeAg、HBV DNA 的释放，还可促进细胞内 cccDNA 的降解，彻底清除体内病毒。siRNA 是另外一种可能策略，它通过特异性干扰 HBV 核定位信号影响 HBV 病毒基因进入细胞核，间接抑制 cccDNA 扩增，从而抑制 HBV 复制，但其临床应用安全性问题短时间内很难获得进展。虽然现有研究已关注多个治疗新靶点，但多集中于基础研究，离临床应用仍有一定距离。

4. 总结与展望

乙型肝炎治愈虽然障碍重重，但临床控制能改善患者的长期预后，追求免疫控制及临床治愈对患者的长期预后更加有益。免疫细胞疗法联合抗病毒治疗是未来治愈乙型肝炎的方向之一。但哪些患者适合免疫疗法，何时使用免疫治疗，如何提高免疫治疗的疗效等问题仍需要更多的体外实验和体内临床研究数据，才能得到进一步的证实和研究。为了我国近 1 亿 HBV 感染者的家庭幸福、工作顺利，一定要向乙肝临床治愈乃至彻底治愈的方向努力。我们相信，未来治愈乙型肝炎不是梦。

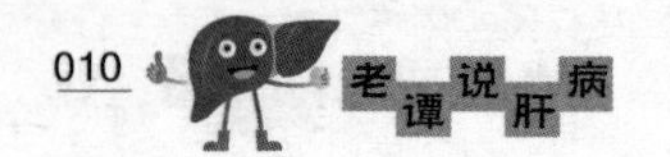

第四节　敢问乙肝治愈，路在何方？

乙肝感染现状

尽管乙肝疫苗已经使用近30年，但乙肝感染仍然是一全球性健康问题，大约2.4亿人为慢性HBsAg携带者，HBsAg阳性流行率从低（HBsAg阳性流行率<2%）至高（HBsAg阳性流行率>8%）地区差异性较大。我国原属高流行国家，现在发病率呈现下降趋势，主要因为我国社会经济状态的改善，乙肝疫苗普种计划的实施，以及采取了有效的抗病毒治疗措施。HBV相关病例死亡的因素主要与肝硬化和/或肝细胞癌（HCC）相关，全世界范围内，从1990年至2013年，死亡率增加了33%，2013年相关死亡病例超过686 000例。

乙肝病毒的感染状态

慢性HBV感染是一个动态过程，反映了HBV复制与宿主免疫应答之间的相互作用，并非所有慢性HBV感染均存在慢性肝炎（CHB）。慢性HBV感染自然史简要分为5期，考虑的因素包括HBeAg、HBV DNA、转氨酶（ALT）、肝脏炎症的存在或缺失。简单来讲，主要基于慢性化的2个主要特点：感染和肝炎。一类是有明显肝损伤，可有临床症状、肝功能异常，也可无这些表现但病理学表现损伤，叫作慢性乙型肝炎；另一类，虽然乙肝表面抗原长期呈阳性，但是肝组织学正常，这类患者叫作慢性感染者。

乙肝为什么难治？

慢性乙型肝炎难治的原因很复杂，但主要是针对这两种情况而言的——人体免疫系统和病毒。其中，最主要的是免疫系统的问题。如果在生命的早期，如新生儿期或一两岁以前感染HBV，因为患者的年龄太小，免疫系统不够成熟，还不能够对病毒进行识别，做出免疫反应（所谓免疫就是排斥、抵抗外来的东西），而导致病毒长期在人体内生存和繁殖，两者相对“和平共处”，这段时期叫作免疫耐受期。这时病毒对人体基本不造成伤害，而人体对病毒也无明显“伤害”，患者的免疫系统既不能识别HBV，也不能有效清除HBV，这个时候如果用现有的药物进行抗病毒治疗，很难取得持久的效果。免疫耐受期可以持续几年甚至是十几年的时间。随着年龄的增长，人的免疫系统逐渐成熟，可以开始识别并试图清除病毒。主要有以下几种清除的结果：如果免疫力反应强度比较适中，就可以消除病毒，同时不会对肝脏带来过大的伤害；如果免疫反应太强，就可能导致重症肝炎；而若免疫功能有反应，但强度不够，则清除不掉病毒，同时会造成反复或持续的肝细胞损害。

病毒自身因素也是导致乙肝难以治愈的一大原因。乙肝病毒可以在人体肝细胞内形成一种非常稳定的共价闭合环状DNA（cccDNA），它是乙肝病毒进行繁殖的原始模板，虽然其含量较少，每个肝细胞内只有5～50个拷贝，但对乙肝病毒的复制，以及感染状态的建立具有十分重要的意义，只有清除了细胞核内的cccDNA，才能彻底消除乙肝患者的病毒携带，但目前还没有有效的药物能直接清除cccDNA，所以它隐藏在肝细胞内且可长期稳定地存在。

HBsAg的定量测定可以预见肝癌的发生发展

目前抗病毒治疗是改善慢性乙型肝炎患者预后的有效措施之一，其理想治疗终点是实现HBsAg清除及血清学转换。研究结果显示，HBsAg清除/血清学转换与患者的长期预后改善密切相关。研究显示，发生HBsAg血清学转换者比无转换者肝癌的发生风险低87%。使用核苷（酸）类药物治疗时，HBsAg年清除率在0.4%～0.5%，年血清学转换率为0.3%～0.5%，与慢性乙型肝炎患者HBsAg年自然清除率0.5%～1.4%相比，并无明显提高。通常情况下，核苷类似物不能根除HBV，罕见有HBsAg丢失，因此，对于绝大多数接受核苷类似物治疗的慢性乙肝患者而言，需要进行长期治疗。用干扰素治疗时，HBsAg清除率高于用核苷酸类药

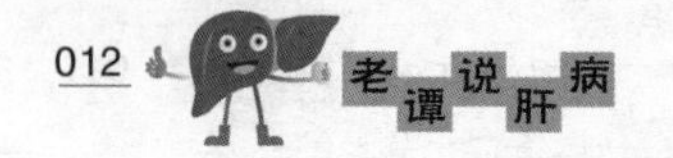

物治疗时的 HBSAg 清除率。

替诺福韦联合乙肝免疫球蛋白 + 乙肝疫苗可以阻断母婴传播

乙肝免疫球蛋白（HBIG）及疫苗接种失败的患者几乎仅见于 HBeAg 阳性孕妇，以及高 HBV DNA（>200 000 IU/mL）和/或 HBsAg 定量 4～4.5COI 的患者。核苷类似物（NA）预防性治疗也可应用于少数 HBeAg 阴性女性，较高病毒血症患者采用核苷类似物治疗可以减轻病毒血症，增加 HBIG 疫苗接种的有效性。既往报道有妊娠晚期采用拉米夫定（LAM）、替比夫定（TBV）或者替诺福韦酯（TDF）预防性治疗。在这些药物中，首选 TDF，随机化研究显示高 HBV DNA（>200 000 IU/mL）的孕妇，产后 28 周母婴传播率：TDF 治疗组为 0，安慰剂组为 7%，而且安全性良好。

乙肝治愈新的希望

HBsAg 消失被认为是 HBV 的功能性治愈，并且是理想的治疗终点。但是，使用目前的治疗方法仍很难达到最终的目标。有几种新的策略来清除 HBsAg，包括通过细胞毒性 T 细胞（CTL）诱导的免疫疗法杀死 HBV 感染的肝细胞，这是最有希望的一种策略。虽然 HBV 特异性 CTL 应答在急性 HBV 感染期间是剧烈和特异性的，但在慢性乙肝感染期通常很弱甚至检测不到。一个理想的免疫治疗策略应结合病毒复制的深度抑制，以防止 HBV 感染未感染的肝细胞，并恢复 HBV 特异性 CTL 反应，清除感染的肝细胞。前一个目标可以通过现有的 NA 治疗实现，而后一个目标可以通过治疗性疫苗部分增强。迄今为止，已经使用不同的治疗性疫苗对两种临床试验进行了类似的治疗，但两者的结果均令人失望。与对照组相比，两种治疗性疫苗都不能更有效地清除 HBsAg。有以下两个问题需要考虑。首先，HBV 特异性 CTL 功能已被证实在儿童和青壮年中得到保留，但在老年患者中则未被保留。由于这两项研究都纳入了老年患者，因此 HBV 特异性 CTL 应答可能无法通过治疗性疫苗接种引发。其次，必须考虑肝脏微环境的免疫耐受作用。HBV 特异性的 CTL 应答虽然可以在外周血中诱导，但在对 HBV 感染的肝细胞产生细胞毒作用后迅速耗尽。上述任何一个问题都可能导致两个临床试验的失败。如果失败是由于 T 细胞上的 PD-1 与肝细胞上的 PD-L1 相互作用而导致的，这导致 T 细胞受体介导的淋巴细胞增殖和细胞因子分泌的抑制，免疫检查点抑制剂如抗 PD1，可以被认为是用于扩增这些效应的治疗性疫苗的附加物。事实上，这种组合策略的成功已经在土拨鼠模型中得到证明。尽管目前 CHB 治疗中的免疫治疗结果并不令人满意，但只要能够选择合适的患者群体，并实施最佳的研究设计，它仍然是清除病毒最有吸引力的方法。

乙肝的直接抗病毒药物

乙肝的直接抗病毒药物包括：HBV 进入抑制剂，针对 cccDNA 破坏或者沉默的药物，针对病毒转录的策略（通过 siRNA 或者反义寡核苷酸），核衣壳组装调节剂，降低 HBsAg 释放的药物。目前，正在筛查这些靶点，进行药物研发。Myrcludex B，一种阻断 cccDNA 受体的病毒包膜肽，它是一种非常有效的侵入阻断剂。该药物现在已经从学术理论阶段发展到临床试验阶段，Myrcludex B 治疗乙型肝炎的Ⅱ期临床试验已经在美国肝病研究协会（American Association for the Study of Liver Diseases，AASLD）年会上被报告。还有一些新的衣壳和核衣壳抑制剂，它们具有不同的作用模式，可以阻止衣壳组装。研究显示，它不但能减少患者血液中的病毒 DNA，也能减少血清中的病毒 RNA。由于它与核苷（酸）类似物（NA）的作用机制不同，因此，有可能可以与 NA 联合应用来治疗乙型肝炎。如 ARC-520，采用了 Arrowhead 公司独有的 dynamic polyconjugates 输送系统，其原理是通过 RNA 的作用来封闭 HBV 某些蛋白的表达，导致病毒无法增殖，然后再利用人体免疫系统对剩余病毒进行清除，实现免疫清洁状态，特征为 HBsAg 血清学转阴。已公布的Ⅱa 临床试验结果表明，以 3 mg/kg 的给药剂量单独静注此药，29 d 后患者血清 HBsAg 降低 81% ~

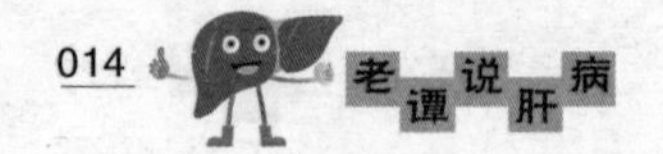

96%，并且直到 43 ~ 57 d 仍有统计学意义的减少。目前尚无明确的毒性数据报道。2015 年 4 月，FDA 批准继续推进此药的Ⅱb 期临床试验（名为 Heparc- 2004），主要考察其在多剂量下的临床疗效。目前，Arrowhead 公司有 3 种 RNAi 药物处于临床开发阶段，ARC-520 项目推进的较为顺利。

这些药物为乙肝患者带来了新的希望。此外，乙肝的联合治疗（鸡尾酒疗法）也是一个发展趋势，目前多为核苷（酸）类似物之间合用或与干扰素（IFN）合用，但预计未来会有更多基于不同机制的药物联用出现。

参考文献

1. Schweitzer A，Horn J，Mikolajczyk R T，et al. Estimations of worldwide prevalence of chronic hepatitis B virus infection：a systematic review of data published between 1965 and 2013［J］. Lancet，2015，386（10003）：1546 –1555.

2. Chen C J，Yang H I，Su J，et al. Risk of hepatocellular carcinoma across a biological gradient of serum hepatitis B virus DNA level［J］. JAMA，2006，295（1）：65 –73.

3. Liu J，Yang H I，Lee M H，et al. Serum levels of hepatitis B surface antigen and DNA can predict inactive carriers with low risk of disease progression［J］. Hepatology，2016，64（2）：381 –389.

4. Brouwer W P，Chan H L，Brunetto M R，et al. Repeated measurements of hepatitis B surface antigen identify carriers of inactive HBV during long-term follow-up［J］. Clin Gastroenterol Hepatol，2016，14（10）：1481 –1489.

5. Lok A S，Pan C Q，Han S H，et al. Randomized phase Ⅱ study of GS-4774 as a therapeutic vaccine in virally suppressed patients with chronic hepatitis B［J］. J Hepatol，2016，65（3）：509 –516.

6. Fontaine H，Kahi S，Chazallon C，et al. Anti-HBV DNA

vaccination does not prevent relapse after discontinuation of analogues in the treatment of chronic hepatitis B: a randomised trial—ANRS HB02 VAC-ADN [J]. Gut, 2015, 64 (1): 139 - 147.

7. Liu J, Zhang E, Ma Z, et al. Enhancing virus-specific immunity in vivo by combining therapeutic vaccination and PD-L1 blockade in chronic hepadnaviral infection [J]. Plos Pathog, 2014, 10 (1): e1003856.

第五节 乙型肝炎的筛查、咨询及预防

美国肝病研究学会（AASLD）制定2018年乙肝指南的目的：完善AASLD 2016年慢性乙肝治疗实践指南。现分享乙肝筛查、咨询及预防部分的最新精神。

1. 乙肝感染筛查的指导性声明

（1）应采用HBsAg、anti-HBs进行筛查。

（2）对于出生于HBsAg阳性流行率≥2%的国家，父母出生于HBV高流行区（出生于美国的后代，但未接种乙肝疫苗），孕妇，需要接受免疫抑制剂治疗，以及相关的高危人群，应筛查HBV感染。

（3）Anti-HBs阴性的人群，应接种乙肝疫苗。

（4）并不常规推荐筛查anti-HBc，以确定是否既往暴露HBV；但是，对于HIV感染，接受抗HCV治疗，或者抗癌治疗，或者其他免疫抑制剂治疗，或者透析患者，或者供血者（或者器官供体），则应筛查anti-HBc。

2. HBsAg阳性患者咨询的指导性声明

（1）应告知HBsAg阳性人群关于预防HBV传播的内容。

（2）对于HBsAg阳性的医务工作者及学生，不能因为是乙肝患者而限制其训练及实践。由于HBsAg阳性医务工作者及学生的工作，可能出现暴露性操作，因此推荐寻求机构内专家团队的意见。如果HBV DNA水平超过1 000 IU/mL，则不能进行暴露性操作，但是，如果HBV DNA水平降低（且维持）至1 000 IU/mL，则可以

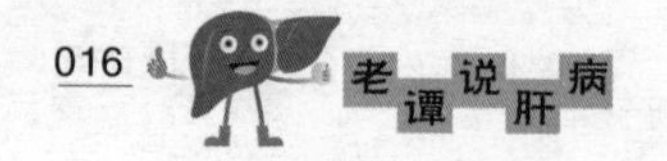

实施暴露性操作。

（3）对于社区内的 HBV 感染的儿童，没有特殊的安排，除非是日托中心、学校、体育俱乐部和难民营 HBV 感染的儿童。

（4）HBV 感染的患者，推荐戒酒或者限制饮酒。

（5）优化体重及治疗代谢性并发症，包括控制糖尿病及血脂异常，推荐预防共存的代谢性综合征及脂肪肝。

3. HBsAg 阴性、anti-HBc 阳性（伴或者不伴 anti-HBs）患者咨询的指导性声明

（1）常规并不推荐筛查 anti-HBc，除非下列人员：HIV 感染者，或者接受抗 HCV 治疗，或者接受免疫抑制剂治疗。

（2）anti-HBc 阳性、HBsAg 阴性人群不存在 HBV 传播的风险（性接触或者密切接触）。

（3）来自低流行区的单纯 anti-HBc 阳性人群没有 HBV 感染风险因素，则应接种全程乙肝疫苗。

（4）单独 anti-HBc 阳性、存在乙肝感染风险因素者，不推荐接种乙肝疫苗，除非是 HIV 阳性或者免疫妥协的患者。

① 孕妇接种乙肝疫苗是安全的，对 HBV 感染无抵抗力的孕妇可接种乙肝疫苗。

② 妊娠期间发现 HBsAg 阳性的孕妇，应接受额外的检测（ALT、HBV DNA，如果存在指征做 HCC 影像学筛查），并且确定是否需要抗病毒治疗。

③ 符合 HBV 治疗指征的孕妇，应接受抗病毒治疗。对于无治疗指征，但 HBV DNA $>2\times10^5$ IU/mL 的孕妇，在第二个妊娠周期可接受抗病毒治疗，目的是预防母婴传播。

④ HBV 感染的孕妇，未接受抗病毒治疗，以及停用抗病毒药物，或者分娩后停用抗病毒药物的患者，应密切随访，直至产后 6 个月，目的是检测有无肝炎活动及血清学转换。之后长期随访，以评估未来治疗的需求。

⑤ 对于 HBsAg 阳性且存在高病毒载量的孕妇，考虑实施羊膜腔穿刺时，应考虑母婴传播的风险。

⑥ HBV 感染的孕妇，如果存在肝硬化，则按照高危产妇进行处置，并且接受 TDF 治疗，以预防肝脏失代偿。

⑦ 妊娠期间发现 HBV 感染孕妇的性伴侣，应评估是否存在 HBV 感染，如果需要，应接种乙肝疫苗。

⑧ 不禁止母乳喂养。

4. 针对慢性乙肝感染患者，预防乙肝传播的指导性声明

（1）HBV 疫苗具有良好的安全性，可按照 0/1 月/6 月注射 3 针（伴或者不伴甲肝疫苗）。替代的 4 针疫苗接种方案（0/7 天/21 天/30 天），12 个月后再接种 1 针，可用于成人甲肝疫苗及乙肝疫苗联合接种（TwinrixR）（90）。最近，已经批准了 2 针疫苗接种方案（0/1 月）（HEPLISAV-BR）。

（2）HBV 感染患者的性伴侣及家庭密切接触者，如果 HBsAg 及 anti-HBs 阴性，则应接种乙肝疫苗。

（3）HBV 感染患者娩出的新生儿，应在出生后接种 HBIG 及乙肝疫苗，并完成整个疫苗接种。HBsAg 阳性母亲娩出的新生儿，应在 9 ~ 15 个月时检测疫苗接种效果。

（4）医务工作者、慢性乙肝感染者的性伴侣、慢性透析患者、免疫妥协患者（包括 HIV 感染），应在接种最后一针疫苗后的 1 ~ 2 个月检测疫苗接种的效果。

（5）对初始疫苗接种无应答的人群，推荐重复接种 3 针疫苗，对于免疫妥协患者（包括肝硬化患者），推荐疫苗剂量加倍。

（6）慢性透析患者、对疫苗应答者，推荐每年随访，检测乙肝病毒血清学标志物。

（7）不推荐强化接种，除非是免疫妥协人群。

第六节　慢性乙肝不抗病毒人群的随访

目前未接受抗病毒患者监测的指导性声明：

1. 因为慢性乙肝是动态性疾病，未接受治疗的患者应定期评估，以确定是否发展为需要治疗的指征。

2. HBeAg 阳性，ALT 持续正常的患者，应每 3 ~ 6 个月检查 ALT。如果 ALT 超过正常值上限，则应更为频繁地检测 ALT 及 HBV DNA，并且每 6 ~ 12 个月检查 HBeAg 状态。

3. HBeAg 阳性，HBV DNA >20 000 IU/mL，且 ALT 水平低于 2 倍上限值（男性 <70 IU/mL，女性 <50 IU/mL）的患者，则应评估组织学病变严重程度，特别是对于 40 岁以上的患者（年幼时感染，感染时间较长）。

（1）肝活检是评估纤维化及炎症的唯一方法。如果肝活检标本显示中等或者严重炎症（A2 或者 A3），或者明显纤维化（≥F2），则推荐治疗。

（2）评估纤维化的替代方法为：弹性瞬时扫描（首选），肝脏纤维化生物标志物（如 FIB-4 或 FibroTestR）。如果这些非侵袭性检验显示明显纤维化（≥F2），则推荐治疗。

4. HBeAg 阴性，HBV DNA >2 000 IU/mL，ALT 水平低于 2 倍上限值的患者，应评估疾病严重程度，尤其是年幼时感染、超过 40 岁的患者（感染持续时间较长）。

（1）肝活检是评估纤维化及炎症的唯一方法。如果肝活检标本显示中等或者严重炎症（A2 或者 A3），或者明显纤维化（≥F2），则推荐治疗。

（2）评估纤维化的替代方法为：弹性瞬时扫描（首选），肝脏纤维化生物标志物（如 FIB-4 或 FibroTestR）。如果这些非侵袭性检验显示明显纤维化（≥F2），则推荐治疗。

5. HBeAg 阴性，ALT 正常（女性≤25 U/L，男性≤35 U/L），且 HBV DNA <2 000 IU/mL 的患者，应在第一年内，每 3 个月检测一次 ALT 及 HBV DNA，以确定是否为非活动慢性乙肝。之后，每 6 ~ 12 个月复查 ALT 及 HBV DNA。如果担心费用，则可仅监测 ALT 水平。当 ALT 水平超过正常值上限时，则应频繁（每 3 ~ 6 个月）检测 ALT、HBV DNA。

6. 对于 HBV DNA <2 000 IU/mL，但 ALT 水平升高的患者，应排除导致肝病的其他原因，包括（但不仅限于）HCV 或者 HDV、

药物毒性、非酒精性脂肪肝、酒精性、自身免疫性肝病。

7. 非活动性慢性乙肝患者，应每年评估 HBsAg 丢失情况。

8. 持续获得 HBsAg 血清学清除的患者，不再需要常规检测 ALT、HBV DNA。如果存在肝硬化，一级亲属出现 HCC，持续感染时间较长（男性 >40 岁，女性 >50 岁，且为年幼时感染），则应持续监测 HCC。

第七节　血的教训，生命代价

——慢性乙肝的抗病毒治疗需要规范管理

病例分享

刘××，男，47 岁，慢性乙肝，2017 年出现非常严重的慢性乙肝肝衰竭，在我院治疗，当时经过努力抢救，获得新生。给予长期抗病毒药物恩替卡韦治疗，服用半年后，肝功能一直正常，HBV DNA 含量也达到检测下限（图 1-7-1）。

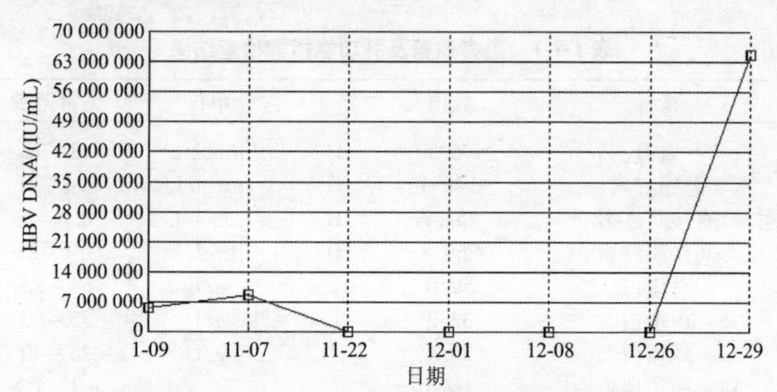

图 1-7-1　HBV DNA 荧光定量变化趋势图

虽然医生再三强调，抗病毒药物是用于长期治疗的药物，不能停药，但患者仍私自停用。2017 年年底，出现病毒学反跳，再次出现黄疸等症状，肝功能再次异常，患者再次入院。经过抗病毒、保肝等治疗，病情得到控制。出院时医生依然再三强调不得私自停用抗病毒药物。但该患者再次不遵守医嘱，2018 年 6 月开始再次停用抗病毒药物，9 月出现高度黄疸，以及恶心、呕吐等症状，肝功能急剧恶化，国际标准化比值上升，入院第 3 天出现肝昏迷（图 1-7-2、表 1-7-1）。经过人工肝等治疗，病情一度好转，神志转清，但最终出现肺部毛霉菌感染（图 1-7-3），高热到 40 ℃，最终多脏器衰竭，不治而亡。

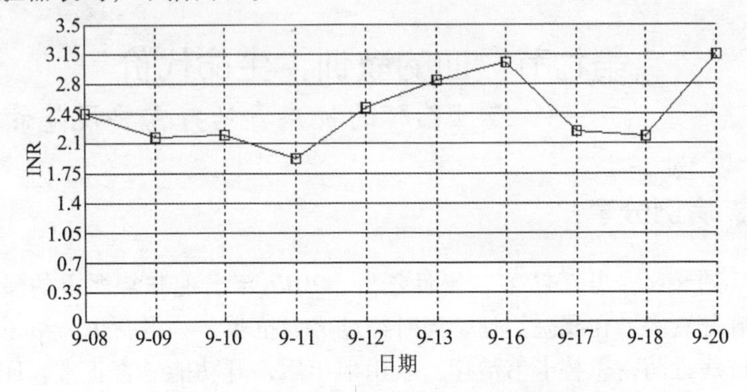

图 1-7-2　国际标准化比值变化趋势图

表 1-7-1　患者血氨及肝功能指标检查结果

指标	数值	结果	单位	正常范围
血氨	496. 50	H	μmol/L	18 ~ 72
总胆红素	541. 5	H	μmol/L	3. 4 ~ 21
直接胆红素	251. 7	H	μmol/L	0. 8 ~ 8
间接胆红素	269. 8	H	μmol/L	3. 4 ~ 21
总蛋白	59. 6	L	g/L	64 ~ 83
白蛋白	33. 2	L	g/L	35 ~ 50
球蛋白	26. 4		g/L	25 ~ 40
白蛋白：球蛋白	1. 26			1. 1 ~ 1. 8
前白蛋白	30. 1	L	mg/L	170 ~ 420
谷丙转氨酶	475	H	U/L	8 ~ 40
谷草转氨酶	96	H	U/L	6 ~ 40
谷草：谷丙	0. 20			
碱性磷酸酶	141	H	U/L	32 ~ 120
谷氨酰转肽酶	77	H	U/L	1 ~ 42

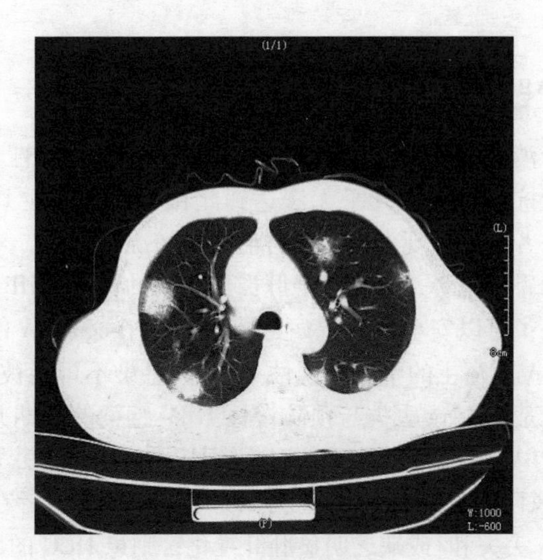

图 1-7-3　肺部感染病灶

慢性乙肝的治疗目的

慢性乙肝的主要治疗目标是：通过预防疾病进展及后续 HCC（肝细胞肝癌）的发生，提高患者的生存率及生活质量。慢性乙肝的其他治疗目标是：预防母婴垂直传播、乙肝再激活，预防及治疗 HBV 相关肝外表现。

抗病毒治疗的原因

HBV DNA 复制水平是最准确的、可单个预测乙肝的生物学标志物，与慢性 HBV 感染的疾病进展、长期结局相关。抗病毒药物抑制病毒复制的结果表明：绝大多数患者会出现由消除慢性 HBV 所致的坏死性炎症，减轻进展期纤维化，减少 HCC 的发生风险。因此，其代表了目前治疗的终点。抑制 HBV DNA 水平获得的这些益处，还未得到很好的定义，但推测 HBV DNA 水平越低越好。

HBsAg 转阴的意义

HBsAg 消失是理想的治疗终点，被称为“功能性治愈”。但是，目前的抗病毒治疗几乎无法达到此目标。自发性 HBsAg 血清学转换的患者罕见出现炎性肝病再活动的情况，但是，对于免疫功能有明显障碍的患者，则可出现肝炎再活动的情况。HBsAg 消失的主要优势是：可以安全停用抗病毒药物。由于 cccDNA 的持续存在及 HBV DNA 与宿主的整合，慢性 HBV 的感染不可能被完全清除，目前还不清楚 HBsAg 丢失与预防慢性 HBV 感染的长期并发症是否优于抑制 HBV DNA 可以获得的目标。HBsAg 自发性丢失后，仍有患 HCC 的风险（年发病率大约为 0.55%）。如果患者在年轻阶段获得 HBsAg 丢失和/或缺乏明显肝纤维化，则患 HCC 的风险较低。

抗病毒治疗策略

目前，对慢性乙肝患者的主要治疗策略是采用核苷类似物或者干扰素 α 治疗。用于治疗乙肝病毒的核苷类似物包括拉米夫定（LAM）、阿德福韦酯（ADV）、恩替卡韦（ETV）、替比夫定（TBV）、富马酸替诺福韦二吡呋酯（TDF）、艾拉酚胺替诺福韦酯（TAF）；进一步分类为低耐药屏障抗 HBV 药物（LAM、ADV、TBV）及高耐药屏障药物（ETV、TDF、TAF）。应用强力、高耐药屏障药物（如 ETV、TDF、TAF）治疗的主要优势是：对于绝大多数患者，具有可预测的、长期高效的抗病毒作用，可将 HBV DNA 水平抑制至检测限以下；这些药物具有良好的安全性，可以安全用于任何 HBV 感染患者，甚至可能是某些特定患者的唯一治疗策略，如失代偿期肝病、肝移植、肝外表现、急性乙肝或者慢性 HBV 严重恶化患者。

抗病毒的管理

对于需要治疗的患者，均可考虑予核苷类似物进行治疗，并选用高耐药屏障的药物（ETV、TDF、TAF），同时定期监测各项指标。基线时，应检测全血细胞计数、肝脏及肾脏功能（eGFR及血清磷）、血清HBV DNA（采用高灵敏PCR法测定）。

治疗期间，在治疗的第1年内，应每3～4个月检测一次肝脏功能，之后每6个月检测一次。治疗第1年内，每3～4个月检测一次HBV DNA水平，之后每6～12个月检测一次；如果HBV DNA水平不可测，则应每12个月进行一次HBsAg的定量检测，对于HBsAg清除的患者，应做Anti-HBs的检测。长期应用核苷类似物药物治疗时，应首选安全性较高的药物，尤其是年长的慢性乙肝患者及存在并发症的患者。

长期治疗可预见的结果

应用ETV或者TDF单药长期治疗的结果表明：核苷类似物药物的应用既可以阻止肝病的进展，也可以明显改善坏死性炎症及肝纤维化；对于已经存在肝硬化的患者，病情通常可以得到缓解。而且，已经存在失代偿期肝硬化并发症的患者，尤其是失代偿早期的患者，肝硬化可以改善或者消除，从而减少肝移植的需求。

但是，接受核苷类似物治疗的慢性乙肝患者，仍然存在病情发展至HCC的风险。

第八节　乙肝发展成肝癌可以被预测吗？

乙肝发展成肝癌是乙肝病毒对人体造成伤害的一个终极事件，早期发现、早期治疗是目前医疗的主要手段。那么，在正常肝脏细胞演变成肝癌细胞前有预警吗？我们能否在正常肝细胞癌变之前就知道呢？答案是肯定的，下面就介绍一种肝癌的预测模型。

预测的方法

在介绍这项研究前，先科普一下这种预测法，在医学上常用的预测方法为回归预测方法，是根据自变量和因变量之间的相关关系进行预测的。自变量是影响因素，如影响肝癌的因素可以是年龄、性别等，自变量的个数可以是一个或多个。因变量是结果，也就是需要判断的结果，如肝癌的有无。根据自变量的个数可分为一元回归预测和多元回归预测。常常要用到的回归预测方法有 Logistic 回归、Cox 回归。利用这些回归预测方法统计出有危险的因素，建立回归方程，这个方程就是根据这些危险因素建立的数学模型，可以用来预测发生结果的可能性。

研究背景与目的

这个研究来自我国台湾非常著名的回顾性研究，该研究是乙肝研究史上的一座里程碑，研究的目的是建立有效的可以预测 HCC 的评分系统。

研究人群与方法

研究队列为两个，一个是训练队列，用来建立数学模型，共 3 584 例，为 HBsAg 呈阳性、列入研究前无肝硬化的社区人群，年龄为 30 ~ 65 岁，没有丙肝，也没有接受过抗病毒治疗，对该队列人群随访 12 年，随访期间一共有 131 人发展成肝癌。另一个队列是验证队列，用来验证训练队列建立的数学模型是否正确。验证队列共 1 505 例，来自三个大学附属医院，它们分别是：香港大学附属医院 820 人，香港中文大学附属医院 426 例，韩国延世大学附属医院 259 例。对该队列人群平均随访 7. 3 年，这些病人同样没有接受抗病毒治疗，随访期间有 111 人发展成肝癌。

研究结果

经过 Cox 回归分析，最后得到了一个有点复杂的公式：

$$1 - P_0^{\exp(\sum \beta age \times score - \sum \beta 1 \times M1)}$$

上式中：P_0 是基线无病概率，是通过方程计算出的一个常数；

βage 是 β 回归系数为 5 年的年龄增量；*score* 是预计的累积风险评分，见表 1-8-1；*β*1 是 β 回归系数，适用于第 1 个协变量；*M*1 是第 1 个协变量的平均水平。预计的 HCC 风险是计算三个时间点（3 年、5 年和 10 年）对于所有可能的累积风险评分方法（范围 0 ~ 17）。

表 1-8-1　Cox 回归分析

	风险比	β 回归系数	*P* 值	危险积分
性别				
女性	1.00	1.00	~	0
男性	2.2（1.4 ~ 3.4）	0.787 89	0.000 4	2
年龄				
每 5 年	1.64（1.48 ~ 1.81）	0.492 95	<0.000 1	1
30 ~ 34	~	~	~	0
35 ~ 39	~	~	~	1
40 ~ 44	~	~	~	2
45 ~ 49	~	~	~	3
50 ~ 54	~	~	~	4
45 ~ 59	~	~	~	5
60 ~ 64	~	~	~	6
ALT（U/L）				
<15	1.00	1.00	~	0
15 ~ 44	1.5（1.0 ~ 2.2）	0.388 23	0.055 9	1
≥45	2.6（1.5 ~ 4.4）	0.963 11	0.000 3	2
HBeAg				
阴性	1.00	1.00	~	0
阳性	2.3（1.3 ~ 3.8）	0.813 08	0.002 6	2
HBV DNA 水平（copies/mL）				
<300（无法检测）	1.00	1.00	~	0
300 ~ 999	1.1（0.4 ~ 2.9）	0.116 48	0.806 3	0
10 000 ~ 99 999	3.7（1.6 ~ 8.5）	1.314 67	0.001 7	3
100 000 ~ 99 999	9.7（4.4 ~ 21.3）	2.270 28	<0.000 1	
$\geq 10^4$	8.1（3.5 – 19.0）	2.092 58	<0.000 1	4*

AUROC 检验

受试者工作特征曲线（receiver operating characteristic curve，简称 ROC 曲线）是反映敏感性和特异性连续变量的综合指标，是用构图法揭示敏感性和特异性的相互关系的曲线。它通过将连续变量设定成多个不同的临界值，从而计算出一系列敏感度和特异度，再以敏感度为纵坐标、（1−特异度）为横坐标绘制曲线，曲线下的面积越大，诊断准确性越高。在 ROC 曲线上，最靠近坐标图左上方的点的值为敏感度和特异度均最高的临界值。

ROC 曲线检验结果

研究绘制了 3 年、5 年和 10 年的 ROC 曲线来验证队列 1 505 例乙肝病人患 HCC 的风险的准确性。

研究还绘制了预测和预测的校准图表（图 1-8-1）。整体模型显示了良好的预测能力，3 年 HCC 风险曲线下的面积为（AUROC）0. 811（95% CI 0. 790 ~ 0. 831），5 年 HCC 风险曲线下的面积为 0. 796（0. 775 ~ 0. 816），10 年 HCC 风险曲线下的面积为 0. 769（0. 747 ~0. 790）。

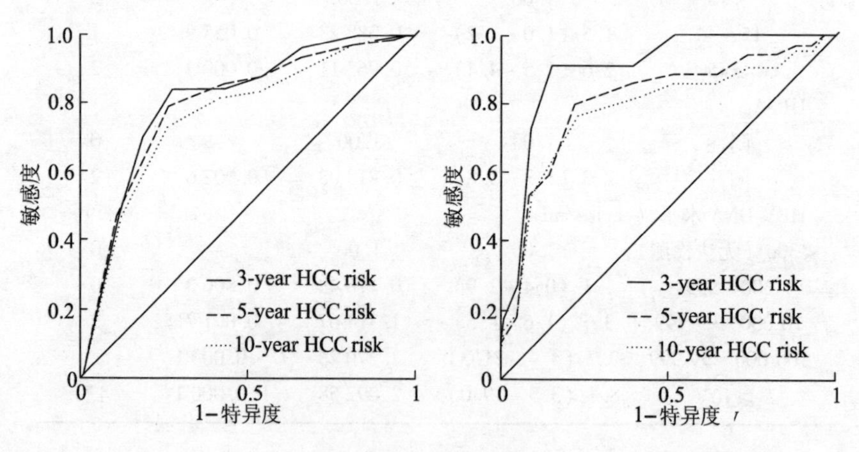

图 1-8-1　ROC 曲线

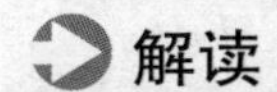

解读

乙肝发展成 HCC 的预测模型目前仍处于研究阶段，不同的队列会有不同的预测模型。实践证明，本研究的模型并不适用于欧洲人群。

乙肝发展成 HCC 的风险种类虽然非常多，但总体仍处于未知水平。因为 HCC 的发生与宿主存在一种或者多种风险因素相关，如肝硬化、慢性肝脏坏死性炎症、年长者、男性、非洲裔、酗酒、合并其他慢性病毒感染或者合并 HIV 感染、糖尿病或者代谢综合征、吸烟、阳性家族史和/或 HBV 特性（高 HBV DNA 和/或 Bag 水平、HBV 基因型 C > B、特定突变），这些因素导致乙肝进展成为 HCC 的风险较高。

参考文献

Yang H I，Yuen M F，Chan H L，et al. Risk estimation for hepatocellular carcinoma in chronic hepatitis B（REACH-B）: development and validation of a predictive score [J]. Lancet Oncol，2011，12（6）: 568 – 574.

第九节 丙肝的治疗目标——治愈

病例分享

患者，女，49 岁，20 多年前曾因剖宫产有过输血史，8 年前在我院明确被诊断为慢性丙肝，2011 年曾注射短效干扰素治疗近 1 年，治疗后丙肝病毒（HCV）RNA 转阴，之后患者定期复查肝功能基本正常。目前肝功能检查依然正常，HCV RNA（COBAS，超敏）含量正常，B 超等检查无异常发现。为明确肝炎是否好转，做肝穿刺病理检查（图 1-9-1）。

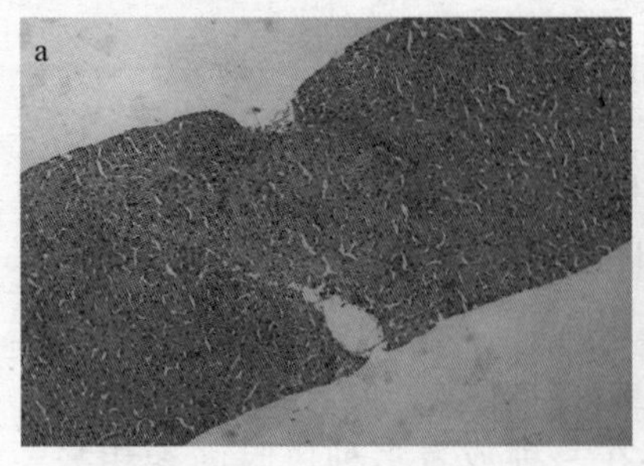

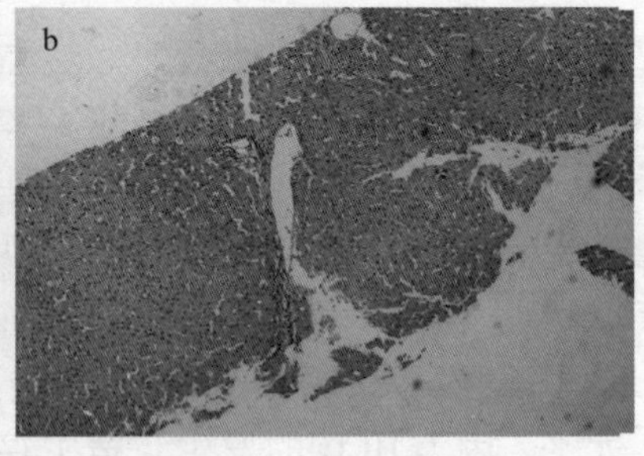

图 1-9-1　肝组织切片 HE 染色

这是一个基本正常的肝组织，没有明显的炎症与坏死，纤维化也不明显，在图 1-9-1（b）中可以看到一条很纤细的纤维条带，我们根据“北京标准”判断这是一条逆转的纤维化条带，经肝穿刺病理检查证实，该病人丙肝已经被治愈。

所谓“北京标准”

北京大学贾继东教授做了一项关于慢性乙肝队列的研究，该研究于 2017 年 5 月发表在医学期刊 *Hepatology* 上，论文题目为“New Classification of Liver Biopsy Assessment for Fibrosis in Chronic Hepatitis B Patients Before and After Treatment”。这项研究提出了评估肝纤维化/肝硬化逆转的病理新分类，加深了人们对肝纤维化病理改变的认知。作者团队发现，在慢性乙肝被治疗后，肝组织会出现肝纤维化逆转的现象，据此总结出了肝纤维化标准（也被称为“北京标准”），即“P-I-R 评分”［P：progressive（进展），表示大多标本存在纤维化的加重现象；I：indeterminately balanced（不稳定，不确定）；R：regressive（逆行的，后退的），表示大多数标本纤维化出现了逆转、好转的现象（图 1-9-2）］。美国国立癌症研究所（National Cancer Institute）的著名肝脏病理专家 David E. Kleiner 教授在 *Hepatology* 杂志上同期发表了针对本研究的述评文章，指出 P-I-R 评分能为肝纤维化的病理评估提供更多的组织学信息，是对传统的肝纤维化分期分级系统的有益补充。

根据上述标准，本例患者可以被诊断为逆转的纤维化，虽然是慢性丙肝，但同样适用北京标准。

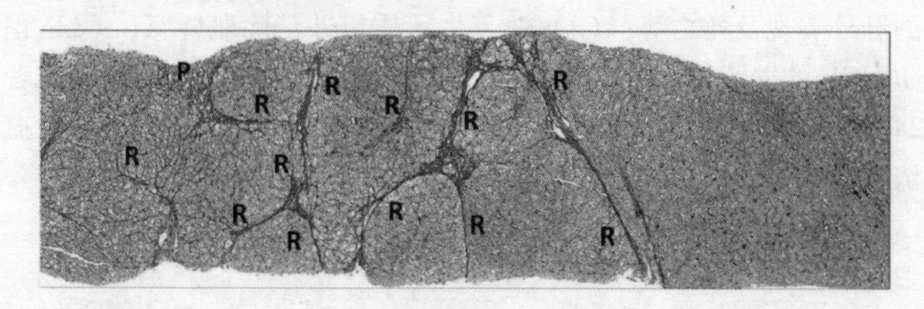

图 1-9-2 “P-I-R”评分

丙肝治疗目标的变化

我国分别在 2004 年和 2015 年出版过两本丙肝防治指南，其中变化最大的是丙肝的治疗目标。新版指南的抗病毒治疗目标已从旧版指南的“清除或持续抑制体内 HCV”转变为“清除 HCV，获得治愈”。与此同时，新版指南也强调进展期肝纤维化及肝硬化患者 HCV 的清除可降低肝硬化失代偿的发生率，可降低但不能避免肝细胞癌（HCC）的发生，所以仍然需要长期监测肝癌的发生情况等。由于旧版指南中无直接抗丙肝病毒药物的推荐，尚不敢保证丙肝能治愈，而直接抗病毒（DAA）药物的面世，使得丙肝病毒可以被清除，标志着丙肝治疗的进步。DAA 药物的推荐是新版指南最大亮点之一，指南明确指出所有 HCV RNA 阳性患者只要有治疗意愿、无治疗禁忌证，均可接受以 DAAs 为基础的抗病毒治疗方案，该方案尤其适用有干扰素治疗禁忌证、不能耐受 PR 治疗方案（干扰素 + 利巴韦林），以及既往接受 PR 治疗后复发的患者。2018 年，欧洲肝脏研究协会（European Association for the Study of the Liver，EASL）丙肝指南已经不推荐使用干扰素甚至利巴韦林治疗丙肝。

HCV 的治疗目标及治疗终点

2018 年版 EASL 指南指出，HCV 的治疗目标为治愈 HCV 感染，以实现以下目的：（1）预防 HCV 相关的肝脏并发症及肝外疾病，如坏死性炎症、纤维化、肝硬化、肝硬化失代偿、肝细胞癌、炎症的肝外表现及死亡等；（2）改善生活质量并消除耻辱感；（3）预防 HCV 的继续传播。HCV 的治疗终点为，在治疗结束后 12 周或者 24 周时，采用敏感检测方法（检测下限≤15 IU/mL），血浆或者血清 HCV RNA 不可测。

HCV RNA 转阴就是丙肝治愈了吗？

见多了慢性乙肝患者的中国医生在回答这个问题时会非常谨慎，但其实答案是肯定的，尤其对那些没有严重肝纤维化或者肝硬化的丙肝病人来说，HCV RNA 转阴就意味着丙肝的治愈。由于治疗丙肝的 DAA 药物面世时间尚短，因此下面先介绍一下我们以前使用干扰素治疗丙肝获得病毒学应答的病人的效果。

这是南方医科大学周元平及王晓东做的一项长期的、大规模的队列研究，用以准确评价慢性丙肝患者获得持续病毒应答（SVR）后的临床、生化、病毒学和组织学结果。2002 年至 2015 年，在中国 5 家医疗中心纳入 325 例使用聚乙二醇（PEG）干扰素获得 SVR 的慢性丙肝患者，进行中位随访时间为 10 年的前瞻性队列研究，随访结束时，患者中有 5 人发展为失代偿期肝硬化，1 人确诊为 HCC，2 人死于肝脏相关疾病（HCC、肝硬化）；305 人的 ALT 和 AST 水平在随访期内始终正常，27 人发生了病毒复发；117 人接受了二次肝活检，96 人的肝纤维化程度改善，99 人的炎症评分下降，37 人的肝组织结构正常或接近正常。通过该研究得出的结论是慢性丙肝患者经 PEG-干扰素联合利巴韦林治疗慢性丙肝获得的 SVR 是持久的，但是少数患者会有病毒学复发现象；患者的临床结局是良好的，但是极少数患者在获得 SVR 后仍然有发生 HCC 的风险。

参考文献

1. Theise N D, JIA J D, SUN Y M, et al. Progression and

regression of fibrosis in viral hepatitis in the treatment era：the Beijing classification [J]. Modern Pathology，2018，31 (8)：1191－1200.

2. Pawlotsky J M，Negro F，Aghemo A，et al. EASL recommendations on treatment of hepatitis C 2018 [J]. Journal of Hepatology，2018，69 (2)：461－511.

3. 王晓东. 经 peg-干扰素联合利巴韦林治疗获得持续病毒学应答的慢性丙肝患者十年随访结果及其预测因素分析 [D]. 广州：南方医科大学，2017.

第十节　急性戊肝严重时可危及生命

病例分享

患者，老年男性，76 岁，一周前在太阳下工作，出现高热达 40 ℃，神志欠清，考虑高温中暑，入住当地医院，当天经检查肝功能急剧恶化，黄疸指数为 200 单位（正常为 17 单位），AST 值为 3 700 U/L（正常为 40 U/L），考虑肝衰竭转入我院治疗，入院后当即被诊断为急性肝衰竭，但患者病情急剧恶化，第二天便进入昏迷状态，对光反射迅速消失，肝功能各项指标继续恶化，迅速出现腹水，凝血（表 1-10-1）、黄疸（表 1-10-2）等反映肝脏功能的重要指标继续恶化。第三天，抗戊肝抗体出现双阳性（表 1-10-3），患者被确诊为急性戊型重症肝炎。

表 1-10-1　患者凝血指标检查结果

凝血指标	数值	结果	单位	正常范围
凝血酶原时间	48.0	H	S	9～14
凝血酶原活动度	15.4	L	%	75～125
国际标准化比值	5.39	H		0.7～1.3
部分凝血酶原时间	38.2		s	20～41
凝血酶时间	15.8	H	s	8～14
纤维蛋白原	1.94	L	g/L	2～3

表 1-10-2 患者血氨及肝功能指标检查结果

指标	数值	结果	单位	正常范围
血氨	496.50	H	μmol/L	18 ~ 72
总胆红素	541.5	H	μmol/L	3.4 ~ 21
直接胆红素	251.7	H	μmol/L	0.8 ~ 8
间接胆红素	289.8	H	μmol/L	3.4 ~ 21
总蛋白	59.6	L	g/L	64 ~ 83
白蛋白	33.2	L	g/L	35 ~ 50
球蛋白	26.4		g/L	25 ~ 40
白蛋白：球蛋白	1.26			1.1 ~ 1.8
前白蛋白	30.1	L	mg/L	170 ~ 420
谷丙转氨酶	475	H	U/L	8 ~ 40
谷草转氨酶	96	H	U/L	8 ~ 40
谷草：谷丙	0.20			
碱性磷酸酶	141	H	U/L	32 ~ 120
谷氨酰转肽酶	77	H	U/L	1 ~ 42

表 1-10-3 患者血清肝炎病毒抗体指标检查结果

抗体指标	检查结果	OD 值	水平	正常结果
丙肝抗体	阴性	0.036		阴性
抗 Sm 抗体	阴性			阴性
丁肝抗原	阴性	0.020		阴性
PO 抗体	阴性			阴性
丁肝抗原 - IgM	阴性	0.014		阴性
Histones 组蛋白	阴性			阴性
丁肝抗体 - IgG	阴性	0.025		阴性
U1 - snRNP 抗体	阴性			阴性
戊肝抗体 - IgM	阴性	2.522	H	阴性
SS - A/Ro60kB	阴性			阴性
戊肝抗体 - IgG	阴性	2.855		阴性
SS - A/Ro52kB	阴性			阴性
庚肝抗体	阴性	0.029		阴性

患者病情极其凶险，经医护人员奋力抢救，患者深度昏迷两天后，出现病情好转的迹象，昏迷开始转浅，对疼痛开始有反应，对光反应再次出现。

急性戊肝的流行病学、临床特点

急性戊肝主要发生在亚洲和非洲的一些发展中国家。一般在发达国家以散发病例为主，在发展中国家以流行为主。1980 年后中国新疆地区曾有数次戊肝流行，其他各地也均有出现散发性戊型肝炎的报告，约占急性散发性肝炎的 10%，目前至少已有 6 个省市（自治区）曾报告发生戊型肝炎暴发流行。其流行特点与甲型肝炎类似，同样经粪-口途径传播。急性戊肝以水型流行最常见，少数为食物型暴发或日常生活接触传播；具有明显季节性，多见于雨季或洪水之后；发病人群以青壮年为主，孕妇易感性较高，病情重且病死率高；无家庭聚集现象。

急性戊肝的潜伏期为 10 ~ 60 天，平均为 40 天。一般起病急，黄疸多见。半数有发热，伴有乏力、恶心、呕吐、肝区痛。约 1/3 有关节痛。常见胆汁淤积，如皮肤瘙痒、大便色变浅较甲型肝炎明显。多数肝大，脾大较少见。大多数病人黄疸于 2 周左右消退，病程为 6 ~ 8 周，一般不发展为慢性戊肝。孕妇感染戊肝病毒时病情重，易发生肝功能衰竭，特别是妊娠晚期孕妇病死率高，可见流产与死胎，其原因可能与孕妇体内血清免疫球蛋白水平低下有关。HBsAg 阳性者重叠感染戊肝病毒，病情会加重，易发展为急性重型肝炎。

第二章

抗病毒治疗

第一节 恩替卡韦和替诺福韦治疗乙肝哪种更好呢?

抗肝炎病毒治疗的最终目的之一是降低病人患 HCC 的风险。替诺福韦艾拉酚胺（TAF）、恩替卡韦（ETV）、富马酸替诺福韦二吡呋酯片（TDF）、聚乙二醇干扰素（PEG-IFN）等药物都属于抗乙肝病毒的一线药物。在我国，ETV、TDF、TAF、PEG-IFN 均已经上市，大量慢性乙肝患者已使用并获得益处。病人最关心的问题是哪种抗病毒药物更好呢?

对这个问题，一般医生都很难肯定地回答。因为严格来讲，目前并没有研究，将这两种药物进行比对，评价其效果仍然只能根据各自的研究数据来单独分析。

1. 对慢性乙肝 e 抗原阳性患者的研究数据

根据 EASL 的数据，对于 HBeAg 阳性的慢性乙肝患者，应用 ETV 治疗 5 年，可以获得 99% 的 HBV DNA 含量达到不可测水平（即病毒性应答率），53% 的 HBeAg 可能转阴。应用 TDF 治疗 HBeAg 阳性慢性乙肝患者 5 年后，97% 的患者出现病毒学应答，73% 的患者 ALT 正常化，49% 的患者 HBeAg 转阴，这些患者的 HBeAg 血清学转换率（出现 e 抗体）为 40%，HBsAg 丢失率为 10%，HBsAg 血清学（出现 s 抗体）转换率为 8%。

2. 对慢性乙肝 e 抗原阴性患者的研究数据

对于 HBeAg 阴性慢性乙肝患者，ETV 治疗 5 年的累积病毒学应答率及生化学应答率分别为 98%、95%，耐药率 <1%。TDF 治疗 HBeAg 阴性慢性乙肝患者 8 年（纳入临床试验）后，99% 的患者出现病毒学应答（HBV DNA <100 IU/mL），没有发现 TDF 耐药，88% 的患者出现 ALT 正常化。采用 TDF 治疗 HBeAg 阴性慢性乙肝患者 3 ~ 4 年，患者的病毒学应答率为 92% ~ 100%，没有发现 TDF 耐药，75% 的患者 ALT 正常化。采用 ETV 或者 TDF 治疗的 1 年内，无 HBeAg 阴性慢性乙肝患者出现 HBsAg 消失，长期治疗（8

年）后，仅极少数患者（<1%）出现 HBsAg 消失。

3. 对降低肝细胞癌患病风险的研究

最近有一篇非常有意思的研究，是评价应用 ETV 和 TDF 治疗的病人肝细胞癌发生风险的文章。这是一个来自韩国全国的队列研究，研究比较了 ETV 和 TDF 这两种药物治疗慢性乙肝长期发生肝癌的风险问题。治疗日期从 2012 年 1 月 1 日到 2014 年 12 月 31 日，共有 11 464 位病人使用 ETV，12 692 位病人使用 TDF，结果发现使用 TDF 的病人比使用 ETV 的病人 HCC 发生率低（风险比为 0. 61）（图 2-1-1），全因死亡率或者移植的风险也更低（风险比为 0. 77）（图 2-1-2）。

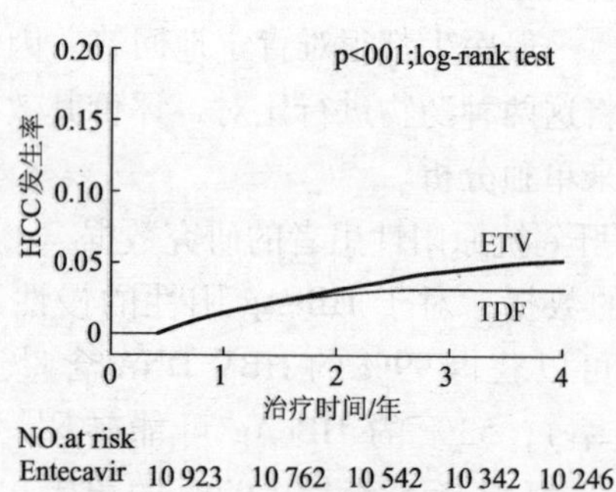

图 2-1-1 经两种药物治疗的慢性乙肝患者 HCC 发生率比较

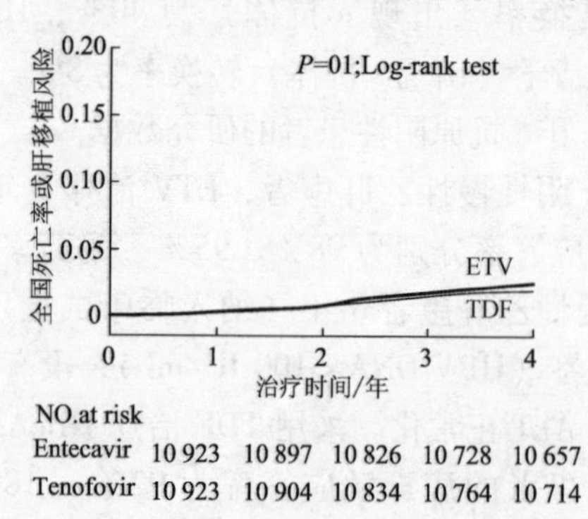

图 2-1-2 经两种药物治疗的慢性乙肝患者全因死亡率比较

参考文献

Choi J, Kim H J, Lee J, et al. Risk of hepatocellular carcinoma in patients treated with entecavir vs tenofovir for chronic hepatitis B：A korean nationwide cohort study［J］. JAMA Oncology，2019，5（1）：30－36.

第二节 拉米夫定和恩替卡韦治疗重症肝炎哪种更好呢?

研究背景

中国是慢性乙肝大国，目前仍有 7 000 多万慢性乙肝病毒感染者，其中约 2 000 万为慢性乙肝病人，这些病人都有进展到肝硬化、肝细胞癌的风险。重症肝炎也是威胁乙肝患者最大的隐患之一，抗病毒治疗可以减少这些不良后果的发生，这已经成为医学界公认的有效手段，可以使大量的乙肝患者受益。

拉米夫定是用于乙肝抗病毒治疗的第一个核苷类似物，是里程碑式的药物，曾拯救了千万乙肝病人。但由于它具有高耐药率，所以已经被恩替卡韦、替诺福韦等一线抗病毒药物所替代，各大指南均不再建议使用拉米夫定等药物用于乙肝的抗病毒治疗。但对慢性乙肝导致的重症肝炎的抗病毒问题，却是有争议的，这个争议的点在于拉米夫定和恩替卡韦治疗重症肝炎，哪种效果更好。

刚好读到一篇文章《拉米夫定和恩替卡韦治疗慢加急性肝衰竭的安全性及有效性：系统回顾及 meta 分析》，以下为该研究的主要内容。

研究方法

研究纳入标准：（1）随机对照研究；（2）比较拉米夫定和恩

替卡韦的头对头研究。排除标准：（1）单臂研究，不含拉米夫定或者恩替卡韦；（2）数据不全面。研究时间从 2000 年 1 月到 2015 年 12 月，资料来自 PubMed 数据库中临床试验。

主要观察指标是短期和长期死亡率。短期死亡率定义为 4 个月内因任何原因死亡，而长期死亡率定义为超过 4 个月的死亡。次要终点包括病毒学和生物化学反应。

从 589 个相关的研究中，筛选出 11 个符合要求的研究，其中有 3 个前瞻性研究，8 个回顾性研究。共有 1 491 位病人入选（图 2-2-1）。

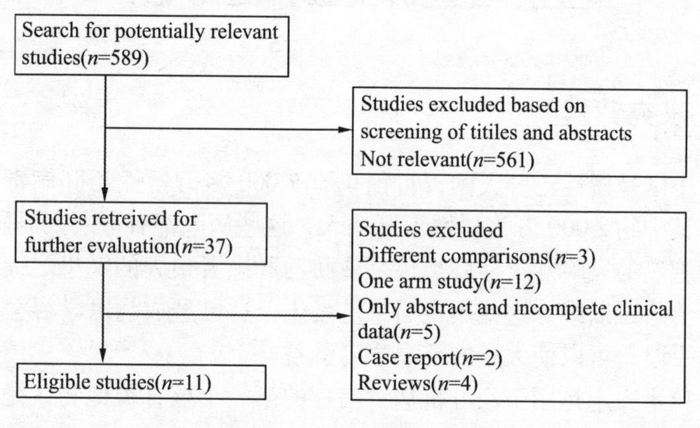

图 2-2-1　meta 分析流程图

结果显示

使用拉米夫定和恩替卡韦治疗时，两组慢加急性肝衰竭的短期死亡率是相似的，相对危险度是 0. 99（95% 的可信区间 0. 78 ~ 1. 27）；但在长期生存方面恩替卡韦组是高于拉米夫定组的，相对危险度是 0. 60（95% 的可信区间 0. 45 ~0. 80）。此外，恩替卡韦抑制病毒 HBV DNA 的不可测率要高于拉米夫定（相对危险度 = 1. 34；95% 的可信区间 1. 09 ~1. 63），ALT 的复常率也是恩替卡韦治疗更好（相对危险度 =1. 13；95% 的可信区间 1. 05 ~1. 21）。

安全性问题

有 3 个研究提到了这两个药物的安全性问题，其中大家最关注的是乳酸中毒的问题，在这 3 个研究中均未发现乳酸中毒的病例，其他研究未提及。

乙肝复发的问题

有 2 个研究提到了乙肝复发的问题，其中 1 个研究均未发现复发，但另 1 个研究，在拉米夫定组发现 2 例乙肝病毒复发，于是终止拉米夫定治疗，换用其他抗病毒药物。

结论

乙肝肝衰竭是直接危及病人的急症，除了进行肝移植，目前仍然缺乏特效的治疗手段。抗病毒药物可以降低肝衰竭的死亡率，这个系统分析是至今为止文献最多的。就拉米夫定和恩替卡韦这两种药物的比较研究，极具说服力，这两种药物治疗时的短期死亡率并没有明显差异性，而长期生存率，恩替卡韦治疗组是高于拉米夫定治疗组的，并且病毒学指标和生化学指标也是恩替卡韦治疗组更好。有的研究队列还出现了用拉米夫定治疗时乙肝复发的问题，而支持肝衰竭患者使用拉米夫定者认为的乳酸中毒问题，在使用恩替卡韦的研究中并没有出现。

我国肝衰竭指南对乙肝肝衰竭抗病毒的推荐意见

对 HBV DNA 阳性的肝衰竭患者，不论其检测出的 HBV DNA 载量高低，均建议立即使用核苷（酸）类药物抗病毒治疗。在肝衰竭前、早、中期开始抗病毒治疗，疗效相对较好；对慢加急性肝衰竭的有关研究指出，早期快速降低 HBV DNA 载量是治疗的关键，若 HBV DNA 载量在 2 周内下降 1.0×10^2 拷贝/毫升，患者存活率可提高。抗病毒药物应选择快速强效的核苷（酸）类药物。建议优

先使用核苷类似物，如恩替卡韦、替诺福韦。

参考文献

1. Huang K W, Tam K W, Luo J C, et al. Efficacy and safety of lamivudine versus entecavir for treating chronic hepatitis B virus-related acute exacerbation and acute-on-chronic liver failure: A systematic review and meta-analysis [J]. J Clin Gastroenterol, 2017, 51 (6): 539 – 547.

2. 中华医学会感染病学分会肝衰竭与人工肝学组，中华医学会肝病学分会重型肝病与人工肝学组. 肝衰竭诊治指南（2018 年版）[J]. 西南医科大学学报，2019，42（02）：99 – 106.

第三节　恩替卡韦的副作用

慢性乙肝抗病毒药物的面世为乙肝病人提供了可靠的治疗手段，从此，慢性乙肝真正成为可控、可治的疾病。拉米夫定被使用至今已经快 20 年了，慢性乙肝核苷类似物经过 20 年的发展已经逐渐发展为三个一线抗病毒药物（ETV、TDF、TAF），其中 ETV 上市最早，使用人群也最多，下面简单谈谈这个药的副作用。

为什么要长期使用 ETV？

想了解为何要长期使用 ETV，首先需了解为什么要进行抗病毒治疗，单纯保肝降酶不行吗？乙肝是个古老的疾病，在我国几千年历史的古墓中曾发现 HBsAg 的存在。我国古代医学中虽然没有关于乙肝疾病的记载，但很多眼黄、懒黄、鼓胀等疾病的描述就与乙肝有关，在本人早年做医生时，治疗乙肝也仅采用保肝降酶等治疗手段，但治疗后乙肝会反复发作，很快发展为肝硬化、肝癌等，随着人们对乙肝病毒认识的加深，临床医学专家发现，乙肝病毒是引起肝硬化、肝癌的罪魁祸首，从而开辟了治疗乙肝的新途径——抗病毒。抗病毒治疗后，乙肝患者体内转氨酶含量不再升高，肝硬化的发生率大幅减少，同时 20 多年的大数据表明，肝癌的发生也减少了，这就是要抗病毒的原因。那为什么要长期使用 ETV 呢？

现在的核苷酸类似物本质上是乙肝病毒核苷酸的相似物，它由于和乙肝病毒复制的核苷酸类似，可冒充乙肝病毒的装配零件，使乙肝病毒无法复制。核苷酸类似物不属于杀灭乙肝病毒的药物，而属于抑制乙肝病毒复制的药物。人体肝细胞核内有个目前尚无法清除的乙肝病毒复制模板 cccDNA。即便血液中检测不出乙肝病毒，这个模板还是会不断提供病毒复制，所以目前机制上尚无能力彻底清除乙肝病毒，但可以长期持续抑制乙肝病毒的复制。实践也证明，过早停用抗病毒药物，几乎均会发生病毒的再复制，而病毒的复制又为乙肝的复发提供了可能。

恩替卡韦抗病毒长期获益

对于 HBeAg 阳性的慢性乙肝患者，使用 ETV 治疗 5 年，可以获得 99% 的累积病毒学应答率，53% 的 HBeAg 可能丢失率。

对于 HBeAg 阴性的慢性乙肝患者，使用 ETV 治疗 5 年的累积病毒学应答率及生化学应答率分别为 98%、95%，耐药率 <1%。

使用恩替卡韦单药长期治疗既可以阻止肝病进展，也可以明显改善肝组织坏死性炎症及纤维化；对于已经存在肝硬化的患者，病情通常可以得到缓解。而且，已经存在失代偿期肝硬化并发症的患者，尤其是失代偿早期患者，使用恩替卡韦可以改善或者消除肝硬化，可以降低肝移植的需求。

恩替卡韦的警示语

在美国所有核苷类似物药品包装盒上都有警示语（黑框显示），这些警示语就是提醒可能的毒副作用。

1. 正如前面描述，使用恩替卡韦不能随意停药，虽然使用恩替卡韦长期治疗可以获得益处，但停药会带来无法预料的风险，最常见的就是乙肝的再发作，导致病情反复，甚至会引发重症肝炎。如果因不可抗性原因而停药，一定要严密监测乙肝病毒的复制，有乙肝病毒复制者仍建议长期使用。

2. 乙肝病人如果合并 HIV 感染，不建议单独使用恩替卡韦，因为恩替卡韦会导致对 HIV 耐药的发生。

曾有文献报道，使用恩替卡韦治疗后会发生乳酸性酸中毒及肝大等，但这个结论已经被推翻，原来报道恩替卡韦治疗后会发生乳酸性酸中毒及肝大等现象的团队经过增加病例进一步研究发现，乳酸性酸中毒及肝大等与原有疾病有关，而非恩替卡韦所导致。

常见不良反应

从恩替卡韦上市第一天，笔者就开出了第一张处方，就个人使用的经验来看，恩替卡韦是非常安全的药物。

在国外进行的研究中，本品最常见的不良反应是头痛、疲劳、眩晕、恶心。我国也做过一个关于恩替卡韦的最大的前瞻性临床研究（080 研究），历时 10 年。其中，共纳入慢性乙肝病人 12 288 例，纳入医院 50 家，有 150 名医生参与其中（表 2-3-1）。

表 2-3-1　ETV 与非 ETV 组乙肝病人不良事件发生情况比较

严重不良事件		ETV（N=6 216）	非 ETV（N=6 162）
发生严重不良事件的患者总数		12（0.2%）	50（0.8%）
任一治疗组中≥2例患者发生严重不良事件	ALT 升高	2（<0.1%）	0
	血清磷酸肌酸激酶升高	0	3（<0.1%）
	肌无力	0	5（<0.1%）
	肌病	0	15（0.2%）
	多发性肌炎	0	2（<0.1%）
	肾病	0	3（<0.1%）
	中毒性肾病	0	2（<0.1%）
	低磷血症	0	4（<0.1%）
	周围神经病变	0	2（<0.1%）

从以上近10年的恩替卡韦使用情况来看，与其他核苷类似物比较，恩替卡韦还是非常安全的。

恩替卡韦的安全性

另外，在恩替卡韦的动物实验中，曾发现在高于正常剂量4倍以上药物的实验动物中发生了肺部肿瘤，致癌性增加，但在人身上还没有发现致癌现象。

还是看这个研究近10年的观察，结果显示，和使用其他抗乙肝药物比较，使用恩替卡韦时，各种肿瘤的发生率并无增加（表2-3-2）。

所以目前来说，恩替卡韦是一种非常安全的药物。

表2-3-2　ETV与非ETV组肿瘤发生情况比较

肿瘤发生事件	ETV（$N=2\ 659$）	非ETV（$N=2\ 646$）
肝脏相关HBV疾病	95（3.6%）	114（4.3%）
肝细胞癌（HCC）	69（2.6%）	87（3.3%）
非HCC的HBV疾病	36（1.4%）	44（1.7%）
总体恶性肿瘤	90（3.4%）	104（3.9%）
非HCC恶性肿瘤	22（0.8%）	18（0.7%）
全因死亡	62（2.3%）	74（2.8%）

第四节　重视核苷类似物治疗乙肝时，肌酸激酶的升高

有一位35岁的慢性乙肝患者，2013年3月因为慢性乙肝在我院使用恩替卡韦进行抗乙肝病毒治疗，抗病毒效果很好，但同年10月份出现肌肉酸痛，以上臂为主，后查肌酸激酶（CK）为1 900 IU/mL（正常值为30～170 IU/mL），考虑肌肉溶解，后抗病毒药物改为阿德福韦酯，CK下降，肌肉酸痛消失，使用阿德福韦酯长期治疗，最近查肝功能，ALT复异常，HBV DNA升高，最关键的是CK再次

升高。这样的病人该如何继续治疗？给我们出了一道难题（这个病人性格忧郁，不具有干扰素适应证）。

核苷类似物包括拉米夫定、阿德福韦、替比夫定、恩替卡韦、替诺福韦，这些乙肝抗病毒药物都经过 5 年以上的临床验证，绝大多数情况下是安全可靠的。但是这些药物都存在一定概率的不良反应，其中一些不良反应是严重的，许多少见的不良反应是在这些药物使用人群扩大和长期观察中才发现的，一些不良反应在药物的使用说明书中还没有被提及和警示。因此服用抗病毒治疗的乙肝患者应加强定期监测和随访，及时发现不良反应，有效调整治疗方案，以有效延缓疾病进展。乙肝抗病毒治疗是一个漫长的过程，有些病人甚至需要终生服药，因此必须兼顾用药的安全性，用药时应选择疗效和安全性最适合的药物，并根据药物特点进行定期随访。

在这些药物中引起 CK 升高最明显的是替比夫定。因此，使用替比夫定的患者应每 3 个月检查一次，同时避免过多运动；如果持续出现肌肉酸痛，应考虑停药或换药。

拉米夫定和恩替卡韦等其他核苷类似物也可引起患者肌肉骨骼系统损害等严重不良反应，国家药品不良反应监测中心发布了第30期药品不良反应信息通报。国家药品不良反应监测中心病例报告数据库数据显示：拉米夫定可能引起肌肉骨骼系统损害，临床表现与替比夫定引起的肌肉骨骼系统损害相似。在此提醒广大医务工作者、药品生产企业和公众，警惕拉米夫定和替比夫定引起横纹肌溶解的风险。

这是一例由恩替卡韦和阿德福韦酯引起的 CK 升高，病人已经出现 HBV DNA 反跳和乙肝复发，如果不及时进行抗病毒治疗，有进一步恶化的风险，但继续抗病毒又恐引起横纹肌溶解的风险。查阅文献可知替诺福韦仍有引起 CK 升高的概率（约9%），因此，我们告诫该病人谨慎使用替诺福韦抗病毒，一定要严密观察肌肉等症状，定期检测 CK。

第五节　乙肝抗病毒治疗，应使用核苷类似物还是干扰素？

干扰素是第一个用于治疗乙肝的抗病毒药物，干扰素经历了短效干扰素（或者传统干扰素）到长效干扰素、PEG-干扰素的发展，但其强大的副作用及并不令人满意的抗病毒疗效，导致它逐渐被口服的抗病毒药物取代。口服抗病毒药物以其方便、安全、价廉、高效的抗病毒效果很快被医生及病人接受，但干扰素并没有完全退出抗病毒领域，它的优势仍需要我们进一步认识。

乙肝病人抗病毒的目的

HBV DNA 复制水平是单个最强的预测生物学标志物，与慢性 HBV 感染的疾病进展、长期结局相关。治疗慢性乙肝首先要抗病毒的这一认识是肝病界里程碑式的突破，慢性乙肝治疗的根本目的就是通过持续的病毒抑制，减轻肝细胞的炎症坏死、肝纤维化的发生，减少肝硬化及肝细胞癌的形成，从而延缓肝硬化及肝细胞癌的进展，改善病人的生活质量并延长病人生命。

要达到这些目标，主要依赖于患者治疗的时间、感染的自然史、疾病所处的阶段、患者的年龄。纤维化及肝硬化的好转，被认为是在患者已经存在纤维化或者肝硬化情况下的进一步治疗目标，其对临床结局的意义有待进一步探讨。

功能性治愈是目前乙肝治疗的终极目标

HBsAg 丢失被认为是乙肝理想的治疗终点，称为“功能性治愈”。为什么乙肝治疗要获得 HBsAg 丢失？首先，如果 HBsAg 丢失，抗病毒药物可以停用；其次，HBsAg 丢失的人群 HCC 发生率是最低的。我国台湾的一个大型队列研究已经证实，287 例均为核苷类似物治疗后诱导 HBsAg 清除的患者，仅 2 例患者（基线时存在肝硬化）进展至 HCC 或者死亡（年风险为 0.7%），与无 HBsAg 清除的患者相比，前者可明显降低进展至 HCC 的风险（风险比为 0.09，$P<0.01$）。所以乙肝的治疗必须将 HBsAg 清除列为治疗目标，HCC 的减少才是治疗乙肝的根本目的。

核苷类似物的抗病毒效果

目前核苷类似物治疗乙肝的主要优势是：对于绝大多数患者，具有可预测的、长期高效的抗病毒作用，可将 HBV DNA 抑制至不可测水平，并且这些药物有良好的安全性。核苷类似物可以安全用于任何 HBV 感染患者，而且可能是某些特定疾病患者的唯一治疗策略，这些疾病包括失代偿期肝病、肝移植、肝外表现、急性乙肝或者慢性 HBV 严重恶化。除此之外，对于免疫抑制的患者，为了预防 HBV 再激活，采用核苷类似物治疗也是唯一的治疗策略。但问题是，目前用于抗乙肝病毒的三个一线的核苷类似物几乎无 HBsAg 清除能力。对核苷类似物总体的效果，简单总结就是：可以完全控制乙肝病毒的复制、相应的肝炎活动，使肝纤维化消失乃至逆转，大幅度减少了重症肝炎的发生、肝硬化的形成，但对肝细胞癌的减少作用并不如人意。在某种程度上，预防 HCC 的治疗策略不同于防止纤维化进展的策略。

干扰素的抗病毒效果

对于 HBeAg 阳性的慢性乙肝患者，采用 PegIFNα 治疗，若治疗 6 个月时存在应答，治疗满 12 个月时的应答率为 20% ~30%。3 项大型临床试验的荟萃显示：治疗结束后的 6 个月的联合治疗终点（HBeAg 丢失，伴 HBV DNA <2 000 IU/mL）的获得率为 23%。在结束后 6 个月获得 HBeAg 丢失的患者中，大约 81% 的患者在停药后 3 年仍维持 HBeAg 阴性。治疗 12 个月后，HBsAg 丢失率为 3% ~ 7%。对于初始 HBeAg 阳性的慢性乙肝患者，若出现持续病毒学应答，则 PegIFNα 治疗结束后，HBsAg 丢失率逐渐增加。初始

HBeAg 丢失的患者，随访 3 年后，30% 的患者出现 HBsAg 丢失。

对于 HBeAg 阴性的慢性乙肝患者，采用 PegIFNα 治疗 48 周的临床试验表明：治疗结束后的 6 个月及 3 年时，持续生化学应答率、病毒学应答率分别为 60%、44%，31%、28%。对于 HBeAg 阴性的慢性乙肝患者，在 PegIFNα 治疗期间，罕见出现 HBsAg 丢失，但是终止 PegIFNα 治疗后，HBsAg 丢失率会逐渐升高，登记的临床试验显示：停药 6 个月、3 年、5 年时，HBsAg 丢失率分别为 3%、9%、12%（数据来自 2017 年 EASL）。

干扰素治疗的优、缺点

显然干扰素治疗有其优点：首先，可以获得长期的免疫控制，固定疗程，如果能获得有效的免疫应答，不需要再进行长期的抗病毒治疗。其次，可以获得一定的 HBsAg 丢失率，这个效果虽然在干扰素治疗期间不能立刻获得，但是现有的研究也发现有很好的长期免疫应答率，只要选择合适的治疗人群，便可以达到 30% 的 HBsAg 丢失率。HBsAg 丢失是慢性乙肝理想的治疗终点，也是 HCC 防治的主要目标，采用核苷类似物治疗尚不能达到这个目标。

干扰素治疗的主要缺点是：应答的高度易变性，相对副作用较多，使得众多患者不能或者不愿意采用此种治疗策略。根据患者疾病严重程度、HBV 基因型、疾病所处阶段、HBV DNA 水平、HBsAg 及 HBeAg 状态，选择适合干扰素治疗的人群，有助于预测个体化应答。已经建立了治疗过程中的早期预测，也可作为额外的工具（如停药规则），这也是个体化治疗策略，将有助于早期应答不佳的患者。长期治疗应答差，可早期终止 PegIFNα 治疗。另外，对我国乙肝病人来说，PegIFNα 还有一个缺点就是价格昂贵。

第六节　乙肝抗病毒治疗后就治愈了吗？

人类对乙肝病毒的认识是从 20 世纪 60 年代末开始，短短几十年，从发现、认识到疫苗推广，乙肝病毒的传播得到了控制，乙肝病毒威胁人类健康的日子在可预见的未来也会彻底消失，世界卫生组织（WHO）已经提出了2030年根治乙肝的目标。

抗乙肝病毒药物，特别是核苷类似物的出现，是乙肝治疗史上里程碑式的成就。贡献之一是人们知道了乙肝病毒的复制是威胁肝脏健康的主要原因；贡献之二是通过抗病毒治疗可以减少威胁生命的并发症的发生。那么做了抗病毒治疗后，慢性乙肝就治愈了吗？是不是只要做完抗病毒治疗，从此乙肝不会再发展，而是变为可治、可控？这是一般患者都关心的问题。

“可治、可控”只是相对于以前乙肝病毒不可治、不可控来讲的。乙肝病毒不再复制，绝不意味着乙肝病情不再发展、乙肝病毒已经失去威胁，更不意味着具体的每个乙肝病人不会发展为肝硬化、肝癌，不再受到这种疾病的威胁。WHO 针对乙肝病毒对健康的威胁做了统计：HBV 相关死亡的病例主要与肝硬化和/或肝细胞癌（HCC）相关，世界范围内，从1990年至2013年，死亡率增加了33%，2013年相关死亡病例超过686 000例。抗乙肝病毒的药物已经面世20多年，乙肝疫苗的注射与推广也在20年以上，但来自乙肝病毒的威胁一点也没减少，甚至是增加的！

这是为什么呢？笔者在此列出以下几点原因。

得到正确治疗的乙肝病人仍然很少

就拿我国的乙肝流行来说，现在乙肝感染者有7 800万，其中慢性乙肝病人2 000万左右。这还是根据以前的认识做的统计，既往认为肝功能正常的都不是乙肝病人，显然这个观点不够准确，也就是说7 800万乙肝感染者里不应该只有2 000万慢性乙肝病人。2 000万慢性乙肝病人中，目前得到正确抗病毒治疗的约200万，为10%。也有估算为20%，无论10%还是20%，这个抗病毒数据都是非常低的，大多数乙肝病人并没有享受到医学进步带来的益处。我国尚且如此，其他亚非拉乙肝病毒的高流行区，得到规范正确治疗的乙肝病人就更少了。

抗病毒治疗结束并不意味着肝损伤停止

目前最好的抗病毒药物恩替卡韦（ETV）、替诺福韦（TDF）已经经过临床的广泛推广应用，大量的应用经验和病人的得益数据正在逐步公布。对于 HBeAg 阳性的慢性乙肝患者，采用 ETV 治疗 5 年，可以获得 99% 的累积病毒学应答率；采用 TDF 治疗 5 年，97% 的患者可出现病毒学应答，73% 的患者出现 ALT 正常化。对于 HBeAg 阴性的慢性乙肝患者，采用 ETV 治疗 5 年的累积病毒学应答率及生化学应答率分别为 98%、95%；采用 TDF 治疗 8 年（纳入临床试验）后，99% 的患者出现病毒学应答（HBV DNA < 100 IU/mL），88% 的患者出现 ALT 正常化。

这里先请大家关注 ALT 复常这个结果，抗病毒对病人来说，可以看得到的疗效有两点：病毒的复制得到控制；ALT 正常化。这两种药物抗病毒的效果很好，但 ALT 的结果并不如人意，没有完全恢复正常，即便使用 5 年也只有 70% ~ 80% 的患者 ALT 完全正常。

肝功能正常并不意味着肝脏正常

通过长期抗病毒，即便获得生化学的 ALT 正常也不意味着肝组织学的完全正常。即便肝功能 ALT 等指标值正常了，事实上也不意味着肝脏正常了。大量的事实已经证明，肝硬化、肝细胞癌可以直接发生在肝功能持续正常的乙肝病人身上。笔者长期阅读肝脏病理报告，数千例肝组织学的观察经验告诉我，组织学改变和生化学改变完全是两回事。

控制病毒复制不代表乙肝治愈

再看 ETV、TDF 这两种药物的治疗结果。对于 HBeAg 阳性的慢性乙肝患者，采用 ETV 治疗 5 年，可以获得 99% 的累积病毒学应答率，53% 的 HBeAg 可能丢失率；采用 TDF 治疗 5 年后，97% 的患者可出现病毒学应答，而 HBeAg 丢失率为 49%，HBeAg 血清学转换率为40%，HBsAg 丢失率为10%，HBsAg 血清学转换率为8%。

对于HBeAg阴性的慢性乙肝患者，采用ETV或者TDF治疗的1年内，无患者出现HBsAg消失，经长期治疗（8年），仅极少数患者（<1%）出现HBsAg消失。

控制病毒对肝癌的抑制作用并不理想

乙肝病毒威胁人类健康的最严重结果是发展为肝细胞癌，但就目前掌握的长期抗病毒数据来看，通过抗病毒可以减少肝细胞癌的发生，但不能阻止，甚至很多的研究证明肝癌的发生率并没有下降。肝细胞癌的形成受很多因素的影响，如遗传背景、性别、外来因素（吸烟、嗜酒、肥胖等）、个体的整体免疫状态及其他协同的癌变因素等。乙肝病毒只是肝细胞癌变过程中的一个环节，即便控制了病毒的复制，也不能完全阻止肝细胞癌的发生，何况现在已有研究证明乙肝病毒的癌变机制与整合有关，而抗病毒对病毒与人体肝细胞的整合无效。

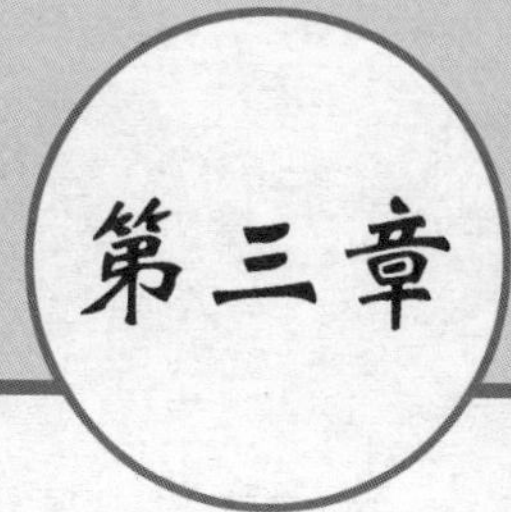

酒精性肝病

第一节 非酒精性脂肪肝与酒精性脂肪肝

非酒精性脂肪肝（NAFLD）和酒精性脂肪肝（ALD）非常相似，通常都被称为“脂肪肝”，在各种会议中，专家一般都将这两个病种单独分述。酒精性肝病患者由于嗜酒，基本上存在营养不良的情况，从体型看一般不肥胖，相反，大多消瘦。近年已经有很多专家关注这两个病种的合并存在，它们既有协同作用，也可互为因果，加速肝病的进展。

病例分享

陈先生，男，43岁，企业主，体重为85 kg，身高为170 cm，体重指数达29.41 kg/m^2（显然属于肥胖），更是出现了血糖、血脂的升高，尿酸高值，血压正常高值，为代谢综合征无疑。患者有嗜酒史近10年，平均每日饮酒量在300～400 mL，肝功能指标如下：ALT 122 U/L（正常<33 U/L），AST 74 U/L（正常<40 U/L），GGT 1 426 U/L（正常<40 U/L）。B超也提示脂肪肝，临床诊断脂肪肝无疑，但不确定是非酒精性脂肪肝还是酒精性脂肪肝，或者是合并脂肪肝。为了寻找答案，给他做了肝穿刺病理学检查。

病理解读：肝细胞广泛性、大泡性脂肪变性，病变范围波及3、2、1区，脂肪样变细胞超过80%，汇管区周围肝细胞气球样变不严重，Mallory小体存在于少量水肿肝细胞中，可见少量多核白细胞与嗜酸粒细胞，脂肪性肉芽肿似乎可见，窦周纤维化，铁、铜染色呈阴性，汇管区胆管反应轻度，未见胆管明显损伤，无淤胆现象，血管无异常（图3-1-1、图3-1-2）。NAFLD活动度积分（NAS）为6分，G2S2。病理诊断为脂肪性肝炎伴肝纤维化。

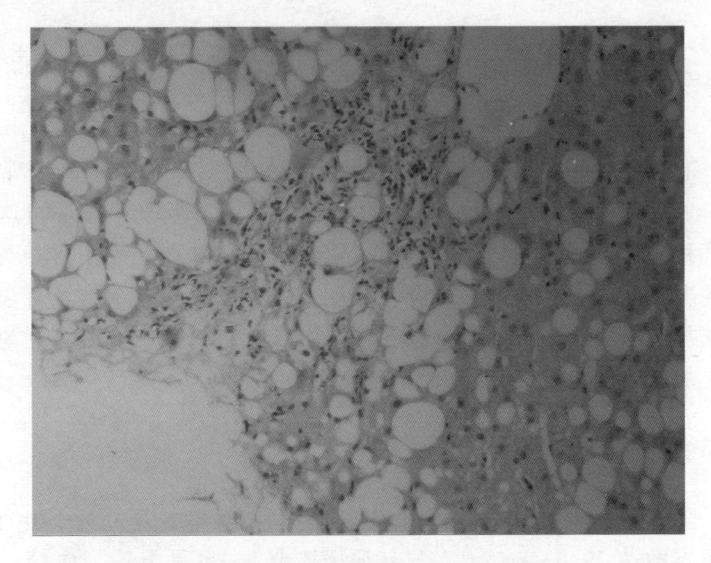

大泡性为主的肝细胞脂肪性变，混合型细胞炎症

图 3-1-1　肝组织切片 HE 染色

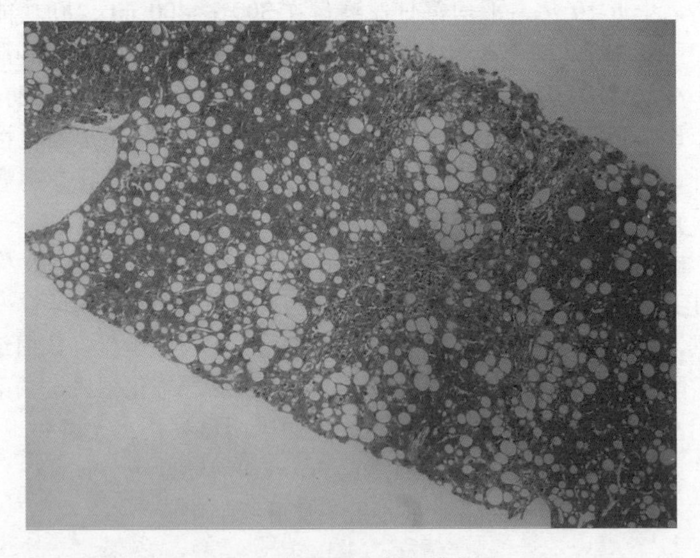

3 区周围可见窦周纤维化

图 3-1-2　肝组织切片 Masson 染色

NAFLD 和 ALD 的协同作用

随着非酒精性脂肪肝的流行，肥胖者的饮酒问题也是同样严重。我国范建高团队进行的上海市成人脂肪肝流行病学研究发现，饮酒与肥胖之间存在协同作用，单纯肥胖患者脂肪肝发病率为 38.7%，单纯肥胖与过量饮酒并存时脂肪肝发病率为 57.1%，肥胖可使过量饮酒者脂肪肝的发病风险增加 4.8 倍。来自意大利的 DIONYSOS 研究也得出了相同的结论：过量饮酒且肥胖的患者脂肪肝的发生率是对照组的 5.8 倍。

既往普遍认为，嗜酒者常营养不良，喝酒不吃菜，最近的研究纠正了这样的观点，酒精性肝硬化患者通常合并超重或肥胖（75.3%）、2 型糖尿病（30.8%）、高血压病（34.5%）、高甘油三酯血症（27.2%），以及代谢综合征（53%）。超重及肥胖是导致 ALD 患者肝脂肪变、肝炎及肝硬化的危险因素，吸烟、糖尿病和胰岛素抵抗与 ALD 患者全因死亡率增高有关，而年龄、肥胖和代谢综合征则与其肝病死亡密切相关。

NAFLD 和 ALD 对肝脏的损伤

单纯诊断 NAFLD 没有难度，ALD 的诊断同样如此，但两种疾病合并，对肝脏的损伤谁是主要、谁是次要，对临床的指导还是非常重要的。与 NAFLD 相比，ALD 患者肝病表现明显且疾病进展快，肝硬化、肝衰竭或肝细胞癌的发生风险高。临床上，出现明显的慢性肝炎和肝硬化的临床表现，尤其是同时出现肝外和神经精神系统的表现时，较倾向于诊断为 ALD，而临床表现轻微甚至无任何症状时则倾向于诊断为 NAFLD。一般来说，血液 AST/ALT >1.5、GGT 和平均红细胞体积增高、中性粒细胞升高时较倾向于诊断为 ALD。

对于饮酒的患者，禁酒后 4 周内各指标的变化有助于 NAFLD 和 ALD 的鉴别诊断。ALD 患者戒酒 4 周后，ALT、AST 水平可降至正常上限值的 2 倍以下，GGT 水平常降至正常上限值的 1.5 倍或原

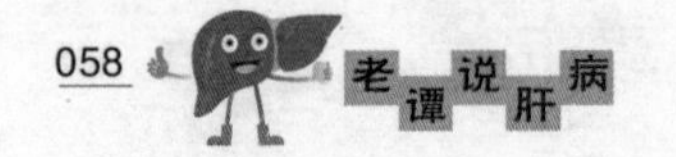

有水平的40%以下，肝脏可明显缩小。

病理检查是否可以鉴别 NAFLD 与 ALD？

肝脏病理检查仍然是诊断肝脏疾病的“金标准”，那么也可以鉴别 NAFLD 与 ALD 吗？

不幸的是，这两种不同原因导致的肝脏损伤几乎有相同的病理特征。

NAFLD 病理特征为肝腺泡 3 区大泡性或以大泡为主的混合性肝细胞脂肪性变，伴或不伴有肝细胞气球样变、小叶内混合性炎症细胞浸润及窦周纤维化。与成人不同，儿童 NASH 汇管区病变（炎症和纤维化）通常较小叶内严重。而 ALD 患者的肝脏损伤几乎和 NAFLD 患者类似，虽然有部分病理学家认为严重的肝细胞水肿、肝细胞浆的 Mallory 小体、巨大线粒体等特征更多见于酒精性肝病，但严重的 NAFLD 同样可以发现这些病理损伤特点。但在脂肪性肝炎中，汇管区扩张伴有显著的多形核白细胞浸润，更倾向于酒精性肝病。这种改变通常伴有胆管反应，可表现为胰腺炎所致的胆小管炎性肝炎。汇管区可呈现类似于“冬青叶”结构，增生的小胆管与其钉状突起紧密融合。还有一些由于慢性胆汁瘀滞引起的铜沉积，更多见于 ALD。铁的沉积是由于肝细胞萎缩导致铁调素生成减少，是酒精直接作用于肝铁调素生成的抑制剂，因此铁的沉积也算作 ALD 的一个特征性表现。

需要强调的是，脂肪性肝炎所致的肝硬化，无论是酒精性的还是非酒精性的，都可能在窦周出现残存纤维化病灶。随着病情进展，脂肪变性反而不明显，脂肪性肝炎的典型表现缺失，肝细胞气球样变性少见，受累肝细胞可见 Mallory 小体。间隔内上的脂肪肉芽肿是脂肪性肝炎之前的一个特征性表现。

ALD 与 NAFLD 指数

ALD 与 NAFLD 指数（ANI）来自美国 Mayo Clinic 研究，有助

于区别 ALD 与 NAFLD，主要参数包括平均红细胞体积（MCV）、AST/ALT 比值、BMI 及性别等组成，ANI（男）= 0.637 × MCV + 3.91 ×（AST/ALT）- 0.406 × BMI + 6.35 - 58.5。ANI > 0 提示 ALD，ANI < 0 提示 NAFLD。ANI 对终末期肝病模型评分 < 20 的慢性肝病患者 ALD 的判断准确度很高，显著优于其他生物学指标（包括蛋白酪氨酸磷酸酶 1b、AST/ALT 比值、GGT、糖缺失性转铁蛋白）。ANI 的诊断效能已得到欧洲研究团队的验证。经过计算，上述病例中病人的 ANI = -4.532（图 3-1-3）。

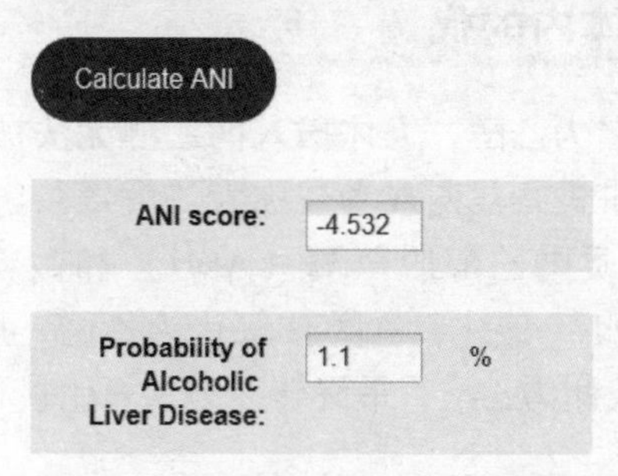

图 3-1-3　ALD/NAFLD 指数（ANI）

诊治体会

就这个病人而言，ANI 高度提示 NAFLD 对肝脏的损伤大，显然这个病人需要戒酒。但在临床工作中区别酒精性肝炎与非酒精性肝炎的临床意义并不大，无论从临床特征还是病理特点来看，两个因素均参与了肝脏的损伤，也表现了共同的特点，考虑合并。以前对酒精性肝病的治疗倾向于给药、补充营养物质，现在看来，对这个肥胖患者补充营养显然是不合适的，医生已经明确必须制订严格的减肥计划。

参考文献

曹海霞，范建高．酒精性肝病合并非酒精性脂肪性肝病和肥胖[J]．临床肝胆病杂志，2019，35（3）：478 -480.

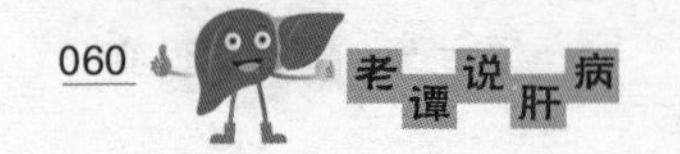

第二节　酒精、醉酒与酒精性脂肪肝

酒文化是中国饮食文化的重要部分，对于一个喜欢热闹、喜欢酒文化气氛的人来说，没有酒，很难想象一桌子人围在一起只顾吃饭的状态。笔者不喜酒，很难享受那种微醉的乐趣，仅想科学地解释一些常被问到的问题。

酒精在人体内的代谢

酒精，化学名为乙醇，人体摄入的乙醇无法被人体直接利用，90%以上需经肝脏进行代谢或者被称为“解毒”，这个化学过程需要三种酶，经胞质内乙醇脱氢酶（ADH）和微粒体内细胞色素P4502E1（CYP2E1）催化，乙醇被氧化为乙醛，后者再经乙醛脱氢酶（ALDH）代谢为乙酸，最终转变为二氧化碳和水排出体外。

酒精与酒量

所谓酒量，个人理解应该是饮而不醉的最大量；醉，是酒精对机体的伤害达到一定的程度，是否醉酒，取决于血液中乙醇的浓度。一般来说，当血液中乙醇浓度在0.05%～0.1%时，人开始朦胧、微醉；而血液中乙醇浓度达到0.3%时，人就会口齿不清、步态蹒跚，这就是常说的醉酒了；如果血液中乙醇浓度达到0.7%，人就会死亡。对于乙醇的承受力，个体差异很大。这是由胃肠吸收能力和肝脏的代谢处理能力不同所致，也就造成了人与人之间的酒量不同。上面说到的三种酶，乙醇脱氢酶（ADH）、微粒体内细胞色素P4502E1（CYP2E1）和乙醛脱氢酶（ALDH）是决定每个个体差异的绝对因素，酒量具有遗传性，与这三种酶的遗传性有关，而且这三种酶具有高度的基因多态性，这种多态性决定了饮酒行为。

酗酒者有基因决定的痕迹

酗酒者往往会受到谴责，被认为是纯粹的不良个人行为。然而有科学研究发现，酗酒者有遗传背景，具有来自基因的决定性，乙醇脱氢酶 ADH2 * 2 编码的酶具有较高活性，可使乙醇分解速度增加 13 倍，存在于 70% 以上的中国汉族人群中，一项纳入 21 个病例进行对照研究的荟萃分析显示，ADH2 * 2 在亚洲人群中可作为酒精性肝硬化的保护因素，使亚洲人群发病风险明显减低。一份对 876 例欧洲人的研究发现，ADH2 * 2 等位基因频率在非酗酒者中要高于酗酒者（$P = 0.0016$），也就是说体内有这个基因的人不易对酒精成瘾，没有携带这个乙醇脱氢酶等位基因的人容易对酒精产生依赖，严重者会发展成酒精肝。

喝酒与脸红

喝酒为什么会出现脸红？为什么会出现心动过速、恶心及呕吐等醉酒症状？产生这些症状的原因与乙醛在体内的大量蓄积相关。这一现象主要存在于日本、中国和韩国等东亚人群中，因此也被称为“亚洲红”。这些不适症状会抑制人们继续饮酒的欲望，使人们不易产生酒精依赖，可对饮酒者起到保护作用，从而降低其发生酒精性肝病的风险，这也是亚洲人相比于欧洲高加索人和非裔美国人较少产生酒精依赖的原因。而乙醛在体内大量蓄积与乙醛脱氢酶（ALDH）的 2 个等位基因有关，即野生型 ALDH2 * 1 和突变型 ALDH2 * 2，突变型 ALDH2 * 2 如果活性不够，携带者易出现脸红，同时该基因也具有遗传性。我国的一份研究显示，携带突变型 ALDH2 * 2 基因的人群，即便少量饮酒也会比无携带突变型 ALDH2 * 2基因的人群更易发展成肝硬化甚至肝细胞癌，简单说，饮酒时脸红的人常饮酒的后果更严重。

酒量可以锻炼出来吗?

锻炼酒量，包含两层意思：一是提高酒精对人体伤害的耐受程度，做到“酒精耐受”，即相同量的酒精，对身体功能和行为产生更轻微的效果。二是提高酒精的代谢速率，使乙醇及代谢产物不易在体内积聚。这与上述三种酶有关，乙醇脱氢酶（ADH）和乙醛脱氢酶（ALDH）相对易受遗传影响，难以被诱导，即后天难以被提高。但微粒体内细胞色素 P4502E1（CYP2E1）易受诱导，长期使用酒精刺激可以使其活性增加 20 倍以上。

酒精性肝病对饮酒量的标准

酒精量的个体差异很大，我国定义的标准是有长期饮酒史，一般超过 5 年，折合乙醇量为男性≥40 g/d、女性≥20 g/d，或 2 周内有大量饮酒史者，折合乙醇量 >80 g/d。但应注意性别、遗传易感性等因素的影响。饮酒量与乙醇量的换算公式为：

$$乙醇量(g) = 饮酒量(mL) \times 乙醇含量(\%) \times 0.8$$

举例说明

男性，35 岁，最近单位体检，查肝功能转氨酶 ALT 明显升高，达到 300 U/L（正常不超过 40 U/L），到我院就诊，做常规病毒性肝炎等检查，均呈阴性，也检查了自身抗体均正常。查 B 超提示脂肪肝，无其他病因提醒，询问其病史，患者有每天饮酒的习惯，但饮酒量不多，每天约 3 两白酒，已有 5 年历史。该病人体重为 70 kg，身高 168 cm，体重指数为 24.8 kg/m^2，不能算作肥胖。病理检查见肝脏以 3 区病变为主，脂肪细胞变性，大泡性为主，肝细胞水肿、气球样变，小叶炎较严重，肝纤维化窦周纤维化明显，可见 Mallory 酒精小体（图 3-2-1、图 3-2-2）。最后诊断为酒精性肝炎发展成的酒精性肝纤维化。

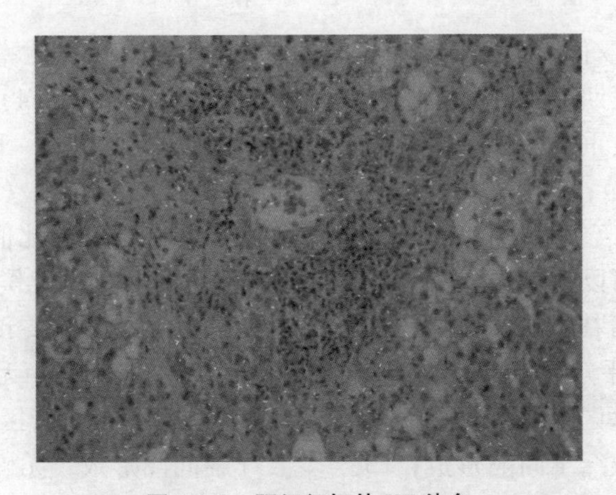

图 3-2-1　肝组织切片 HE 染色

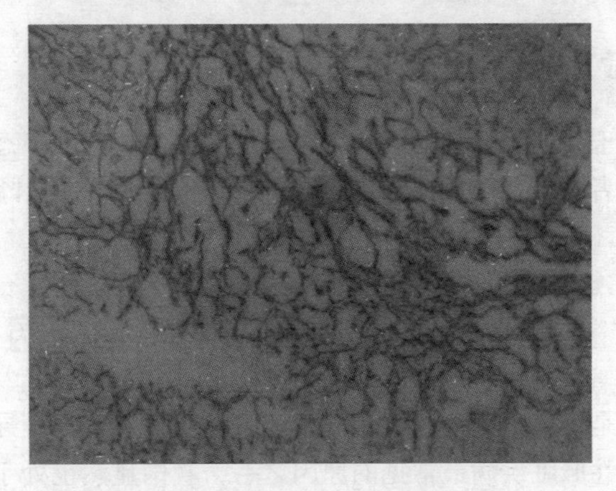

图 3-2-2　肝组织切片网状纤维染色

酒精性肝病

酒精性肝病初期通常表现为脂肪肝，进而可发展成酒精性肝炎、肝纤维化和肝硬化。对酒精滥用和依赖会显著增加酒精性肝硬化的发生风险，其中在 40 ～ 59 岁人群中最为显著。曾有报道，长期每天饮酒，尤其是饮白酒或啤酒更易引起酒精性肝硬化。年龄和人体体重指数是嗜酒者发生酒精性肝炎的独立预测指标。有研究发现，早期/代偿期酒精性肝病患者的5年肝病相关死亡率为13%，而失代偿期患者则高达43%，其中严重纤维化（F3～F4）对10年死亡率有重大影响（F3～F4时死亡率为45%，而F0～F2时死亡率为0%）；对于失代偿期酒精性肝病患者，临床特征（性别：女性）、肝衰竭的生物化学指标（胆红素、国际标准化比值）、组织学特征可以预测患者的长期生存率；随访期间，无论代偿期还是失代偿期酒精性肝病患者，戒酒都是提高生存率的重要预测指标。Metavir评分系统——肝组织纤维化分期评分：F0＝无纤维化；F1＝汇管区纤维性扩大，但无纤维间隔形成；F2＝汇管区纤维性扩大，少数纤维间隔形成；F3＝多数纤维间隔形成，无硬化结节；F4＝纤维化。

参考文献

张龙玉，闫亮，郝书理，等．乙醛脱氢酶2基因多态性与酒精性肝病患者饮酒特点和疾病发生的关系［J］．实用肝脏病杂志，2016，19（3）：292－296.

第三节　酒精模式与酒精性肝病

酒精是仅次于疾病和残疾的第三大危险因素，更是导致世界范围内进展性肝脏疾病最常见的原因之一，我国显然也处于酒精性脂肪肝数量迅速上升之中，酒精肝已是疾病，酒精性肝硬化、肝癌更是可怕，但对饮酒者来说，考虑这些后果又太遥远。在酒文化盛行的我国，酒是不可或缺的交友“润滑剂”，现实中嗜酒、豪饮者长寿的例子又比比皆是，所以导致很多时候酒精伤肝说法似乎又缺乏说服力。在笔者每天的工作中又常见小饮怡情也伤肝的例子。

举例说明

小魏，男，43岁，近日查肝功能异常，ALT近200 U/L，GGT

为300 U/L，B超提示脂肪肝，医生予常规排除病毒性肝炎、自身免疫性肝炎、药物性肝炎等可能性。患者病史里有饮酒史，平日又有每日饮3两酒的习惯，且已近10年，经病理学检查，患者符合酒精性肝炎的诊断，且为轻度肝纤维化（图3-3-1、图3-3-2）。

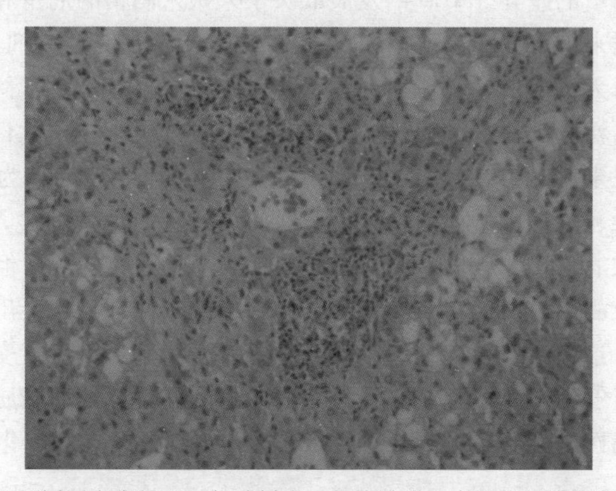

3区周围炎症坏死，气球样变，细胞肿胀，中性粒细胞浸润

图3-3-1　肝组织切片HE染色

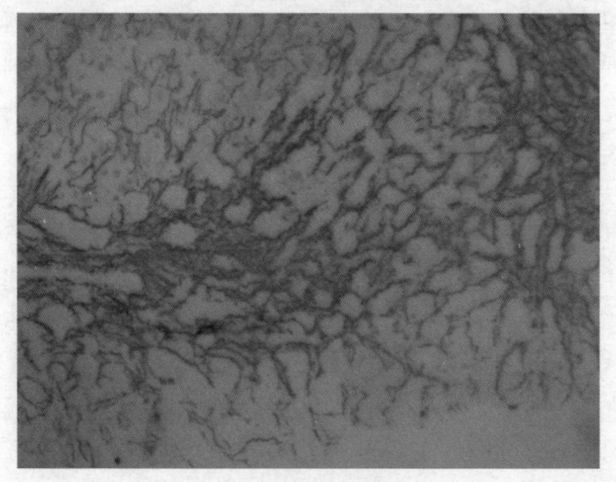

可见窦周纤维化

图3-3-2　肝组织切片网状纤维染色

饮酒量与酒精肝

ADH 和 ALDH 的活性大小具有遗传性。这种遗传性的差异也决定了酒量的差异。ALD 的发展取决于人摄入酒精的剂量和持续时间。一般来说，酒精消耗量和 ALD 的发生风险之间存在剂量-反应关系。每天喝 1 ～ 2 杯酒（1 杯≈14 g）的饮酒者与戒酒者相比，其患酒精性肝硬化（alcoholic liver cirrhosis，ALC）的危险性增加。

一般来说，男性消耗 2 杯/日、女性 1 杯/日被定义为中度饮酒，每天超过这个量被认为是大量饮酒。如果受试者持续 2 ～ 3 周内过量饮酒（120 ～ 150 g/d），就可以发生急性脂肪肝，但急性脂肪肝在戒酒后可以逆转；如果受试者持续饮酒，部分人会出现酒精性肝炎，这是中性粒细胞大量在肝组织内浸润的严重炎症变化，还可见大量气球样变细胞，而脂肪变性细胞反而较单纯性脂肪肝细胞少。酒精性肝炎若得不到及时纠正，会发展成酒精性肝硬化。

酒的质量与酒精肝

这里需要科普的是，酒绝非简单的水与乙醇混合。白酒是以粮谷为主要原料，以大曲、小曲或麸曲及酒母等为糖化发酵剂，经蒸煮、糖化、发酵、蒸馏而制成的蒸馏酒。白酒香味成分种类有：醇类、酯类、酸类、醛酮类化合物，缩醛类、芳香族化合物，含氮化合物和呋喃化合物等。红葡萄酒中含量最多的是葡萄果汁（80%）。果汁中的水不是在酿造过程中添加的，葡萄酒中的水不能等同于现实生活中的水，它是葡萄树直接从土壤中汲取的，溶于葡萄内且具有生物学意义的纯水。葡萄酒不仅是水和乙醇的溶液，它还有丰富的成分。目前已知的物质成分超过 1 000 种，其中比较重要的有 300 多种，特别是富含原花青素、白藜芦醇、酸类（单宁酸、酒石酸、苹果酸、琥珀酸、柠檬酸等）、糖类、酚类（如酚酸）、多种氨基酸、矿物质和芳香类的混合物等。这些成分的差异不仅决定了葡萄酒口味的区别，也决定了酒的质量，很可能对肝脏的作用也是不一样的，曾经有“某种品牌酒”抗肝纤维化的研究报道，当然争议很大，还需要更多的研究。

饮酒模式与酒精肝

世界卫生组织使用了饮酒模式评分（一个复合饮酒检测模式），以确定人们如何喝，而不是喝多少。饮酒模式 1 分为“最低风险的饮酒模式”，5 分为“最危险的饮酒模式”。这个饮酒模式的参数包括每天饮酒的比例，每次饮酒的数量，是否进餐喝酒、节日饮酒，醉酒导致不良事件结果的比例，以及是否在公共场所饮酒等。东欧国家平均为 4.9 分，美国、中国、日本和新加坡平均为 2 分，印度和韩国平均为 3 分。

无论男女，每周饮酒量与酒精肝的发生率都成正比，与每周中有 2 ~ 4 天饮酒的患者相比，男性每天饮酒发生酒精肝的危险率为不饮酒者的 3.65 倍；酒精肝发生的风险也与空腹饮酒的习惯相关；每天饮酒者发生酒精肝的危险性明显高于不经常饮酒者，新近过量饮酒者比年轻时即开始饮酒者发生酒精肝的危险性更高；相比于啤酒和白酒，饮用同等酒精量的葡萄酒为男性发生酒精肝的低危因素。

性别与酒精肝

男性酒精肝比例显然高于女性酒精肝比例（男性 15.76%，女性 1.42%），主要原因是男性平均饮酒量比女性多，男性中重度饮酒者和酗酒者的比例也比女性多。但相同数量的平均饮酒量，女性比男性有更高的肝硬化发生风险。

参考文献

徐贝贝，李银玲，王炳元．酒精性肝病相关危险因素的研究进展［J］．中华肝脏病杂志，2017，25（5）：397－400.

第四节　酒肉穿肠过，徒留肝损伤

男性，40 岁，体重 70 kg，身高 175 cm，并不嗜酒，却每日应酬不断。近日查肝功能异常（表 3-4-1），常规排除各种病毒性肝炎、自身免疫性肝炎、药物性肝病等可能，B 超提示有脂肪肝，为进一步确定肝损伤程度，做肝穿刺病理检查，结果见图 3-4-1、图 3-4-2。

表 3-4-1　肝功能指标检查结果

肝功能指标	数值	结果	单位	正常范围
总胆红素	23.1	H	μmol/L	3.4～21
直接胆红素	5.2		μmol/L	0.8～8
间接胆红素	17.9		μmol/L	3.4～21
总蛋白	80.2		g/L	64～83
白蛋白	47.9		g/L	35～50
球蛋白	32.3		g/L	25～40
白蛋白：球蛋白	1.48			1.0～1.8
前白蛋白	334.7		mg/L	170～420
谷丙转氨酶	194	H	U/L	8～40
谷草转氨酶	73	H	U/L	8～40
谷草：谷丙	0.38			
碱性磷酸酶	82		U/L	32～120
谷氨酰转肽酶	114	H	U/L	1～42

全球酒精性肝病患病率呈现持续增长趋势。目前我国尚缺乏酒精性肝病的全国性大规模流行病学调查资料，但地区性流行病学调查显示，我国饮酒人群数量和酒精性肝病的患病率有迅速上升趋势。华北地区流行病学调查显示，从 20 世纪 80 年代初到 90 年代初，嗜酒者在一般人群中的比例从 0.21% 升至 14.3%；21 世纪初，南方及中西部省区流行病学调查显示，饮酒人群在一般人群中的比例增至 30.9%～43.4%。同时，酒精性肝病占同期肝病住院患者

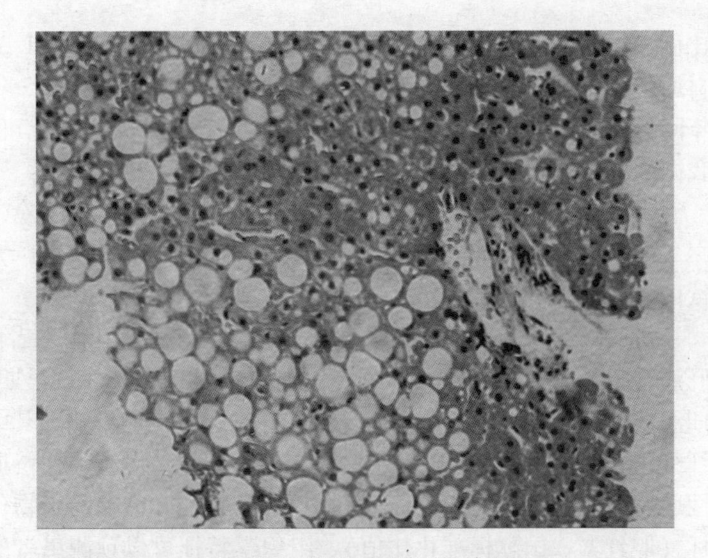

图 3-4-1　肝组织切片 HE 染色

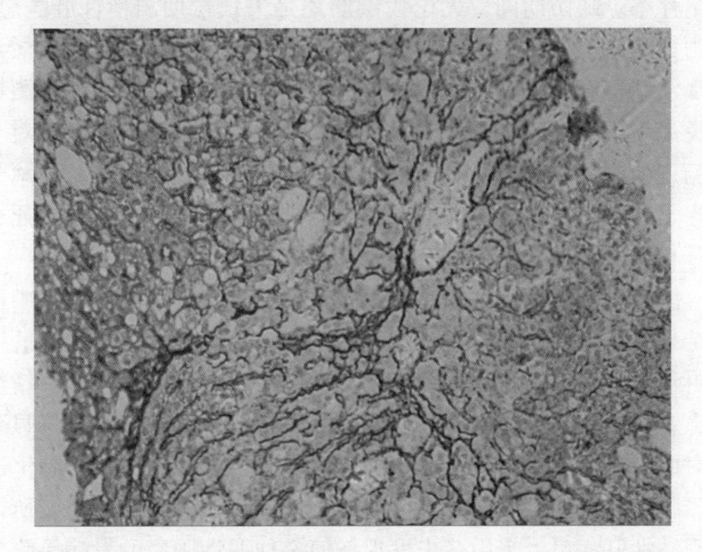

肝小叶广泛肝细胞脂肪样变，大于 50%，气球样变性，中性粒细胞浸润，窦周纤维化，判断为典型酒精性肝病、中度肝纤维化（S2）

图 3-4-2　肝组织切片网状纤维染色

的比例也在不断上升，从 1991 年的 4.2% 增至 1996 年的 21.3%。来自原解放军第三〇二医院的研究报道显示，2002 年至 2013 年十余年间，因酒精性肝病住院的患者比例上升了 170%。由此可见，在我国酒精所致的肝脏损害已经成为一个不可被忽视的问题。

酒精滥用和依赖显著增加了酒精性肝硬化的发生风险，在 40～59 岁人群中最为显著。此前曾有报道，长期每天饮酒，尤其是饮白酒或啤酒，更易引起酒精性肝硬化。

一份回顾性研究结果显示，早期/代偿期酒精性肝病患者的 5 年肝病相关死亡率为 13%，而失代偿期患者则高达 43%；早期/代偿期酒精性肝病患者的长期预后受到肝纤维化分期的影响，其中严重纤维化（F3～F4）对 10 年死亡率有重大影响；对于失代偿期酒精性肝病患者，通过临床特征（性别：女性）、肝衰竭的生物化学指标（胆红素、国际标准化比值）、组织学特征可以预测患者的长期生存率。随访期间，无论代偿期还是失代偿期酒精性肝病患者，戒酒都是高生存率的重要预测指标。也有研究报道，胆红素淤积的出现及其程度、巨型线粒体缺失、多形核白细胞浸润程度与酒精性肝炎患者的 90 天死亡率显著相关；酒精性肝炎组织学评分对于预测糖皮质激素的疗效和 90 天死亡率具有很高的准确性。荟萃分析结果显示，全身性炎症反应综合征也与酒精性肝炎的 90 天死亡率显著相关。

酒精性肝病相关恶性肿瘤不容忽视。来自日本的一项多中心研究结果显示，和非酒精性脂肪肝相比，由酒精性肝病导致的肝癌患者更年轻，肝纤维化水平更高。芬兰的一项包括 1 873 例酒精性肝病患者的调查结果显示，酒精性肝病患者的恶性肿瘤发生率显著高于对照人群；其中重症酒精性肝病患者的肝细胞癌、上消化道癌症、胰腺癌等恶性肿瘤发病风险显著升高；该研究还指出，所调查的酒精性肝病患者当中，未发现任何一种恶性肿瘤的发病风险是降低的。

第五节　一个"被喝酒"导致的酒精肝

病例分享

一日门诊，来了一位年轻女性，33 岁，拿着当地医院查的报告单，B 超提示肝硬化腹水，肝功能也明显异常（表 3-5-1）。这么年轻出现肝硬化，医生首先想到的是原有慢性乙肝、丙肝等疾病，经询问并再看检查单，没有乙肝、丙肝病毒感染证据，其次医生想到目前非常多的自身免疫性肝病类疾病，如自身免疫性肝炎（AIH）、原发性胆汁性肝硬化（PBC）、原发性硬化性胆管炎（PSC）等，需要特异性抗体等支持证据，建议患者住院进一步检查。常见原因中还有酒精肝、药物肝等可能性，药物导致的肝硬化不常见，除非长期使用肝损药物才有可能，初步询问无类似病史。

表 3-5-1　肝功能指标检查结果

肝功能指标	数值	结果	单位	正常范围
总胆红素	41.4	H	μmol/L	3.4～21
直接胆红素	31.0	H	μmol/L	0.8～5
间接胆红素	10.4		μmol/L	3.4～21
总蛋白	87.1	H	g/L	64～83
白蛋白	43.4		g/L	35～52
球蛋白	43.7	H	g/L	25～40
白蛋白：球蛋白	0.99	L		1.1～1.8
前白蛋白	167.2	L	mg/L	200～400
谷丙转氨酶	62	H	U/L	0～33
谷草转氨酶	253	H	U/L	0～32
谷草：谷丙	4.08			

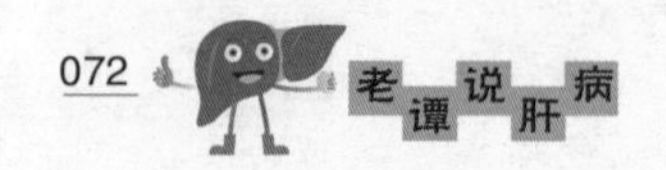

续表

肝功能指标	数值	结果	单位	正常范围
碱性磷酸酶	163		U/L	35～105
谷氨酰转肽酶	1 325	H	U/L	5～36

但此时，陪病人一起就诊的家属却笑着说病人有饮酒史。深入询问病史后发现，该病情很可能是由酒精造成的，病人虽然只有33岁，但饮酒史却有近10年，每天饮白酒250 g左右。原来，此女未结婚时并不喜酒，嫁入男方后，跟随男方家人一起饮酒。笔者在此冠以她“被喝酒”，因为这个“被喝酒”人群在笔者接触的酒精肝中并不少见，他们本身并不喜酒，但身不由己，对机体造成的伤害却是一样的。为进一步明确病人是否为酒精性肝损伤，有无其他损伤原因，给她做了肝穿刺组织学检查，结果如图3-5-1、图3-5-2所示。果不其然，病人是典型的酒精性肝硬化，酒精肝特有的病理损伤特点其全部都有，如气球样变、窦周纤维化、Mallory小体、大量中性粒细胞浸润。

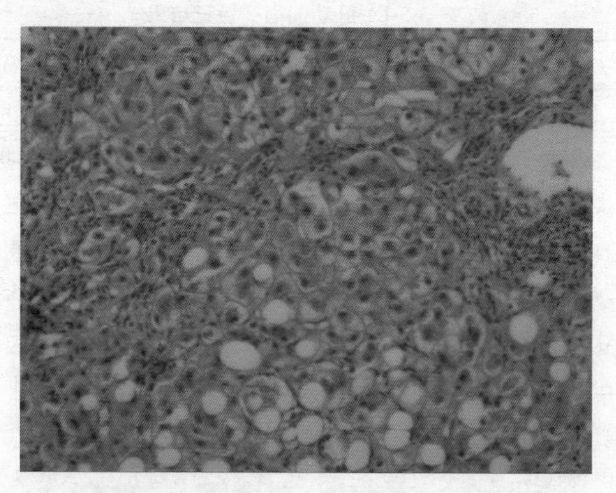

典型的酒精肝病理变化：气球样变，可见Mallory小体，大量中性粒细胞浸润

图3-5-1 肝组织切片HE染色

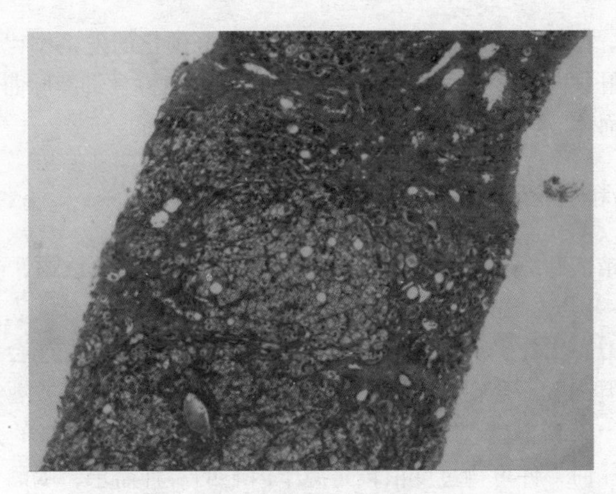

窦周纤维化，肝硬化

图 3-5-2　肝组织切片 Masson 染色

酒精性肝炎

酒精性肝病（alcoholic liver disease，ALD）是由于大量饮酒所致的肝脏疾病，初期通常表现为肝细胞内的脂肪沉积，进而可发展成酒精性肝炎、酒精性肝纤维化和酒精性肝硬化。酒精性脂肪性肝炎（alcoholic steatohepatitis，ASH）主要是由中性粒细胞引起的肝实质炎症和肝细胞损伤，是 ALD 进展为肝纤维化和肝硬化的先决条件。严重的 ASH 可以导致终末期肝病的发生，预后极差。中国是 ALD 的重灾区，尤其是少数民族地区更为严重。

戒酒

无论酒精性肝硬化严重程度如何，戒酒都是最重要的治疗措施和目标，任何时候戒酒都可以改善临床预后，能明显降低死亡率，但是至少需戒酒 1 年半以上才能观察到具有统计学差异的临床改善。酒精性脂肪性肝炎患者戒酒可以改善组织学、防止病情的进展，以及提高生存率，患者疾病早期戒酒则有 30% 完全恢复健康的可能性。酒精性脂肪性肝炎患者戒酒5年肝硬化的发生率比继续饮酒患者肝硬化发生率低30%。禁酒可以降低急性食管静脉曲张破裂后再出血率，还可降低肝纤维化的发生率。

酒精戒断综合征

酒精戒断综合征（AWS）是指长期酗酒者停止饮酒，一般会在12～48 h后出现一系列症状和体征。轻度戒断综合征表现为震颤、乏力、出汗、反射亢进，以及胃肠道症状。有些人还会癫痫大发作，但一般不会在短期内发作2次以上（酒精性癫痫或酒痉挛）。在生活中，真正出现酒精戒断综合征的人并不多，更多的是戒心瘾，对任何一件事物过度依赖是源于内心的一种需求，喝酒也是如此。因此戒掉酒瘾容易，但戒心瘾难。

处理酒精戒断综合征时，苯二氮䓬类药物既可以缓解戒断症状，又可以降低癫痫和/或震颤性谵妄的风险，被认为是AWS的“金标准”治疗方法。长效类药物安定、氯氮对癫痫发作和谵妄有更好的保护作用，短、中效类药物劳拉西泮、奥沙西泮对老年人和肝功能异常者更为安全。巴氯芬也显示出其临床应用的潜能，并能防止患者病情复发。

纠正营养不良

ASH患者常伴有营养不良，需要评估其营养状态。由于ASH患者存在患威尼克脑病的风险，因此推荐补充B族维生素，及时补充脂溶性维生素。除肝性脑病患者外，其余患者应保证每日蛋白摄入量为1.5 g/kg。

药物治疗

尽管用激素治疗重症酒精性肝炎患者的方法目前仍存在争议，但多数研究认为激素治疗可提高重症酒精性肝炎患者短期生存率，也有部分研究结果认为激素治疗无明显疗效。用己酮可可碱治疗，有免疫抑制、抗炎和抗纤维化等作用。部分研究证实其提高患者生存率与降低肝肾综合征发生率有关，具体机制不明确，但是目前证实激素联合己酮可可碱治疗与激素单纯治疗相比，联合治疗并没有提高患者6个月的生存率。N-乙酰半胱氨酸（NAC）作为一个潜在的治疗多种肝病的药物已被进行研究，但它在酒精性肝炎中的应用尚待进一步考证。

尽管酒精性肝炎的研究近年来取得了不小的进展，如细胞内信号传导途径、转录因子、天然免疫观点的提出、表观遗传学特征、microRNAs、干细胞等，但目前尚无可用的靶向治疗途径。酒精性肝炎的主要治疗手段仍停留在约40年前的状态，近年不断涌现的新的治疗手段，如肠道微生态改变、趋化因子、一氧化氮合成酶转运体等尚处于起步阶段，需要进一步高水准的临床观察验证。

第四章

非酒精性脂肪肝

第一节　脂肪肝真的这么严重！

一位66岁的女性，身高155 cm，体重65 kg，在每年的体格检查中，转氨酶都轻度升高，ALT为100 U/L以内，B超也提示有脂肪肝，但这些情况并未引起她的重视。该患者5年前在我院门诊经B超诊断为肝硬化，排除了病毒性肝炎、自身免疫性肝炎等其他慢性肝脏疾病，最后定义为不明原因肝硬化。因病因不明，难以进一步治疗，最后建议做肝穿刺病理学检查。病理结果如图4-1-1、图4-1-2所示。

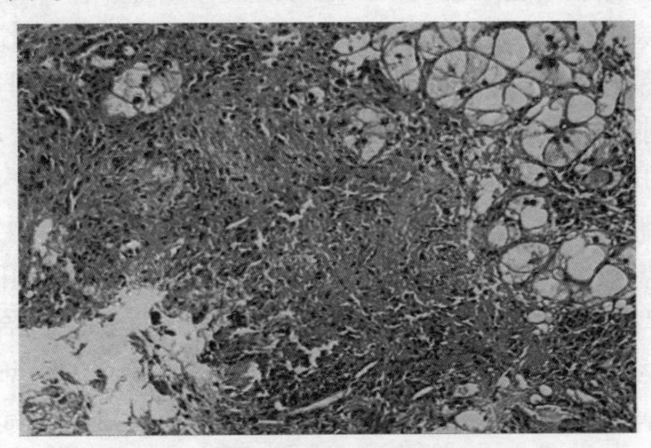

图4-1-1　肝组织切片Masson染色

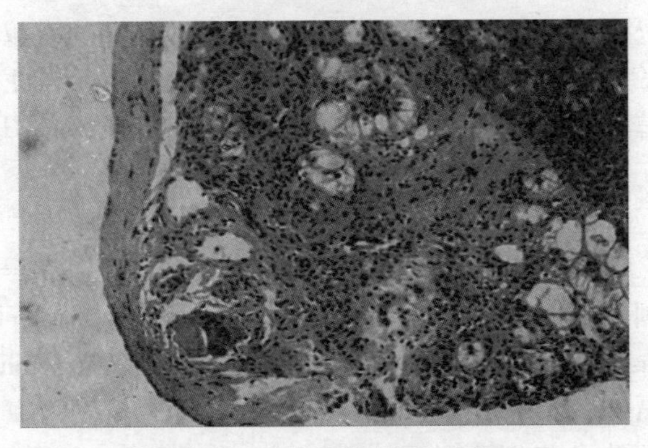

图4-1-2　肝组织切片HE染色

根据检查结果，判断患者为脂肪性肝炎（NASH）引起的肝硬化。连笔者都惊讶于这次 ALT 只有 50 U/L，怎么会有如此严重的结果！

其实一般百姓和非专业医生对脂肪肝都缺乏正确的认识，甚至笔者从事肝病临床工作二十几年，既往也错误地认为脂肪肝的结果一般不太坏。但近年越来越多的数据及这样的病例一次次提醒我们，非酒精性脂肪肝后果非常严重，只是我们平时没深入检查而已！

非酒精性脂肪性肝病（NAFLD）是一种与遗传易感、热量过剩、肠道微生态失衡、胰岛素抵抗和氧化应激等因素密切相关的复杂的疾病，疾病谱包括非酒精性单纯性脂肪肝（NAFL）、非酒精性脂肪性肝炎（NASH），以及 NASH 肝硬化和隐源性肝硬化。

非酒精性单纯性脂肪肝一般发展成肝硬化及肝癌的可能性非常小，但在非酒精性单纯性脂肪肝中有 10% ~ 25% 会发展成非酒精性脂肪性肝炎，NASH 会成为像慢性乙肝、慢性丙肝一样的病理因子推动肝脏损伤并向肝硬化、肝癌发展，不推荐所有非酒精性脂肪性肝炎患者都进行肝穿刺病理学检查，但问题是目前的肝功能、B 超、CT 等检查并不能区分 NAFL 和 NASH。不推荐药物治疗 NAFL 和 NASH，建议通过生活方式干预，如节制饮食、增加运动和改正不良行为，这些都是 NAFLD 及其并存心血管和代谢风险的一线治疗方案。NAFLD/NASH 患者需将日常饮食热量减少 25%，并限制单糖、双糖，以及饱和脂肪和反式脂肪摄入量，旨在 1 年左右减重 5% ~ 10%。胰岛素抵抗和肝组织学改善程度与体重减轻幅度成正比，只有当体重减轻 7% 并且维持 48 周以上时才可能有效逆转 NASH。

第二节 脂肪肝是怎么诊断的?

脂肪肝准确来讲包含非酒精性脂肪性肝病（non-alcoholic fatty liver disease，NAFLD）和酒精性脂肪性肝病（alcoholic liver disease，ALD），脂肪肝是 21 世纪全球重要的公共卫生问题。NAFLD 在世界范围内的患病率为 6% ~ 33%，平均患病率为

24.4%。在我国NAFLD的患病率可达15%～30%，NAFLD已经迅速上升为我国的第一大肝病。NAFLD的疾病谱包括非酒精性脂肪肝（non-alcoholic fatty liver，NAFL），以及由其演变的非酒精性脂肪性肝炎（non-alcoholic steatohepatitis，NASH）和肝硬化，部分患者甚至进展为肝癌。相比而言，NAFL常常被认为是良性的，其进展较为缓慢；而10%～25%的NASH患者会在8～14年内进展为肝硬化，0.16%的患者可直接进展为肝细胞性肝癌。因此，早期发现和诊断是NAFLD诊治过程中最重要的环节之一。

病例分享

患者，男，24岁，身高为181 cm，体重为81 kg，体重指数（BMI）为24.7 kg/m^2，属于过重体重，无糖尿病、高血压等病史，平时生活习惯少动，喜碳酸饮料，无饮酒。自去年起出现谷丙转氨酶（ALT）升高，ALT为正常值上限的1～2倍，今年ALT为215 U/L（正常<40 U/L）、GGT为124 U/L（正常<60 U/L），无病毒性肝炎等病史，自身抗体等检查均为阴性，无损肝药物服用史。门诊B超提示肝脏超声衰减，诊断为脂肪肝。

B超如何诊断脂肪肝?

超声是最早应用于脂肪肝的影像学检查，也是目前最常用的脂肪肝筛查方法，因其具有安全无创、价格低廉、操作简便等优点，适合于各级医疗机构推广使用。荟萃分析显示，用B超诊断中、重度脂肪肝的灵敏度为84.8%，特异度为93.6%。但B超检查仍有其缺陷，当患者肝脏脂肪含量低于20%时，其诊断的灵敏度仅为55%；对于肥胖患者，超声检查的灵敏度和特异度仅为49%和75%。为了更好地诊断NAFLD，国际上建立了超声诊断半定量分级系统，应用较多的是脂肪变评分、Liang脂肪得分及Ballestri超声脂肪肝指标，这些分级系统的诊断结果和肝脏病理学诊断有较好的一致性。但大多数医院的超声医生并不善于利用这些评分系统来进行脂肪肝的诊断，而仅是做出是否为脂肪肝的定性判断。

定量方式如图 4-2-1 所示。图 4-2-1 左半部分是受控衰减参数（CAP），下面为简单的对照数字在肝脏中的脂肪比例；右半部分为肝硬度测定，下面也是显示肝纤维化的程度。FibroScan 提示这位患者为重度脂肪变性，轻度肝纤维化。

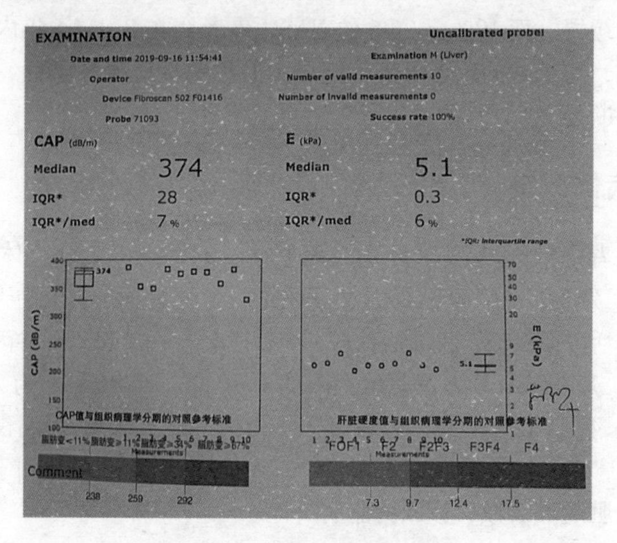

图 4-2-1　FibroScan 检测

FibroScan 如何测定脂肪肝？

瞬时弹性成像（transient elastography，TE）属于全新的定量检查方法，其工作原理是使用弹性波和超声波进行工作。仪器通过探头振动轴发出低频率、低振幅（50 Hz，1 mm）弹性波，弹性波进入体内在组织中传播，与此同时，探头上的超声换能器进行连续的超声采集以跟踪弹性波的传播并测量其速度。弹性波的传播速度与组织的硬度及脂肪度密切相关。因此，通过测量弹性波的传播速度，并使用特定的运算法则将速率转变为硬度值及脂肪度值，以此评估肝纤维化和肝脏脂肪变的程度。FibroScan 大约检查直径 10 mm、高 40 mm 的圆柱体，该圆柱体体积大约占肝脏体积的

1/500，至少是活检体积的250倍，其测定结果与活检相比更具代表性。与血清学指标或生化指标相比，瞬时弹性成像是对肝脏的物理参数的直接测量，不受肝外其他因素的干扰，由于它是与血清学指标或生化指标完全不同的方法，因此可以作为后两种方法的补充，从而更好地评价肝纤维化。

受控衰减参数（controlled attenuation parameter，CAP）是弹性超声仪器使用的另一种算法，它可以定量检测肝脂肪变。在研究中，使用CAP功能诊断肝脏脂肪变≥10%和≥33%的AUROC分别为0.91和0.95。一项荟萃分析显示，CAP诊断>5%的肝脏脂肪变的灵敏度和特异度分别为78%和79%，CAP诊断>33%的肝脏脂肪变的灵敏度和特异度分别为79%和83%，CAP诊断>66%的肝脏脂肪变的灵敏度和特异度分别为85%和79%。

肝硬度测定值（LSM）诊断肝硬化分级≥F2、≥F3及≥F4的最佳临界值分别为7.0 kPa、8.7 kPa及10.3 kPa。鉴于LSM为9.6 kPa时则有较大把握诊断为进展期肝纤维化，为此，建议只需对LSM介于7.9 kPa～9.6 kPa灰色区域的NAFLD患者进行肝组织检查。

FibroScan提示这位患者为重度脂肪变性、中度肝纤维化。尽管已做出了定量的判断，我们仍然建议患者做了肝穿刺病理检查，结果如图4-2-2、图4-2-3、图4-2-4所示。

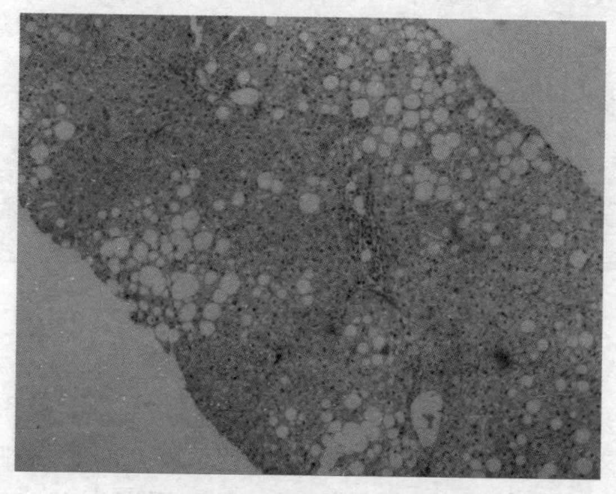

图4-2-2　肝组织切片HE染色

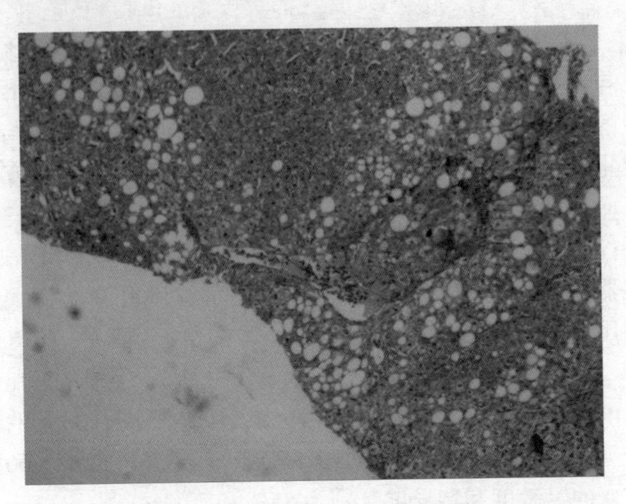

汇管区见桥接样纤维化连接，窦周纤维化，F2 期纤维化

图 4-2-3　肝组织切片 Masson 染色

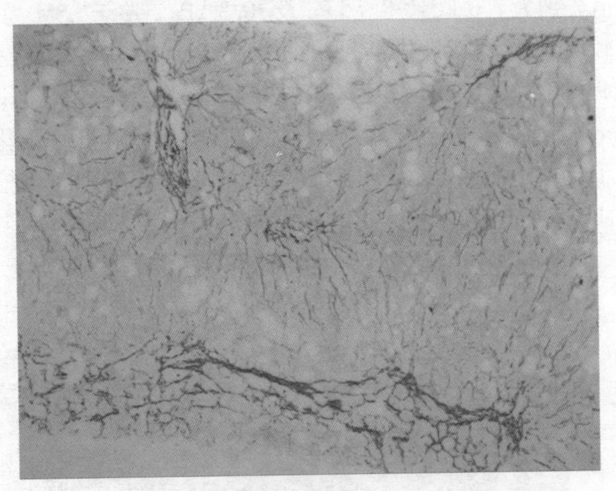

可见窦周纤维化，F2 期纤维化

图 4-2-4　肝组织切片网状纤维染色

肝组织切片 HE 染色提示肝组织中度脂肪变性，面积占 40% 左右，汇管区轻度炎症，少量点灶状坏死，可见少数肝细胞气球样变，可见 Mallory 小体，炎症细胞淋巴细胞浸润为主，汇管区可见

散在中性粒细胞浸润。NAFLD 活动度积分 4 分，符合 NASH 特点。

脂肪肝的病理学诊断

目前诊断 NAFLD 的“金标准”依旧为肝活检组织检查，这有利于了解 NAFLD 的分级及分期，有助于判断疾病的进展及预后。NAFLD 的病理特征为肝腺泡 3 区大泡性或以大泡为主的混合性肝细胞脂肪变，伴或不伴有肝细胞气球样变、小叶内混合性炎症细胞浸润及窦周纤维化。对 NAFLD 的病理学诊断常规进行 NAFLD 活动度积分（NAFLD activity score，NAS）和肝纤维化分期。近期有研究者提出，基于 NAS 的数学预测模型可以判断 NAFLD 患者的预后。

NAS 积分为 0 ~ 8 分。（1）肝细胞脂肪变：0 分（ <5%），1 分（5% ~ 33%），2 分（34% ~ 66%），3 分（ >66%）。（2）小叶内炎症（20 倍镜计数坏死灶）：0 分（无），1 分（ <2 个），2 分（2 ~ 4 个），3 分（ >4 个）。（3）肝细胞气球样变：0 分（无），1 分（少见），2 分（多见）。NAS 为半定量评分系统而非诊断程序，NAS <3 分可排除 NASH，NAS >4 分则可诊断 NASH，介于两者之间者可能为 NASH。规定不伴有小叶内炎症、气球样变和纤维化但肝脂肪变 >33% 者为 NAFL，脂肪变达不到此程度者仅称为肝细胞脂肪变。肝纤维化分为 0 ~ 4 期。0 期：无纤维化；1a 期：肝腺泡 3 区轻度窦周纤维化；1b 期：肝腺泡 3 区中度窦周纤维化；1c 期：仅有门脉周围纤维化；2 期：腺泡 3 区窦周纤维化合并门脉周围纤维化；3 期：桥接纤维化；4 期：高度可疑或确诊肝硬化，包括 NASH 合并肝硬化、脂肪性肝硬化及隐源性肝硬化（因为肝脂肪变和炎症随着肝纤维化进展而减轻）。

参考文献

1. 李岩，郝赤华，陈春彦，等. 瞬时弹性成像对非酒精性脂肪性肝病的应用价值［J］. 中国超声医学杂志，2014，30（5）：414 –417.

2. 王景骅，虞朝辉．非酒精性脂肪性肝病的诊断研究进展[J]．中华肝脏病杂志，2017，25（2）：115－118.

第三节　地中海饮食——改善脂肪肝的很好选择

非酒精性脂肪肝常伴肥胖和（或）糖尿病，胰岛素抵抗是非酒精性脂肪肝关键的致病原因。非酒精性脂肪肝的四种表型被定义为：（1）肥胖；（2）2 型糖尿病；（3）代谢综合征；（4）PNPLA3 是瘦者 NAFLD 的遗传标志。在此，为大家简单介绍一下什么样的饮食能够改善脂肪肝。

能量限制是关键

能量摄入过量是导致肥胖和相关并发症的一个主要风险因素，体重就算只增加 3 ~ 5 kg 也可发展成 NAFLD（不考虑基线体重）。有趣的是，不仅能量摄入过量，食物消费的方式也会影响肝脏脂肪积累。一个前瞻性对照研究证明，即使摄入相同的热量，但次数的增加也是增加 NAFLD 的风险因素，即吃零食是脂肪肝的一个重要促进因素。

适当食用 ω-3 脂肪酸类补充剂

实验研究表明，富含 ω-3 多不饱和脂肪酸的饮食（PUFA）能够增加胰岛素敏感性，减少肝内甘油三酯含量和改善脂肪性肝炎。ω-3 脂肪酸家族成员主要为 α-亚麻酸、二十碳五烯酸（EPA）和二十二碳六烯酸（DHA），它们来自深海鱼类或者坚果类食物。

在一个小样本荟萃分析中发现，使用不同类型和剂量的 ω-3 补充剂有益于减少肝脏脂肪的累积。另一个含 10 个随机对照的 ω-3 补充剂治疗研究发现，ω-3 虽然减轻了肝脏的脂肪，但并没有降低 ALT、AST 等转氨酶水平。最近的肝脏病理学也显示了这样有点矛盾的结果：肝脏脂肪变性减轻了，但脂肪性肝炎和肝纤维化没有改善。这里可以简单理解为，ω-3 多不饱和脂肪酸不需要刻意补充，适当增加有关食物即可。

地中海饮食

地中海饮食泛指希腊、西班牙、法国和意大利南部等处于地中海沿岸的南欧各国以蔬菜水果、鱼类、五谷杂粮、豆类和橄榄油为主的饮食风格。研究发现，地中海饮食可以减少患心脏病的风险，还可以保护大脑免受血管损伤，降低发生中风和记忆力减退的风险。图 4-3-1 为地中海饮食的金字塔饮食结构，简单来说，红肉和甜品要少吃（每月 1 ～ 2 次），鸡肉、蛋、奶要适量吃，鱼类可以经常吃，五谷杂粮虽然是主食，但也要控制量。

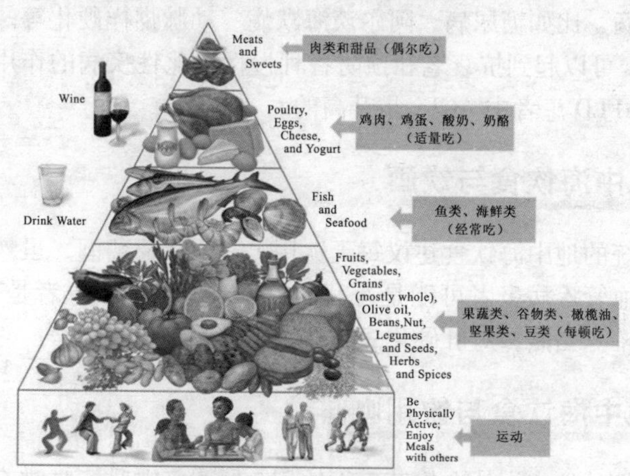

图 4-3-1　地中海饮食结构

治疗非酒精性脂肪性肝病（NAFLD）时，通过生活方式的干预可以有效促使患者体重减轻、降低心血管疾病和糖尿病的发生风险，也可以改善肝病。减重 10% 可使非酒精性脂肪性肝炎和纤维化改善至少一个台阶（分级分期）。然而，地中海饮食后即使没有体重的减轻也能减少肝脏脂肪，是推荐最多的 NAFLD 膳食模式。

地中海饮食的特点

地中海饮食的特点是橄榄油的摄入量高，且摄入丰富的单不饱和脂肪酸、坚果、水果和豆类，蔬菜和鱼类，摄入少量红肉、加工肉和糖（葡萄酒适度）。与低脂肪饮食比较，地中海饮食的能量只有40%来自脂肪，而即使严格的低脂饮食也含50%～60%的热量，而且地中海饮食可以更多地增加单不饱和脂肪酸和ω-3脂肪酸摄入量。

地中海饮食的另一个特点是减少糖和精制碳水化合物的摄入，这些物质的减少可以促使晚期糖基化终末产物（advanced glycation end-products，AGEs）的减少，AGEs可不是个好东西！AGEs可以和人体的各种组织细胞相结合并破坏这些组织细胞，从而对人体造成危害。研究证明：AGEs能够加速人体的衰老，引起各种慢性退化性疾病，比如糖尿病、阿尔茨海默病、动脉粥样硬化等。所以降低AGEs可以起到抗衰老和预防各种慢性退化性疾病的作用。目前认为NAFLD患者中AGEs是升高的。

地中海饮食与饮酒

传统的地中海饮食建议每天饮用1～2杯葡萄酒，虽然这个建议对心血管疾病患者可能是有利的，但对肝脏疾病患者是否有利，值得商榷。当然，对肝硬化病人显然不推荐。

地中海饮食与饮用咖啡

传统的地中海饮食推荐每天饮用2～3杯咖啡。咖啡有利于肝脏疾病，请参阅“咖啡，该给你处方权了”！

参考文献

Manuel R G，Shira Z S，Michael T. Treatment of NAFLD with diet，physical activity and exercise［J］. Journal of Hepatology，2017，67（4）：829－846.

第四节　治疗脂肪肝要做的不仅是“管住嘴，迈开腿”

脂肪肝，即非酒精性脂肪性肝病（NAFLD），包括：单纯性脂肪肝、脂肪性肝炎及肝硬化，且无明确饮酒史。进行这样的分类是非常重要的，只有经过分类，区分脂肪肝的病变程度，才能决定是否介入治疗，预后也不一致。

病例分享

女，62 岁，退休，已婚。因“反复肝功能异常 4 年”入院，体重为 60 kg，身高为 155 cm。B 超提示脂肪肝。查肝功能：ALT 为 131 U/L，AST 为 55 U/L。FibroScan：肝脏脂肪变性为 329 dB/m，肝脏瞬时弹性硬度为 9.6 kPa，肝炎标志物、自身抗体等检查均呈阴性。肝穿刺病理检查结果如图 4-4-1、图 4-4-2 所示。

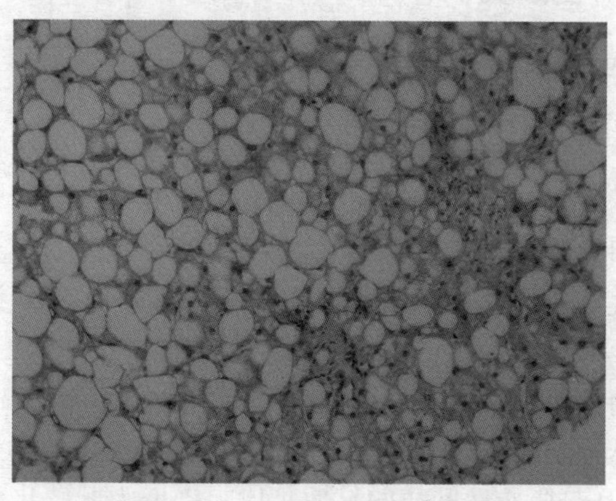

90%以上肝细胞脂肪样变，可见脂肪样混合细胞肉芽肿，少数气球样变细胞，并见 Mallory 小体。见点灶状坏死与炎症。汇管区无界面炎，胆管、血管正常

图 4-4-1　肝组织切片 HE 染色

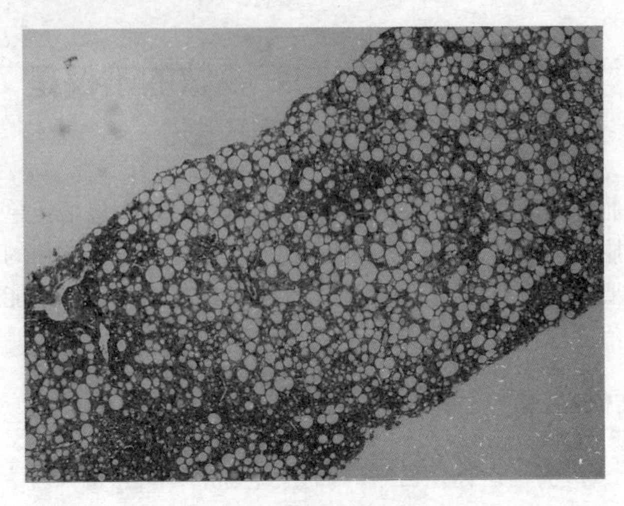

见轻度窦周样纤维化

图 4-4-2 肝组织切片 Masson 染色

最后诊断为 NASH，NAS 评分 5 分（脂肪样变 3 分，小叶炎症 1 分，气球样变 1 分）。

脂肪肝的分类特点

医学上确定脂肪肝的病变程度时，“金标准”仍然是肝穿刺病理学检查。肝穿刺虽然是唯一方法，但并没有对所有脂肪肝患者强制执行，因为肝穿刺毕竟是有创的检查方法，抽样有误差。病理阅片也非常关键，尤其对非酒精性脂肪肝需要进行 NAS 评分，对肝脏病理医生提出了很高的要求。

非酒精性单纯性脂肪肝（NAFL）：指肝细胞脂肪变 >5%，无肝细胞气球样变或肝纤维化，没有明显的小叶炎症及坏死，这个状态的 NAFLD 是脂肪性肝病的早期阶段，进展为肝硬化和肝功能衰竭的风险极小，但有近 1/4 会进展为脂肪性肝炎和脂肪性肝纤维化。

非酒精性脂肪性肝炎（NASH）：指肝细胞脂肪变 >5%，伴有炎症和肝细胞气球样变，伴或不伴肝纤维化，脂肪变的面积、炎症坏死的有无、窦周纤维化及门静脉周围纤维化程度都是判断病情轻重的依据，是非脂肪性肝炎的诊断标准，也是脂肪性肝病进展的过程，这个阶段的脂肪肝可进展为肝硬化、肝衰竭，但肝癌仍少见。

非酒精性脂肪性肝炎肝硬化（NASH 肝硬化），即肝硬化伴有脂肪变及脂肪性肝炎的肝组织学证据，是长期脂肪性肝病不断进展的结果。在这期的脂肪性肝病反而脂肪性变较轻，但仍可发现脂肪性肝病的痕迹，如脂肪性变细胞、气球样变、Mallory 小体、窦周纤维化等。

隐源性肝硬化指无明确病因的肝硬化，存在代谢危险因素，如肥胖和代谢综合征。

脂肪性肝病的治疗前评估

疑似 NAFLD 患者的评估，需排除其他慢性肝病。肝病原因众多，脂肪性肝病可以独立存在，也常和其他肝病并存，按常见顺序有病毒性肝炎，自身免疫性肝炎，药物性肝炎，代谢性遗传性肝病如血色病、α-1 抗胰蛋白酶缺乏症、肝豆状核变性及胆汁淤积性肝病等。血清学检测异常不能排除其他原因肝病，往往需依赖病理学检查、遗传学检查才能明确。并应考虑既往史及常见代谢性疾病，包括中心性肥胖、高血压病、血脂异常、糖尿病或胰岛素抵抗、甲状腺功能减退、多囊卵巢综合征及阻塞性睡眠呼吸暂停综合征等。

脂肪性肝病的治疗

NAFLD 的治疗包括治疗肝脏疾病及相关代谢性疾病，如肥胖、高脂血症、胰岛素抵抗及 2 型糖尿病。鉴于非脂肪性肝炎和肝纤维化患者大多预后良好，NAFLD 药物治疗仅限于病理证实的非酒精性脂肪性肝炎及肝纤维化。

生活方式干预

科学的饮食和运动是治疗 NAFLD 的首要选择。科学研究显示，体重的下降可使肝脏的脂肪样变减轻，减重大于7%可减轻肝脏的炎症坏死及肝纤维化，长期的减重可使代谢综合征获益和降低心血管事件风险。每天的能量摄入如果减少 3.14 ~ 4.19 kJ，胰岛素抵抗和肝脏脂肪性变均可获益，具体的最佳运动量和持续时间仍然不明确，但普遍认为每周运动大于150 min 或者每周中强度运动大于5 次可以使转氨酶水平下降。中强度运动如快步走、慢跑、稳定速度骑自行车至少需要 30 ～ 40 min/d。饮食控制联合有氧运动治疗为常规推荐的减重方式。相应的研究显示，1 年的热量限制（少于3.14 kJ）联合每周行走 200 min，可有效减重并改善肝组织病理学表现（炎症、气球样变、纤维化）。

药物治疗

1. 不建议二甲双胍用于成人 NASH 治疗。循证医学证据显示其不能明显改善肝组织学及肝纤维化。

2. 吡格列酮是可以确定改善脂肪肝肝组织损伤的药物，对是否合并糖尿病有不同的治疗剂量，剂量 45 mg/d 可改善 NASH 合并糖尿病患者的胰岛素敏感性及肝脂肪变、炎症和气球样变。低热量饮食联合吡格列酮治疗 18 ～ 36 个月，NAS 评分至少降低 2 分，肝纤维化未加重；治疗 36 个月，糖脂代谢及肝组织病理学进一步改善。无糖尿病的 NASH 患者予吡格列酮（30 mg/d）治疗 12 个月，可减轻肝细胞损伤及纤维化。

3. 维生素 E（Vitamin E）是一种脂溶性维生素，其水解产物为生育酚，是最主要的抗氧化剂，可用于治疗非糖尿病的 NAFLD，推荐剂量为800 IU/d。维生素 E 的作用：（1）可降低 NASH 患者转氨酶水平；（2）可改善部分非糖尿病 NASH 患者肝脂肪变、炎症、气球样变；（3）对肝纤维化无效。不推荐维生素 E 用于治疗合并糖尿病的 NASH、未经肝组织学检查证实的 NAFLD、NASH 相关肝硬化和隐源性肝硬化。

减肥手术

减肥手术可减少 NAFLD 患者的并发症，提高长期生存率，降低心血管疾病及恶性肿瘤导致的死亡率。多项研究证实，对于重度肥胖、疑似或确诊为 NASH 的患者，减肥手术可显著改善其肝组织学损伤。但对于 NASH 肝硬化患者，减肥手术的安全性和有效性尚未确定。

参考文献

1. Halasani N, Younossi Z, Lavine J E, et al. The diagnosis and management of nonalcoholic fatty liver disease: practice guidance from the American association for the study of liver diseases [J]. Hematology, 2018, 67 (1): 328 – 357.

2. 南月敏，付娜，李文聪，等. 2017 美国非酒精性脂肪性肝病诊断与管理指南解读 [J]. 中华肝脏病杂志，2017，25 (9): 687 – 694.

第五节　非酒精性脂肪性肝炎的成因与管理

病例分享

男，28 岁，一位刚取得执业资格的律师。最近三年，每年体查均发现肝功能 ALT 等转氨酶水平升高（200 ~ 300 U/L)，未发现血糖、血脂异常，没有甲至戊型肝炎病毒，免疫性抗体均为阴性，也没有遗传性疾病，体重为 75 kg，身高为 172 cm，体重指数为 25. 35 kg/m^2，为超重体重。

肝穿刺病理检查结果如下：肝细胞广泛脂肪样变，面积超过 70%，合并气球样变，小叶炎，窦周纤维化，诊断为脂肪性肝炎（图 4-5-1、图 4-5-2）。

无独有偶，同一周内我科肝穿刺病理诊断就有 5 例较严重的非酒精性脂肪性肝炎，笔者真正感觉到非酒精性脂肪肝已经成为我国第一大肝病。刚好权威医学刊物《新英格兰医学》发表了一篇指导性文献《非酒精性脂肪性肝炎的成因、发病机制及治疗》，笔者选择性翻译了部分精华内容。

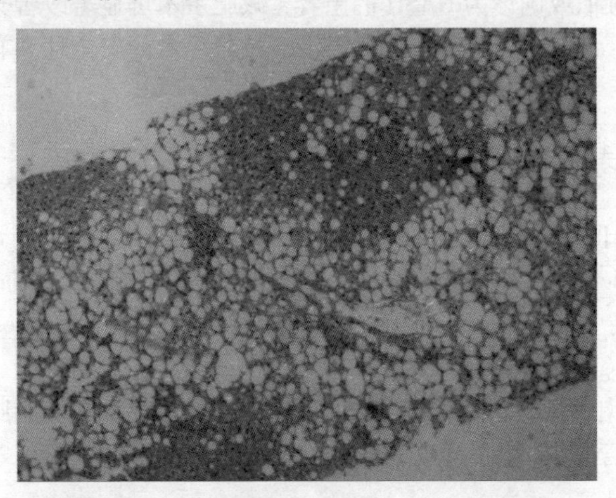

图 4-5-1　肝组织切片 HE 染色（10×10 倍）

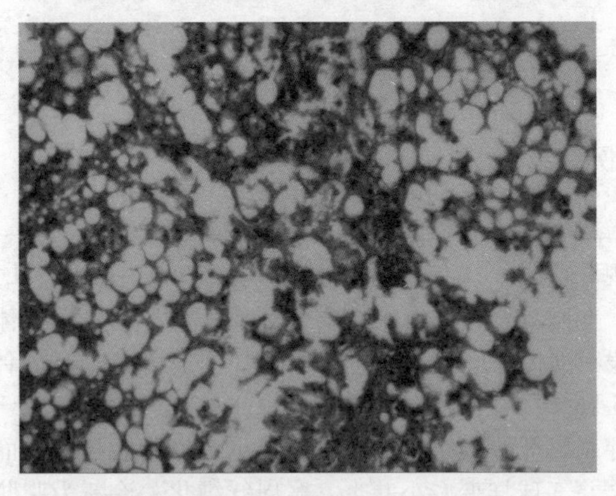

图 4-5-2　肝组织切片 HE 染色（10×20 倍）

非酒精性脂肪性肝炎概况

非酒精性脂肪性肝炎与超重、肥胖和与肥胖密切相关的代谢综合征相关。最近的研究来自 22 个国家，涉及超过 850 万人口。研究表明，超过 80% 的非酒精性脂肪性肝炎患者超重或肥胖，72% 的人有血脂异常，44% 的人有 2 型糖尿病。

非酒精性脂肪性肝炎是与肝脏相关的代谢综合征，常伴随着能量稳态的系统性紊乱。不同于单纯肝脂肪变性，非酒精性脂肪性肝炎是个病理诊断，与肝纤维化（疤痕）密切相关。事实上，肝纤维化是非酒精性脂肪性肝炎的组织学特征，定义为组织学肝纤维化 F2 或以上。F2 期患者一般在 20 年内进展为肝硬化。当然，纤维化进展速度（和转归）在个体间差异很大，即使在特定的人身上也可能不是线性的。

非酒精性脂肪肝的自然史

一个疾病的自然史，也就是这个疾病发生发展的过程。非酒精性脂肪肝的发展是一个动态的过程，遵循从单纯性脂肪肝、脂肪性肝炎、进展性肝纤维化到肝硬化这样一个过程。图 4-5-3 显示，在美国整体人口中有 25% 的人患非酒精性脂肪性肝病，其中有 25%

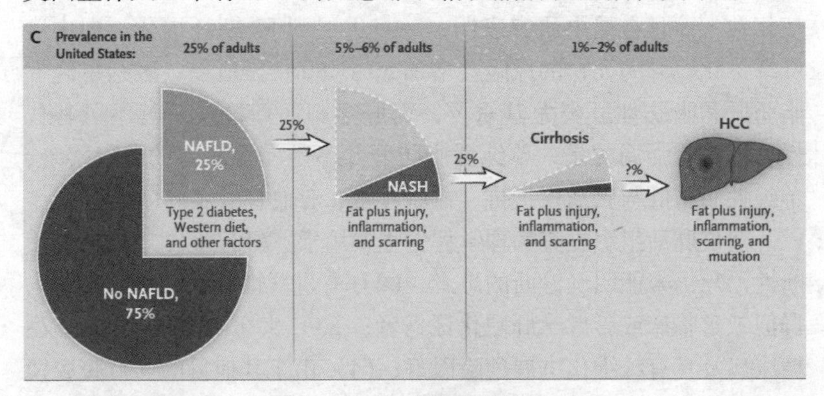

图 4-5-3　美国脂肪肝发展史

的人会发展到脂肪性肝炎，在脂肪性肝炎患者中有25%的人会发展到脂肪肝，占总人数的1%～2%。当然，这些数据主要来自美国，并且发展成肝细胞癌的比例仍然是未知的。但有研究认为，非酒精性脂肪肝导致的肝硬化患者中发展成肝细胞癌的概率为每年1%～2%。美国的流行病学调查显示，到2020年非酒精性脂肪性肝炎导致的肝移植会成为第一大原因。我国尚缺乏这样的自然史研究。

非酒精性脂肪性肝炎的基因、遗传及环境影响因素

非酒精性脂肪性肝炎的发展与PNPLA3的多态性有关，TM6SF2被认为与肝纤维化和肝细胞癌的进展有关。表观遗传性决定了肥胖的遗传性，并与胰岛素抵抗、肠道微生态等相关。环境的影响在NASH的发展中也起着非常重要的作用，宿主的饮食习惯、进食次数、睡眠觉醒周期等均可以影响NASH的形成。

非酒精性脂肪性肝炎的诊断

非酒精性脂肪肝引起的严重后果如肝硬化、肝细胞癌很少发生在单纯性脂肪肝患者身上，这就告诉我们，非酒精性脂肪肝只要不发展成非酒精性脂肪性肝炎，尤其是不发展成肝纤维化，后面的严重事件就不会出现。研究证明，非酒精性脂肪性肝炎与肝纤维化密切相关，而且自然史研究表明，一旦进展到F2期纤维化，即中度肝纤维化，肝病死亡的风险会增加50到80倍。所以，区别单纯性脂肪肝和脂肪性肝炎尤其重要，而肝穿刺病理检查仍具不可替代性。这里需强调的是，单纯性脂肪肝并不是完全无害的，事实上，单纯性脂肪肝与胰岛素抵抗、血脂异常、心血管疾病等休戚相关。

建议肝活组织检查病理学评估主要用于：（1）经常规检查和诊断性治疗仍未能明确诊断的患者；（2）有进展性肝纤维化的高危人群但缺乏临床或影像学肝硬化证据者；（3）大于45岁，合并2型糖尿病及具有纤维化进展危险因素；（4）由于其他目的而行腹腔镜检查（如胆囊切除术、胃捆扎术）的患者；（5）强烈要求了解肝

病的性质及其预后的患者。肝活组织检查的费用和风险应与估计预后和指导治疗的价值相权衡，肝组织学评估要考虑标本和读片者误差等因素。

非酒精性脂肪性肝炎的治疗

非酒精性脂肪性肝炎的准确诊断和分期对于脂肪肝的管理至关重要。非酒精性脂肪性肝炎没有纤维化（F0）或轻度纤维化（F1）则预示预后良好，没有必要进行密集的随访和肝靶向治疗。

改变生活方式是非酒精性脂肪性肝炎的主要干预措施。包括：如果存在肥胖或者过重，减重7%；限制富含果糖类饮料的摄入；限制酒精类消费；每天饮用2杯以上含咖啡因咖啡。（在这里需要强调的是，这是正式权威医学杂志对饮用咖啡的建议，肯定了咖啡对多种肝脏疾病的抗肝纤维化作用。）

辅以维生素E或吡格列酮等具有抗胰岛素抵抗的药物治疗。多中心研究显示，这两种药物对非酒精性脂肪肝炎的改善均优于安慰剂组，尽管吡格列酮停药后有增加体重的风险，但肝组织学获得的益处仍不会逆转。

就如本节介绍的这例患者，虽然肝细胞广泛脂肪样变，但肝纤维化轻微，经过治疗完全可以逆转，脂肪样变细胞会消失。

一旦进展到中度以上肝纤维化（F3、F4），肝病相关的死亡风险会急剧上升，须制订个性化随访和针对肝病并发症的治疗方案，并严密监测肝细胞癌等危险因素的发生。

参考文献

Diehl A M, Day C. Cause, pathogenesis, and treatment of nonalcoholic steatohepatitis [J]. The New England journal of medicine, 2017, 377 (21): 2063 - 2072.

第六节　脂肪肝是隐源性肝硬化最常见原因

男，65 岁，体重较重，有糖尿病史，B 超提示肝硬化，但肝功能正常，临床常规检查排除病毒性肝炎，否认饮酒史、药物史。肝穿刺病理检查结果如图 4-6-1 所示。

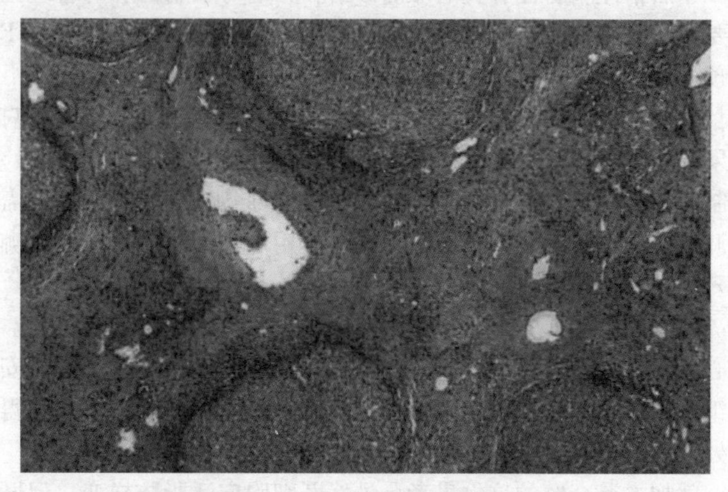

图 4-6-1　肝组织切片 HE 染色

病理也确诊为肝硬化，这个病人最后被病理学专家确认为非酒精性脂肪肝。奇怪的是，常见的非酒精性脂肪肝病理可以见到大量脂肪样变性肝细胞、肝细胞气球样变，并见大量窦周纤维化（图 4-6-2）。

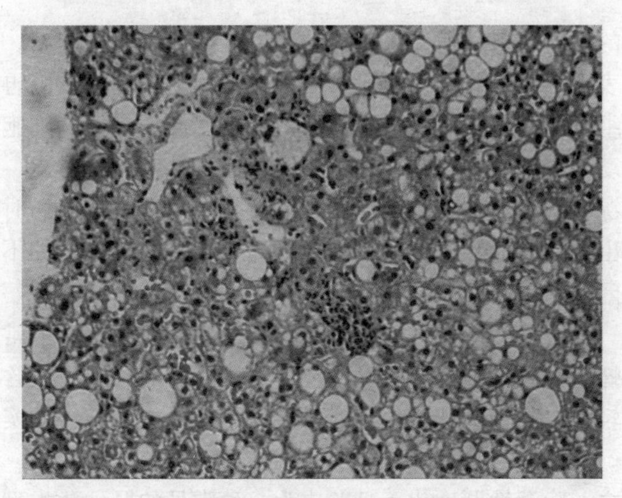

图 4-6-2 肝组织切片 HE 染色

确诊原因

原来脂肪性肝炎导致的肝硬化，无论是酒精性还是非酒精性，都可能在窦周出现残存的纤维化病灶。随着病情进展，脂肪变性变得不明显，脂肪性肝炎的典型表现缺少，肝细胞气球样变性变得少见，少量的脂肪性肉芽肿也会成为 NAFLD 的特征性表现。

隐源性肝硬化

隐源性肝硬化顾名思义是找不到明确原因，即初步排除常见的酒精性、自身免疫性、病毒性、药物性肝炎及胆道和代谢性疾病等原因。

国外不少文献报道隐源性肝硬化患者糖尿病、肥胖、高脂血症等代谢综合征的组成疾病发生率高，因而推测隐源性肝硬化很大部分（30%～70%）由非酒精性脂肪性肝病/非酒精性脂肪性肝炎（NAFLD/NASH）发展而来。在我国的研究中，隐源性肝硬化糖代谢异常的发病率为 53. 45%，显著高于乙肝肝硬化的 36. 59%。

由于致病原因不同，其病理表现不一。肝脏大小不等，其表面可因大的再生结节而扭曲，这种结节可大至直径为数厘米，结节间的肝脏表现为萎缩和纤维化。肝脏的显微镜下表现为肝脏再生结节被结缔组织所分隔。门静脉区可有单核细胞浸润，但肝细胞保存完好，活动性肝细胞坏死或肝细胞脂肪变性少见或不存在。

隐源性肝硬化可无临床症状多年，常在检查其他疾病时意外发现。当出现临床症状时，其症状体征通常缺乏特异性，如不适、昏睡或与门静脉高压相关的如腹水、脾脏增大、脾功能亢进、食管静脉曲张、食管静脉出血等。肝脏多正常或缩小，脾脏增大常见。腹水、蜘蛛痣和腹壁静脉曲张可存在，血清转氨酶和胆红素含量通常正常或轻度增高。高球蛋白血症常见，而且可能是唯一的实验室检查异常。

总之，隐源性肝硬化正日益成为一种常见的肝硬化类型。与乙肝肝硬化相比，隐源性肝硬化患者以年长者居多，糖代谢异常发生率也较高，但是与糖尿病等其他代谢综合征相关疾病的发病率没有差异。

第五章

自身免疫性肝病

第一节 有一种肝炎叫自身免疫性肝炎

病例分享

男，47 岁，5 个月前出现肝功能异常（表 5-1-1），转氨酶、黄疸水平等均升高，在当地医院治疗，排除病毒性肝炎、酒精性肝炎等常见病，因此前曾服用三七粉等中药，怀疑“药物性肝炎”，予保肝治疗。肝功能有好转未正常，近日再次出现乏力、尿黄等症状，查肝功能较前明显加重，转入我院进一步诊治。

表 5-1-1 肝功能指标检查结果

肝功能指标	数值	结果	单位	正常范围
总胆红素	146.7	H	μmol/L	3.4～21
直接胆红素	144.6	H	μmol/L	0.8～5
间接胆红素	2.1	L	μmol/L	3.4～21
总蛋白	62.5	L	g/L	64～83
白蛋白	27.4	L	g/L	35～52
球蛋白	35.1		g/L	25～40
白蛋白：球蛋白	0.78	L		1.1～1.8
前白蛋白	37.9	L	mg/L	200～400
谷丙转氨酶	412	H	U/L	0～41
谷草转氨酶	364	H	U/L	0～40
谷草：谷丙	0.88			
碱性磷酸酶	161	H	U/L	40～130
谷氨酰转肽酶	299	H	U/L	8～61

从肝功能检查结果可看出，肝脏损伤较严重。入院后进一步予病毒性肝炎检查及非嗜肝病毒如 EB 病毒、巨细胞病毒等检测均排除，发现自身免疫性抗体中抗核抗体（ANA）呈强阳性，免疫球蛋白（IgG）水平为 25.4 g/L（正常 <17.1 g/L）。医生首先想到了自身免疫性肝炎（autoimmune hepatitis，AIH），由于抗体和免疫球蛋

白非特异性，很多疾病的蛋白水平也会升高，所以医生还是动员病人进行肝穿刺组织学检查以确诊（图 5-1-1、图 5-1-2）。

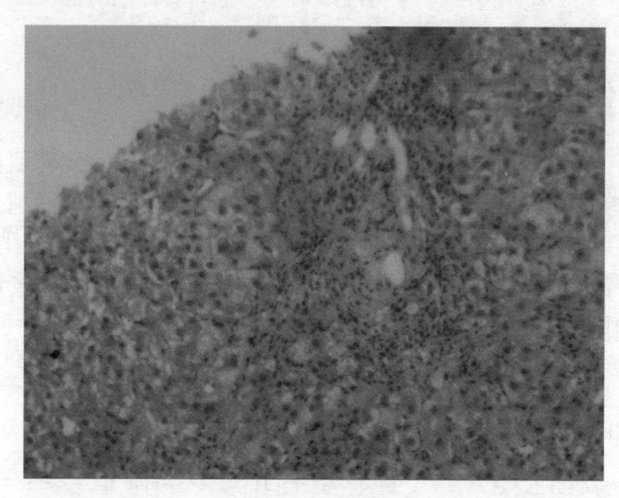

中度以上界面炎

图 5-1-1 肝组织切片 HE 染色（10×10 倍）

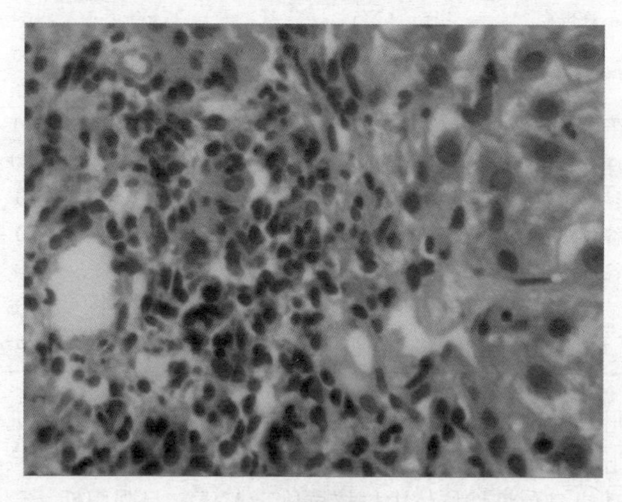

大量浆细胞浸润

图 5-1-2 肝组织切片 HE 染色（10×20 倍）

病理解读：50%以上汇管区出现中度严重界面炎，淋巴浆细胞浸润，散在嗜酸粒细胞，可见淋巴细胞穿入现象及玫瑰花结样肝细胞，轻度纤维化。为典型自身免疫性肝炎病理改变。

这位患者经过专业的简易 AIH 诊断评分为 8 分，明确为急性 AIH。立即加用皮质激素治疗后，肝功能指标完全恢复正常，并根据指南治疗规范维持皮质激素治疗。

自身免疫性肝炎

自身免疫性肝炎（AIH）是一种由针对肝细胞的自身免疫反应所介导的肝脏实质炎症，以血清自身抗体阳性、高免疫球蛋白 G 和/或 γ-球蛋白血症、肝组织学上存在界面性肝炎为特点，如不治疗常可导致肝硬化、肝功能衰竭。AIH 的临床表现多样，一般表现为慢性、隐匿起病，但也可表现为急性发作，甚至引起急性肝功能衰竭。

AIH 的特点

AIH 于女性多见，男女患病比例约为 1：4。AIH 呈全球性分布，可发生于任何年龄段，但大多数患者年龄大于 40 岁。最近，我国开展的一项全国范围内的回顾性调查（入选患者年龄大于 14 岁）发现，AIH 的峰值年龄为 51 岁（范围：14 ~ 77 岁），89% 为女性患者。

AIH 临床表现多样，大多数 AIH 患者起病隐匿，一般表现为慢性肝病。最常见的症状包括嗜睡、乏力、全身不适等。体检可发现肝大、脾大、腹水等体征，偶见周围性水肿。约 1/3 的患者诊断时已存在肝硬化表现，少数患者以食管胃底静脉曲张破裂出血引起的呕血、黑便为首发症状。少部分患者可伴发热症状。10% ~ 20% 的患者没有明显症状，仅在体检时意外发现血清转氨酶水平升高。这些无症状患者进展至肝硬化的危险性与有症状患者相近。

免疫学检查

免疫球蛋白 G（IgG）和/或 γ-球蛋白升高是 AIH 特征性的血清免疫学改变之一。血清 IgG 水平可反映肝内炎症活动程度，经免疫抑制治疗后可逐渐恢复正常。因此，该项指标不仅有助于 AIH 的诊断，而且对于检测治疗应答具有重要的参考价值，在初诊和治疗随访过程中应常规检测。

大多数 AIH 患者血清中存在一种或多种高滴度的自身抗体，但这些自身抗体大多缺乏疾病特异性。病程中抗体滴度可发生波动，但自身抗体滴度并不能可靠地反映疾病的严重程度。AIH 可根据自身抗体的不同分为两型：抗核抗体（ANA）和（或）抗平滑肌抗体（ASMA），或抗肝可溶性抗原抗体（抗 SLA）阳性者为 1 型 AIH，抗肝肾微粒体抗体 1 型（抗 LKM1）和（或）抗肝细胞溶质抗原 1 型（抗 LC1）阳性者为 2 型 AIH。

肝组织学检查

肝组织学检查对 AIH 的诊断和治疗非常重要。肝组织学检查的临床意义包括：（1）可明确诊断、精确评价肝病分级和分期；（2）部分自身抗体阴性患者（10%～20%）的血清 IgG 和/或 γ-球蛋白水平升高不明显，肝组织学检查可能是确诊的唯一依据；（3）有助于与其他肝病（如药物性肝损伤、Wilson 病等）相鉴别，明确有无与其他自身免疫性肝病如原发性胆汁性胆管炎和原发性硬化性胆管炎的重叠存在；（4）可协助判断合适的停药时机。肝组织学仍有轻度界面炎的患者停用免疫抑制剂后 80% 以上会复发。因此，建议所有拟诊 AIH 的患者尽可能行肝组织学检查以明确诊断。AIH 特征性肝组织学表现包括界面性肝炎、淋巴浆细胞浸润、肝细胞玫瑰花环样改变、淋巴细胞穿入现象和小叶中央坏死等。

治疗

AIH 治疗的总体目标是获得肝组织学缓解、防止肝纤维化的发展和肝功能衰竭的发生，提高患者的生存期和生存质量。临床上可行的治疗目标是获得完全生化缓解，即血清转氨酶（ALT/AST）和 IgG 水平均恢复正常。研究表明，肝组织学完全缓解者较未获得组织学完全缓解者肝纤维化逆转率高，长期生存期也显著延长。因此，肝组织学缓解可能是治疗的重要目标。所有活动性 AIH 患者均应接受免疫抑制治疗。

参考文献

中华医学会肝病学分会，中华医学会消化病学分会，中华医学会感染病学分会．自身免疫性肝炎诊断和治疗共识（2015）[J]. 中华肝脏病杂志，2016，24（1）：23－35.

第二节　自身免疫性肝炎的肝细胞癌变风险有多大？

肝炎—肝硬化—肝癌是肝病的三部曲，其中病毒性肝炎尤以乙肝、丙肝研究最多，非酒精性脂肪肝和酒精性肝病的研究也很多，而自身免疫性肝炎的研究文献相对较少。那自身免疫性肝炎的肝细胞癌风险有多高？*Clinical Gastroenterology and Hepatology* 上发表了一篇很好的荟萃分析《自身免疫性肝炎肝细胞癌的发生与决定因素：系统评价与荟萃分析》（Incidence and Determinants of Hepatocellular Carcinoma in Autoimmune Hepatitis：A Systematic Review and Meta-analysis）。

研究背景

自身免疫性肝炎在诊断之初，有 1/3 的患者已经发展成肝硬化，而没发展成肝硬化的患者，如果不予皮质激素等免疫抑制治疗的话，每年也将以0.1%到8.1%不等的速度演变成肝硬化。

在美国，肝细胞癌是数量增加最快的肿瘤，也是5年生存率最低的恶性肿瘤。因此，美国肝脏病协会强烈建议对肝细胞癌高危人群应该每年最少进行1.5次筛查，以检测肝细胞癌的发生。肝硬化患者显然属于高危人群，80%～90%的肝细胞癌仍来自肝硬化，自身免疫性肝炎相关的肝硬化也与肝细胞癌的发生休戚相关。欧洲肝脏研究协会已经推荐对自身免疫性肝炎进行肝细胞癌的随访与监测，但美国肝病研究协会尚无推荐。此文之目的显然意在寻找自身免疫性肝炎发展成肝细胞癌的相关证据。

研究方法

文章作者搜索PubMed、Embase等数据库和相关文章从2016年6月至今所有的AIH与HCC发病率的队列研究。共有25项研究（20篇论文和5篇摘要）入选，共6 528名AIH患者符合要求。随访中位队列大小为170例（范围为25～1 721例）AIH。随访时间中位数为8.8年（范围为3.3～16年）。在这25项研究中，北美5项，欧洲12项，亚洲7项，澳大利亚1项。总共4项研究是前瞻性的，4项是回顾性和前瞻性的，其余17项都是回顾性队列。

研究结果

大多数AIH患者是女性（占总数的80.4%，可信区间为61.6%～91.7%），患者入选时平均年龄为46.1岁（可信区间为36.0～62.0岁）。在25项研究中，诊断为AIH的患者中有肝硬化的为32.4%，有29.1%的AIH患者并发其他自身免疫性疾病。

6 528例患者中，共有9名患者在最初诊断时发现合并肝细胞癌，118例患者在中位随访8.0年期间发展为HCC。HCC年发病率为3.06‰。在AIH诊断的肝硬化患者中HCC的年发生率为10.07‰。此外，93例HCC患者中有92例有肝硬化证据。有13项研究在没有肝硬化患者中每年发展成肝细胞癌的比例是1.14‰。

共有5项研究使用多变量回归分析，确定与肝细胞癌发展相关的危险因素有年龄较大、男性、基线肝硬化状态、AIH复发次数和饮酒。2项研究报道了重叠综合征合并原发性胆管炎（PBC）的AIH患者发生HCC的风险，合并HCC的年发生率是14.4‰。

总结

美国肝病研究协会认为如果HCC的预期风险每年超过1.5%，则肝癌监测是具有成本效益的。在这项荟萃分析中，整体AIH肝细胞癌年发生率为1.007%。有5项研究年发病率超过1.5%。研究还发现，几乎所有发生HCC的患者在随访期间均发展为肝硬化。总的来说，这些数据支持监测AIH的病情严重程度与启动肝硬化患者进行肝癌筛查。

根据已发表的文献，慢性乙肝HCC发病率在0~7‰，乙肝肝硬化HCC年发病率为9‰~54‰，慢性丙肝HCC年发病率在1‰~87‰，丙肝肝硬化HCC年发病率为37‰~71‰。根据研究结果，AIH肝硬化患者发生HCC的危险性低于与乙型肝炎、丙型肝炎相关的肝硬化患者或PBC患者。

笔者学习此文感受：AIH虽然直接发展成HCC的比例低于乙肝丙肝，但在随访过程中，AIH发展成肝硬化的比例却是非常高的，AIH相关肝硬化发展成HCC的比例并不低，此文作者的研究目的是通过研究数据为AIH进行HCC的监测提供证据，这与美国的医保政策有关，一旦纳入HCC监测，可能会增加医保支出。我国尚没有此类政策，作为医生与病人均应警惕AIH发展成HCC的严重事件，应该加强监测。

参考文献

Tansel A，Katz L H，El-Serag H B，et al. Incidence and determinants of hepatocellular carcinoma in autoimmune hepatitis：A

systematic review and meta-analysis [J]. Clinical Gastroenterology and Hepatology, 2017, 15 (8): 1207 - 1217.

第三节 自身抗体全阴的自身免疫性肝炎

病例分析

女，50 岁，多年来肝功能 ALT 反复异常，偶有 ALP 轻度异常，自身免疫抗体多次检查全阴性，免疫球蛋白也正常（表 5-3-1）。常规病毒性肝炎、非嗜肝性病毒检查均阴性，肝功能经过甘草酸等制剂治疗能恢复正常，但病情反复。

表 5-3-1 自身免疫抗体指标检查结果

指标	检查结果	单位	正常结果
SS - A/Ro60kD	阴性		阴性
SS - A/Ro52kD	阴性		阴性
La/SSB 抗体	阴性		阴性
Sc170 抗体	阴性		阴性
CENP - B 着丝点抗体	阴性		阴性
Jo - 1 抗体	阴性		阴性
AMA M2 抗线粒体抗体	阴性		阴性
Sp100 抗体	阴性		阴性
LKM1 抗肝 - 肾 - 微粒体抗体	阴性		阴性
gp210 抗体	阴性		阴性
LC1 抗肝细胞质液抗体	阴性		阴性
SLA 可溶性肝抗原	阴性		阴性
抗核抗体	<0	U/mL	0 ~ 40

肝组织学检查显示：中重度界面炎，涉及多个汇管区，淋巴细胞浸润为主，少量浆细胞，细胞气球样变水肿，小叶间胆管损伤，胆管反应明显，可见玫瑰花结样增生细胞，淋巴细胞穿入现象可见，汇管区扩大，桥接样纤维化形成（图 5-3-1）。诊断为自身免疫

性肝炎。后予激素治疗，患者病情迅速得到控制。

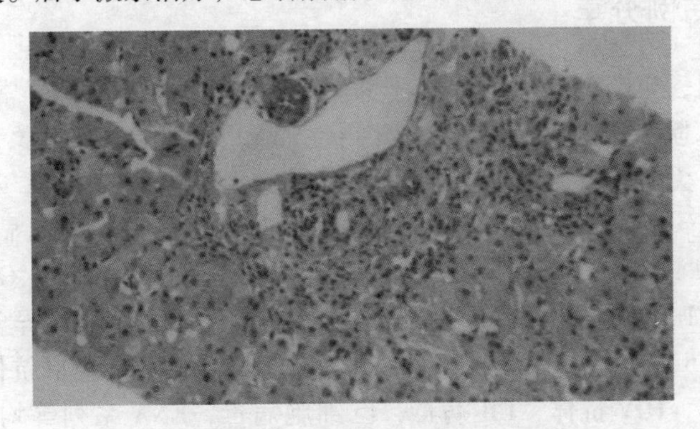

图 5-3-1　肝组织切片 HE 染色

诊治体会：血清自身抗体是 AIH 的免疫学特征之一，约 10% 的 AIH 患者常规自身抗体检测呈阴性，该类患者常常血清 IgG 水平升高幅度较小甚至正常，这给 AIH 的诊断带来很大困难，但肝组织学仍可见界面性肝炎、淋巴浆细胞浸润、玫瑰花环改变等 AIH 特征性改变。因此，疑似自身抗体阴性 AIH 时强烈建议行肝活检以明确诊断，有时肝组织学表现是其唯一的确诊依据。这类患者可予糖皮质激素单药治疗或联合治疗，对免疫抑制剂治疗应答往往与典型 AIH 相似，此类药物治疗有效也是 AIH 诊断的有力证据。

第四节　药物性肝损与自身免疫性肝炎

药物性肝损（DILI），是指由各类处方或非处方的化学药物、生物制剂、传统中药（TCM）、天然药（NM）、保健品（I-IP）、膳食补充剂（DS）及其代谢产物乃至辅料等所诱发的肝损伤。

自身免疫性肝炎（AIH），是一种由针对肝细胞的自身免疫反应所介导的肝脏实质炎症，以血清自身抗体阳性、高免疫球蛋白 G 和/或 γ-球蛋白血症、肝组织学上存在界面性肝炎为特点的一类肝损伤。药物肝与自免肝看似相差甚远，怎么会成为肝病科医生纠结的点呢？先分享一个病例。

病例分享

男，年龄55岁，已婚，干部。因“体检发现肝功能异常10余天”入院。病史特点如下：中年男性，无肝炎家族聚集现象，无输血史，无血吸虫疫水接触史，无酗酒史，否认不洁饮食史，2018－3－28至2018－4－20有非诺贝特服用史。患者肝功能明显异常，ALT为317 U/L，AST为138 U/L，ALP为114 U/L，GGT为200 U/L。未进一步治疗，患者自觉食欲下降，食量无异常，于2018－5－21至我院就诊，查甲、乙、丙、丁、戊、庚肝抗体，梅毒抗体，HIV抗体，EB病毒，巨细胞病毒，ENA系列等均阴性；腹部超声未见明显异常，FibroScan检测值为7.6 kPa。考虑急性药物性肝炎，予双环醇25 mg（po，tid）治疗。经过降酶保肝治疗，ALT水平很快下降至正常。但不到2个月，病人的ALT水平又逐渐升高，医生分析病情认为可能与其服用某中药数天有关，仍考虑药物肝的可能。在这个升高过程中曾换用多种保肝药，包括输液治疗，但ALT水平仍持续维持在3～5倍ULN（正常值上限），近半年肝功能变化见图5-4-1。免疫学抗体、免疫球蛋白等仍然无异常发现，多次影像学检查也无明显异常发现。

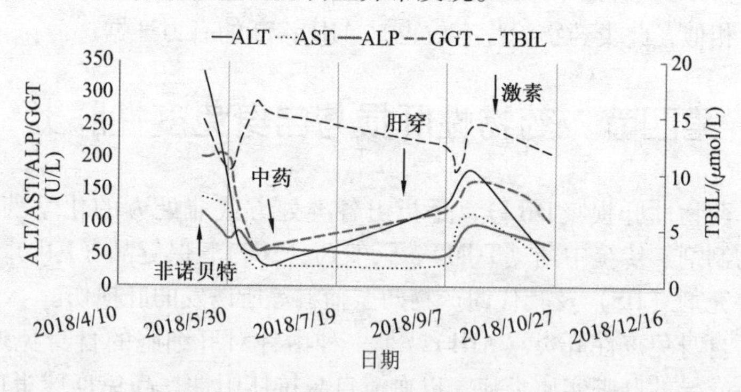

图5-4-1　病人近半年的肝功能变化

近半年，医生多次建议其做肝穿检查，以排除AIH可能。病人最初不肯接受肝穿刺，后来不堪忍受肝功能的反复异常，才接受肝穿检查（图5-4-2、图5-4-3）。

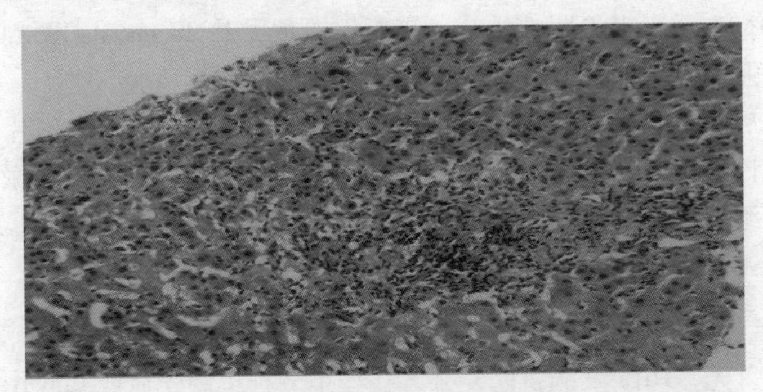

图5-4-2 肝组织切片HE染色

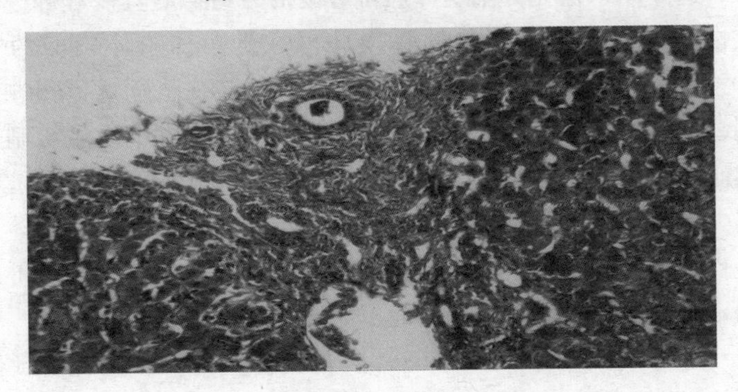

图5-4-3 肝组织切片Masson染色

病理解读：病变以汇管区为主，2、3区均有涉及，轻度界面炎，小叶炎可见，局部见淤血，未见淤胆，炎症细胞浸润以单核为主，嗜酸粒细胞少量散在，浆细胞未见，轻度纤维化，局部可见桥接样连接，胆管轻度增生性反应，未见明显胆管损伤，门静脉、动脉无异常发现。我院病理科结合临床药物应用史特点，给出了“药物性肝炎”的诊断。但病人的肝功能指标ALT持续升高，让病人不能接受“药物性肝炎”的诊断，确实药史仅有20余天，并且无明确的肝损。个人认为，病人的病理其实是非特异性表现，无明显的自免肝的病理特性，如中度以上界面炎、浆细胞浸润、玫瑰花结样肝细胞水肿、淋巴穿入等现象。但明显的纤维化并不是服用20

天的非诺贝特可以解释的，因此个人高度怀疑为AIH，于是建议患者进行皮质激素诊断性治疗，口服甲泼尼龙片20 mg/d，两周后复查，肝功能迅速恢复正常，给AIH的诊断提供了支持。

后来笔者建议病人再请上海某AIH权威专家复读病理片并诊治，该专家同意我们AIH的诊断与治疗，目前患者使用皮质激素最小量维持，多次复查肝功能均正常。

药物肝和自免肝的区别

首先，DILI发病机制复杂，往往是多种机制先后或共同作用的结果，迄今尚未被充分阐明。通常可概括为药物的直接肝毒性和特异质性肝毒性作用。药物的直接肝毒性是指摄入体内的药物和（或）其代谢产物对肝脏产生的直接损伤，往往呈剂量依赖性、可预测，也较容易被临床医生认识。特异质性肝毒性的发生机制是近年的研究热点，但极其复杂，与基因等有很大关系。

大多数AIH患者血清中存在一种或多种高滴度的自身抗体，但这些自身抗体大多缺乏疾病特异性。在患者病程中抗体滴度可发生波动，所以自身抗体滴度并不能可靠地反映疾病的严重程度，更有相当一部分病人（10%～30%）自身抗体呈阴性。因此，疑似自身抗体阴性AIH时，强烈建议做肝穿刺病理检查以明确诊断。有时肝组织学表现是其唯一确诊依据，这类患者可予糖皮质激素单药治疗或联合治疗，对免疫抑制剂治疗应答往往与典型AIH相似。

病理检查并非DILI诊断的“金标准”

药物的直接肝毒性可以使肝脏病理上表现一定的特异性，比如“土三七”可引起肝窦闭塞，乙醇的脂肪性变等也具有一定的特异性，但更多的损伤多样化，尤其特异质性肝毒性造成的肝损伤本身就有免疫性损伤的机制，所以DILI的诊断仍属排他性诊断。病理检查不是DILI的“金标准”，只是提供帮助排除其他肝损疾病的证据，DILI的诊断需依赖RUCAM等评分系统进行评估。

病理检查对 AIH 尤为重要

肝组织学检查对 AIH 的诊断和治疗非常重要。肝组织学检查的临床意义包括：（1）可明确诊断、精确评价肝病分级和分期；（2）对抗体阴性的血清 IgG 和（或）γ-球蛋白水平升高不明显的病人，肝组织学检查可能是确诊的唯一依据；（3）有助于与其他肝病鉴别，明确有无与其他自身免疫性肝病的重叠存在；（4）可协助判断合适的停药时机。因此，建议所有拟诊 AIH 的患者尽可能进行肝组织学检查以明确诊断。AIH 特征性肝组织学表现包括界面性肝炎、淋巴浆细胞浸润、肝细胞玫瑰花环样改变、淋巴细胞穿入现象和小叶中央坏死等。

AIH 的诊断

临床上如遇到不明原因肝功能异常和（或）肝硬化的任何年龄、任何性别的患者，均应考虑 AIH 的可能。有国际公认的简易评分系统和综合评分系统，简易评分系统对抗体阴性或者病理表现不典型的 AIH 难以诊断，这时综合评分系统具有明显优势，尤其考虑患者对皮质激素等的治疗反应，都为诊断 AIH 提供了更有力的证据。

第五节　激素治疗后的自身免疫性肝炎

临床特征

女，50 岁，体重为 42 kg，身高为 155 cm，有系统性红斑狼疮、系统性硬皮病、脉管炎等多种疾病，尤其使用皮质激素治疗多年，以 10 mg 小剂量维持，最近出现反映肝功能的转氨酶水平升高，ALT 为 132 U/L，为明确病因及治疗，转入我院。

检查所见

B超提示：肝脏右肋下斜径115 mm，左肝剑下厚54 mm；肝区回声密集增粗不均；胆囊大小为35 ×15 mm，液性暗区；胰头17 mm，胰体9 mm，脾长94 mm，脾门厚37 mm，肋下长0 mm；腹水阴性；门静脉右支宽10 mm，门静脉最大流速22 cm/s；脾静脉宽5 mm；门脾静脉内未见明显异常回声；甲状腺左侧叶大小10 ×10 mm，甲状腺右侧叶大小10 ×10 mm，峡部厚2.4 mm，两侧甲状腺大小正常，表面尚光滑，包膜完整，内部未见异常回声，彩色多普勒显像（CDFI）检查血流信号未见异常。

从B超看，该患者为慢性肝脏疾病，无肝硬化等疾病。

实验室检查

从病人自身免疫抗体可看出，多种自体免疫抗体呈阳性，显然与患者多发免疫性疾病有关（表5-5-1）。

表5-5-1　自身免疫抗体检查结果

日期	自身免疫抗体指标	检查结果	OD值	水平	单位	正常结果
2017-09-27 12：53	SS-A/Ro52kD	阳性		H		阴性
	梅毒螺旋体抗体	阴性	0.001			阴性
	La/SSB抗体	阳性		H		阴性
	Sc170抗体	阴性				阴性
	CENP-B着丝点抗体	阳性		H		阴性
	Jo-1抗体	阴性				阴性
	AMA M2抗线粒体抗体	阴性				阴性
	Sp100抗体	阴性				阴性
	LKM1抗肝肾微粒体抗体	阴性				阴性
	gp210抗体	阴性				阴性
	LC1抗肝细胞质液抗体	阴性				阴性
	SLA可溶性肝抗原	阴性				阴性
	抗核抗体	390		H	U/mL	0~10

续表

日期	自身免疫抗体指标	检查结果	OD 值	水平	单位	正常结果
2017 - 09 - 27 12：53	戊肝抗体 - IgM	阴性	0.001			阴性
	Histones 组蛋白	阳性		H		阴性
	戊肝抗体 - IgG	阴性	0.014			阴性
	U1 - suRNP 抗体	阴性				阴性
	庚肝抗体	阴性	0.001			阴性
	SS - A/R60kD	阳性		H		阴性
	人类免疫缺陷病毒抗体	阴性	0.001			阴性
	SS - A/Ro52kD	阳性		H		阴性
	梅毒螺旋体抗体	阴性	0.001			阴性
	La/SSB 抗体	阳性		H		阴性
	Sc170 抗体	阴性				阴性
	CENP - B 着丝点抗体	阳性		H		阴性
	Jo - 1 抗体	阴性				阴性

肝脏病理

从病理图谱看出，病变主要在汇管区，为轻度界面炎，极少数灶状坏死，淋巴细胞浸润，少量浆细胞，未见细胞水肿等现象，纤维化较轻。病变非常轻微（图 5-5-1）。

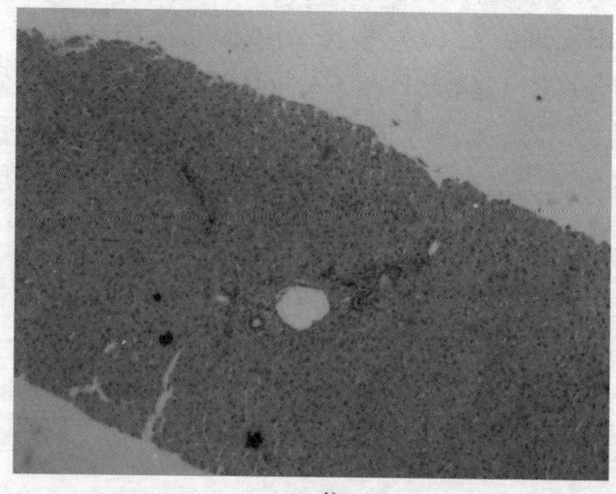

4×10倍

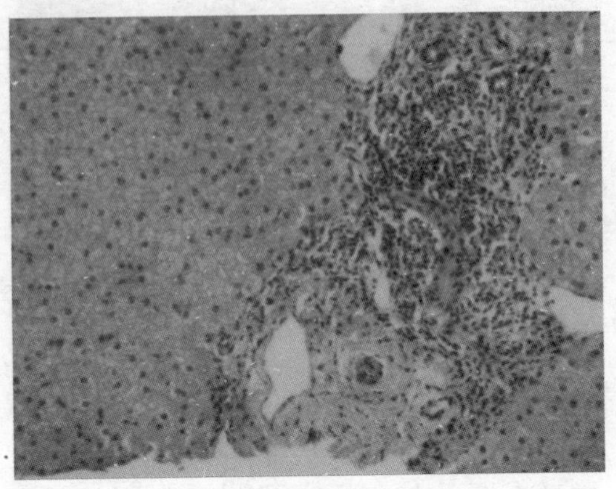

10×10倍

图 5-5-1　肝组织切片 HE 染色

诊断结果

自身免疫性肝炎。

诊治体会

这个病人虽然没有出现明显的自身免疫性肝炎的病理特征，仍然考虑为 AIH。理由：（1）根据 AIH 诊断标准（表 5-5-2）评分，最少评为 6 分；（2）病人 P-ANCA 抗体呈阳性，这个抗体虽然不是 AIH 诊断的必需抗体，但现在文献认为，如该抗体呈阳性，则 60% ~ 90% 提示为 AIH；（3）病人长期使用皮质激素是病理表现不典型的重要原因，我们检测了患者的细胞免疫系统（表 5-5-3），可以看出，CD4/CD8 比值为低值，提示病人处于免疫抑制状态。

表 5-5-2　AIH 简易评分

特征	阈值	评分
ANA 或 SMA +	≥1 : 40	1
ANA 或 SMA +	≥1 : 80	2*
或 LKM	≥1 : 40	

续表

特征	阈值	评分
或 SLM	阳性	
IgG	>正常值上限	1
	>正常值的 1.1 倍	2
肝组织学	与 AIH 相似	1
	典型的 AIH 表现	2
缺乏病毒性肝炎证据	是	2
		≥6：可能为 AIH
		≥7：确切为 AIH

表 5-5-3　淋巴细胞亚群检查结果

T 淋巴细胞亚群	数值	结果	单位	正常范围
T 细胞	81.51	H	%	64~76
T 细胞绝对值	974			
T 辅助/诱导细胞	18.53	L	%	30~40
T 辅助/诱导细胞绝对值	221			
T 抑制/细胞毒细胞	61.94	H	%	20~30
T 抑制/细胞毒细胞绝对值	740			
B 细胞	9.27		%	9~14
B 细胞绝对值	132			
NK 细胞绝对值	54			
CD4+/CD8+	0.30	L		1~2.5

治疗结果

经过治疗，病人已经基本恢复正常。

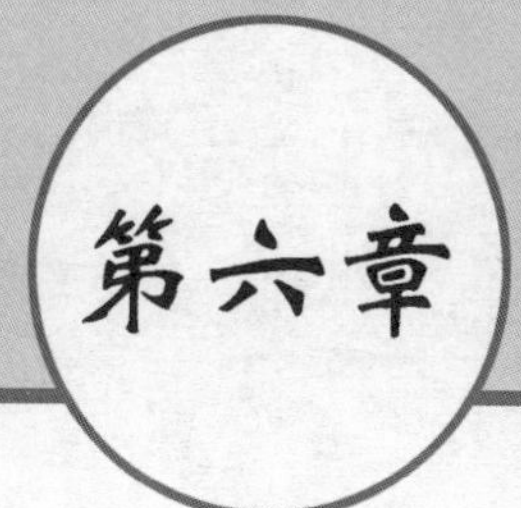

药物性肝病

第一节　保健品为什么会损肝?

病例分享

张某，65 岁，退休后常觉困乏、体力不支，无高血压、糖尿病等慢性疾病，也无乙肝、丙肝、自身免疫性肝病等病史，不喜酒，无肥胖。近 5 个月来开始使用某保健品，自觉使用后效果很好，精神较前好转，体力增强。但最近的体检发现肝功能指标转氨酶水平升高，ALT 为 120 U/L。做 B 超等检查也未发现明显的肝胆损伤，建议患者做肝脏病理学检查。病理检查结果见图 6-1-1。

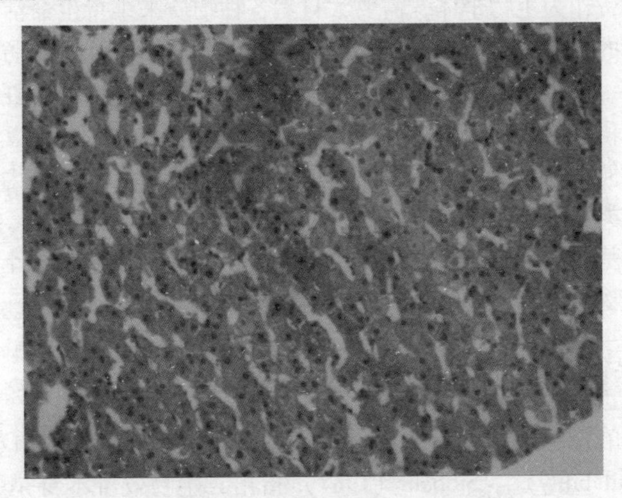

图 6-1-1　肝组织切片 HE 染色

病理解读：从肝组织看出，无论汇管区还是中央静脉周围均未发现坏死炎症，无炎症细胞浸润，无纤维化形成。但却发现肝细胞板瘦窄，窦间隙扩张，出现这种肝损伤时一般提示药物性损伤或者肝血管性疾病。进一步做 CT、血管造影等检查，未发现血管异常，后分析患者使用的保健品成分，发现此保健品含儿茶酚类物质，这类物质可以导致患者出现这种病理类型的肝损伤。

保健品到底是什么？

保健品是中国大陆的一般称呼，GB16740—1997《保健（功能）食品通用标准》第3.1条将保健食品定义为："保健（功能）食品是食品的一个种类，具有一般食品的共性，能调节人体的机能，适用于特定人群食用，但不以治疗疾病为目的。"在国外及我国港澳台地区一般称之为膳食补充剂（Dietary Supplements），所以其本质仍然是一类食物。

人体需要什么？

人，作为生物个体，需要大自然各种物质来维持生命活动。人体需要的物质（也称营养素）有很多，如水、蛋白质、脂肪、碳水化合物、维生素、矿物质、膳食纤维等。人体通过自身的脏器来摄取、消化、吸收、分解、代谢食物并用于自身机体，维持生命活动。任何大自然的物质，主要通过我们的消化系统，最终化解为上述几大类物质，变成结构简单、可被吸收的小分子物质，如葡萄糖、氨基酸、脂肪酸、水、维生素、矿物质等。不存在吃什么补什么，食物的形状、功能只有人体大脑认识，胃肠并不认识。

保健品的来源与本质

简单介绍一个名词——生物效价，也被称为"生物利用率（Bioavailability）"。Sibbald（1987）指出，生物效价本身是一个抽象的概念，可以给出定义而无法直接测定。这一概念具有多重含义。张子仪（1994）指出，生物效价包括消化率、代谢率、同化、有效性和可利用率等多重含义。一种营养素的生物学效价是指该营养素被动物食入后，被小肠吸收并能参与代谢过程，储存在动物体内的部分占食入总量的比值，可概括为相对利用率和绝对利用率。可见，人体摄入的食物不是完全被人体利用，很多由于其他营养成分不匹配，或者利用不够而被浪费或者不当储存，如人体摄入过量的脂肪、糖、蛋白质，都会转变成脂肪储存。但很多微量元素又由于食物中含量少，或者不均衡难以被补充，如锌、硒、钙、维生素D等。于是就诞生了一些以补充这些特定元素为主的食物，这是保健品最初的由来，显然恰当补充这些保健品对特定的人群是有一定帮助的。

违规的保健品

既然保健品的本质是食物成分或者食物补充成分，那么对于特殊的个体，如果补充恰当，肯定有一定效果，如对营养不良的个体补充蛋白粉，对缺乏维生素A的个体补充维生素A。而对并不缺乏某种成分的个体显然无作用。这样的话，保健品的适宜人群就非常少，为了提高保健品的效果及扩大保健品的市场，显然要提高保健品的效果。因此，保健品就不再仅仅是食品，而被不恰当地添加了药物成分，如减肥保健品可能含减肥药品如二甲双胍，美白保健品可能含重金属，增加体力的保健品可能含儿茶酚类或者激素类，再打上“天然”“中草药”“纳米技术”等标签。国家对保健品的管理显然要远逊色于对药品的管理。这样的“保健品”极有可能是损肝的！

我国药物性肝损防治指南对保健品肝损的阐述

我国人口基数庞大，应用传统中药（TCM）、天然药（NM）、保健品（HP）、膳食补充剂（DS）等较为随意。TCM、NM、HP、DS或保健品作为药物性肝损的病因，在全球越来越受到重视。2013年，冰岛一项研究表明，该国HP、DS的使用占药物性肝损病因的16%。美国药物性肝损伤网络（DILIN）数据显示，HP、DS的使用占DILI病因的20%以上，且HP、DS更是易于购得。在美国，绝大多数HP、DS未按照药品标准研发，无须临床前和临床安全性及有效性验证，也无须通过食品和药物管理局（FDA）批准即可上市。以上因素均增加了滥用HP、DS引起药物性肝损的风险。

因此，欧盟要求 HP、DS 严格按照《欧盟传统草药产品指令》注册后方可上市。

我国人口众多，进行这类调查很难。因此，我国尚无 HP、DS 伤肝的系统调查与研究。但可以想象的是，由于受文化、观念的影响，HP、DS 的使用非常广泛，更缺乏食品和药物管理局的监管。因此，不能认为我国 HP、DS 对肝脏伤害的比例会低。

第二节　客观认识中草药的肝损性

病例分享

女，59 岁，1 月前因颈椎病服用强力天麻杜仲胶囊，近 10 天来因“皮肤黄染、尿黄”等主诉就医。查肝功能，结果显示明显异常，TBIL 为 150 μmol/L，ALT 为 400 U/L。入院后常规排除病毒性肝炎，自身免疫性肝病抗体如 AMA-M2 、ANA 系列、SP100、GP120、LKM-1、LC 等检测结果也均呈阴性，IgG 正常，初步排除自身免疫性肝病可能。根据药物性肝炎的“RUCAM 因果关系评分法”进行打分，共 9 分（根据 R 值判断为肝细胞型，服药至起病时间 20 天，+2 分；停药至起病时间，+1 分；停药后病程 5 天，ALT 下降 2 倍，+3 分；年龄，+1 分；其他原因排除，+2 分），大于 8 分为极可能（highly probable）。强力天麻杜仲胶囊的使用显然与这次肝功能损伤高度相关。为得到进一步的证据，仍然进行了肝组织学检查，结果见图 6-2-1。

病理解读：肝组织病理损伤主要以中央 3 区为主，少量点灶状坏死，可见嗜酸小体、肝细胞淤胆，炎症细胞浸润以淋巴细胞为主，少数汇管区轻度炎症细胞浸润。病理表现完全符合药物性肝损的特点。病人经过临床适当保肝治疗，肝功能迅速恢复正常。

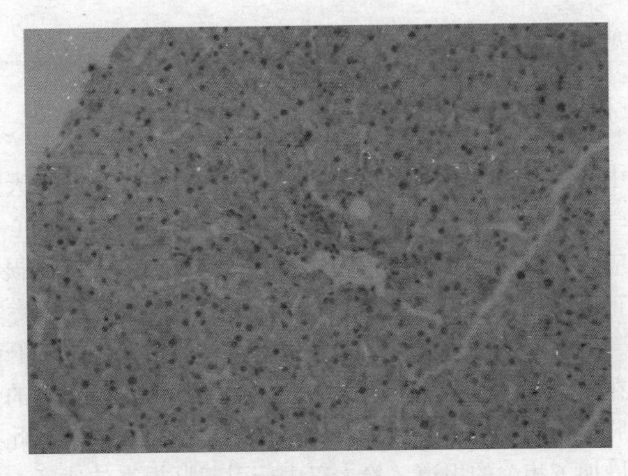

图 6-2-1 肝组织切片 HE 染色

强力天麻杜仲胶囊

查阅数据库，未见强力天麻杜仲胶囊的肝损报道。

强力天麻杜仲胶囊的处方功效：散风活血，舒筋止痛。用于中风引起的筋脉掣痛，肢体麻木，行走不便，腰腿酸痛，头痛头昏等。

成分：天麻、杜仲（盐制）、制草乌、附子（制）、独活、藁本、玄参、当归、地黄、川牛膝、槲寄生、羌活。

中药的肝毒性

周光德等收集了解放军第三〇二医院确诊为药物性肝损伤患者的100例临床资料，其中，中药类占24%，为各种导致肝损伤药物种类之首。林爱金综合了国内1998年至2002年发表的9篇有关药物性肝炎的报道，中药引起的肝损害占30.00%～74.14%，而且有逐年上升的趋势。孙永强等报道，中药引起的药物性肝炎的临床表现为胃脘部不适、恶心、呕吐、腹痛、腹泻、食欲缺乏、尿黄等；服用中药类制剂引起药物性肝炎的基础病主要为皮肤病、乳腺疾病、胃病、妇科疾病、骨关节性疾病；停药及保肝降酶降黄治疗

后，治愈好转率为94.81%。

正确认识中药肝毒性

对中药的肝毒性必须有正确认识。以前认为中药是“天然的”，不是化学合成的药物，因而对人体没有不良反应，可以放心使用的观点，应当予以纠正。王金荣和徐瑞莲认为，中药引起肝损害的发生率，正以每年146.7%的速度递增。我国著名中医肝病专家徐列明认为，对中药的肝毒性过于夸大也是不恰当的。中药的肝毒性是客观存在早已有之，虽然近年来中药应用的广泛、不正确的使用均增加了肝损伤的发生率。但主要的可能还是临床医生重视此类问题以后，增加了相关的报道，给人以中药引起肝损害的速度正在飞速进展的感觉。

可致肝损伤的常用中药

至今临床发现可致肝损伤的常用中药有：黄药子、菊三七、苍耳子、何首乌、雷公藤、艾叶、望江南、苍术、天花粉、桑寄生、贯众、蒲黄、麻黄、柴胡、番泻叶、蜈蚣、合欢皮、丁香，川楝子、鸦胆子、毛冬青、蓖麻子、黎芦、丹参、罂粟、桑寄生、姜半夏、泽泻、大黄、虎杖、贯众、艾叶、千里光、防己、土荆芥、肉豆蔻、商陆、常山、大枫子、朱砂、斑蝥、穿山甲、黄芩、缬草、乌头、白果等。已知临床上可引起肝损伤的中药复方制剂有：壮骨关节丸、小柴胡汤、大柴胡汤、复方青黛胶囊（丸）、克银丸、消银片（丸）、消核片、白癜风胶囊、白复康冲剂、白蚀丸、六神丸、疳积散、麻杏石甘汤、葛根汤、大黄牡丹皮汤、防风通圣散、湿毒清、血毒丸、追风透骨丸、消咳喘、壮骨伸筋胶囊、骨仙片、增生平、六神丸、牛黄解毒片、天麻丸、复方丹参注射液、地奥心血康、昆明山海棠片等。

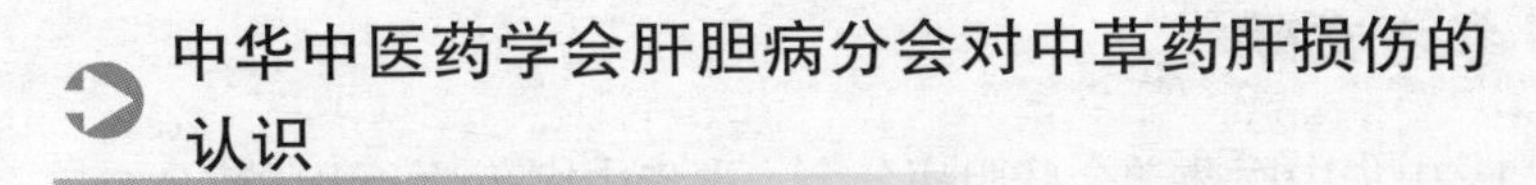

中华中医药学会肝胆病分会对中草药肝损伤的认识

中草药相关肝损伤（herb-induced liver injury，HILI）是指由中药、天然药物及其相关制剂引发的肝损伤。近年来，随着中草药在全球的广泛应用及药品不良反应监测体系的不断完善，HILI 报道呈升高趋势，中草药相关因素引起的药物性肝损伤（drug-induced liver injury，DILI）越来越受到关注。影响 HILI 发生的因素复杂多样，有药物方面的因素，也有药物应用不合理及机体差异性等因素。由于缺少体现中草药复杂性特点的 HILI 诊断规范和标准，目前 HILI 临床诊断仍不准确。此外，肝损伤药物的分类比较方式缺少统一认识，因此造成 HILI 占 DILI 构成比增加。

中草药肝损伤的流行病学

HILI 在 DILI 所占构成比在不同国家和地区的报道差异很大，可能与这些文献多为单中心回顾性调查研究和各中心 HILI 鉴别诊断水平不一有关。此外，也与导致肝损伤药物的统计方式有关。目前大多数文献报道将中草药作为一个整体与某一类化学药（如抗结核药物），甚至某一种化学药（如对乙酰氨基酚）进行比较，忽视中草药也存在功效不同的分类，从而得出中草药占导致肝损伤药物比例较高的片面结论。中草药按功效分为解表药、清热药等 21 大类，化学药分为抗结核药物、抗肿瘤药物等 11 大类，将中草药和化学药分别作为一个整体进行并列比较时，中草药引起的肝损伤比例低于化学药。因此，为避免因分类不科学而导致中草药占全部肝损伤的药物的比例统计不准确，建议对导致肝损伤的药物进行科学合理的分类。一级分类将导致肝损伤的药物分为中草药、化学药和生物制剂；二级分类将中草药按功效分为解表、清热、补益等类别，将化学药分为抗结核药物、抗肿瘤药物等；三级分类将中草药和化学药的某一具体品种进行对比。

参考文献

1. 中华中医药学会肝胆病分会，中华中医药学会中成药分会. 中草药肝损伤相关诊疗指南［J］. 临床肝胆病杂志，2016，32（5）：835－842.

2. 徐列明，林庆勋. 正确认识中药的肝毒性［J］. 中华肝脏病杂志，2007，17（7）：534－537.

第三节　口服避孕药也损肝吗?

最近门诊遇一病人，女，35 岁，白领工作，每年单位体检，肝功能指标转氨酶水平都稍微高点，ALT 为 50 ～ 70 U/L，体检医生都认为可能是疲劳、没休息好等原因，并没在意。引起 ALT 升高的原因确实很多，有很多是一过性的，为了明确原因，建议患者做了 B 超、病毒性肝炎标志物、自身抗体等检查，检查结果均无明显异常。因此，排除了病毒性肝炎、自身免疫性肝炎等疾病的可能。建议患者行肝脏病理学检查，结果见图 6-3-1。

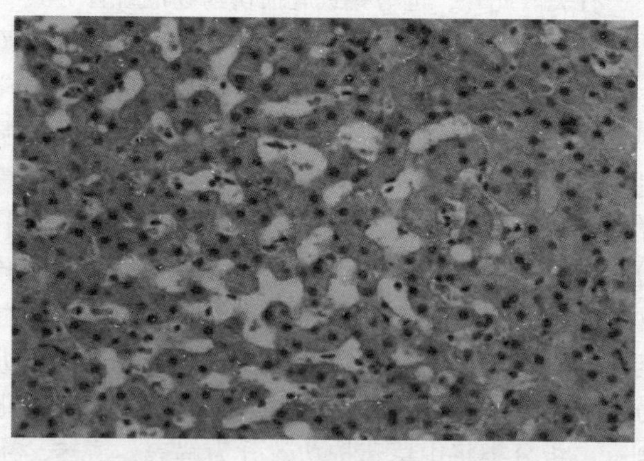

图 6-3-1　肝组织切片 HE 染色

病理图谱似乎没有发现严重的坏死、纤维化病变，但这张图还是提示肝血窦扩张，有药物损伤的痕迹。再仔细询问药物史，病人长期口服避孕药避孕，笔者很明确地告诉她，她的转氨酶升高与口服避孕药有关，建议她选择其他方式避孕。一个月后，患者再次检查肝功能，已经完全正常。

避孕药的主要成分是雌激素和孕激素，以雌激素对肝的直接损害为主，而孕激素起协同作用。长期服用避孕药会造成肝脏损伤，在病理上会有肝窦扩张、纤维化，少数会形成肝小静脉闭塞等非常严重的后果。

国外有专家 Heinemann 等对 51 例肝癌患者和 240 例对照进行研究后发现，口服避孕药的妇女患肝癌的比例高于对照组。2005 年，口服避孕药专题工作组的研究报告指出，在患乙型肝炎和慢性肝病的人群中，长期使用复方口服避孕药，肝细胞癌的发生危险也可能增加。

所以，长期服用口服避孕药的女性需要定期检查肝功能（至少 1 次/年），必要时做组织学检查。患有慢性肝炎等基础肝病的人不建议口服避孕药避孕！

第四节　何首乌引起的肝损伤

病例分享

青年男性，27 岁，服用制何首乌美发近两个月，一周前出现全身乏力，食欲下降，伴有恶心，全身皮肤黄染。无肝炎病史及接触史，无酗酒史。查肝功能：TBIL 为 49.7 μmol/L（正常范围为 0 ~ 21 μmol/L），ALT 为 1 543 U/L（正常范围为 0 ~ 40 U/L），AST 为 835 U/L（正常范围为 0 ~ 40 U/L）。入院后常规检查以排除自身免疫性肝炎、病毒性肝炎，以及其他可能引起肝损伤的原因（表 6-4-1）。再次做肝穿刺病理学检查。

镜下所见（图 6-4-1）：中央静脉周围少量炎症坏死，炎症细胞浸润，可见嗜酸粒细胞浸润、嗜酸小体，完全符合药物性肝炎的诊断。给予患者停药加适当护肝治疗，半月后肝功能基本恢复正常（表6-4-2），治愈出院。

表6-4-1　自身免疫性抗体指标检查结果

指标	检查结果	OD值	水平	单位	正常结果
人类免疫缺陷病毒抗体	阴性	0.019			阴性
La/SSB 抗体	阳性		H		阴性
梅毒螺旋体抗体	阴性	0.047			阴性
Sc170 抗体	阴性				阴性
CENP－B 着丝点抗体	阴性				阴性
Jo－1 抗体	阴性				阴性
AMA M2 抗丝粒体抗体	阴性				阴性
Sp100 抗体	阴性				阴性
LKM1 抗肝肾微粒体抗体	阴性				阴性
gp210 抗体	阴性				阴性
LC1 抗肝细胞质液抗体	阴性				阴性
SLA 可溶性肝抗原	阴性				阴性
抗核抗体	10			U/mL	0～10

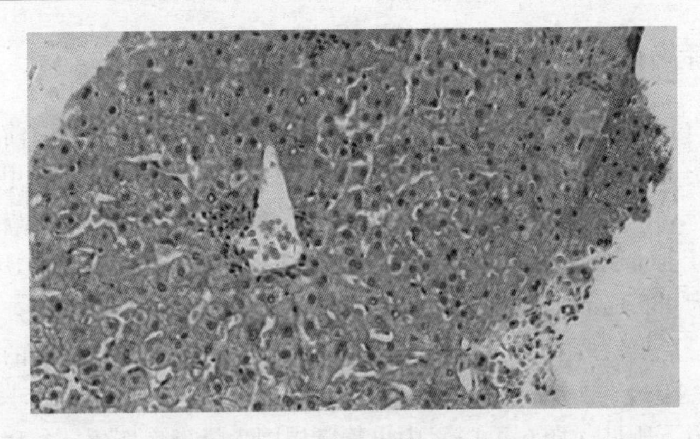

图6-4-1　肝组织切片 HE 染色

表 6-4-2 肝功能指标检查结果

指标	数值	结果	单位	正常范围
总胆红素	7.8		μmol/L	3.4～21
直接胆红素	0.9		μmol/L	0.8～3
间接胆红素	6.9		μmol/L	3.4～21
总蛋白	71.8		g/L	64～83
白蛋白	39.8		g/L	35～50
球蛋白	32.0		g/L	25～40
白蛋白：球蛋白	1.24			1.1～1.8
前白蛋白	310.7		mg/L	170～420
谷丙转氨酶	47	H	U/L	8～40
谷草转氨酶	32		U/L	6～40
谷草：谷丙	0.68			
碱性磷酸酶	91		U/L	32～120
谷氨酰转肽酶	69	H	U/L	1～42

何首乌与肝损伤

何首乌作为传统补益类中药的一种，它的使用十分广泛。药物不良反应数据显示，它具有明显的肝损伤风险。就本院今年来看，收治何首乌引起的肝损伤已经有 3 例，其中 1 例死亡。何首乌是我国食品药品监督管理总局明确提醒肝损警示的药物，这里重复一下，是药物！

如何避免或减少用药风险？

1. 应充分了解何首乌及其成方制剂的用药风险，注意特殊人群用药安全。

2. 严格按说明书用法用量服用，不超剂量、长期连续用药，应注意避免同时服用其他可导致肝损伤的药品。

3. 服用何首乌及其成方制剂期间，应注意与肝损伤有关的临床表现。服药期间如发现肝生化指标异常或出现全身乏力、食欲缺乏、厌油、恶心、尿黄、目黄、皮肤黄染等可能与肝损伤有关的临床表现时，或原有肝生化检查异常、肝损伤临床症状加重时，应立即停药并就医。

其实不光是何首乌，对于常用中药，不论是保健还是药用，使用时均要注意使用剂量及时间，不宜超剂量、长期连续使用。超剂量、长期用何首乌就有增加导致肝损伤的风险，在使用何首乌及其成分制剂时也要慎之又慎！

第五节　用雷公藤泡酒喝引起的急性肝损伤

病例分享

男性，32 岁，因患有关节炎，听信民间医生使用雷公藤泡酒，服用 1 周，出现乏力、尿黄症状，在当地查肝功能显示明显异常（表 6-5-1），急转入我院治疗。我院根据病情变化迅速，从化验单看出，患者各项肝功能指标均严重恶化，诊断为重症肝病，可能为药物肝，予抢救治疗。

表 6-5-1　肝功能指标检查结果

指标	数值	结果	单位	正常范围
肾小球滤过率评估值	115.79		mL/（min·L)	90～250
总胆红素	326.7	H	μmol/L	3.4～21
直接胆红素	177.9	H	μmol/L	0.8～8
间接胆红素	148.8	H	μmol/L	3.4～21
总蛋白	60.7	L	g/L	64～83
白蛋白	36.8		g/L	35～50
球蛋白	23.9	L	g/L	25～40
白蛋白：球蛋白	1.54			1.1～1.8
谷丙转氨酶	1088	H	U/L	8～40
谷草转氨酶	326	H	U/L	6～40
谷草：谷丙	0.30			
碱性磷酸酶	159	H	U/L	32～120
谷氨酰转肽酶	158	H	U/L	1～42

经过近 2 周的治疗，患者病情逐渐平稳，排除病毒性肝炎、自身免疫性肝病等常见原因后，行肝病理学检查以明确病因。

病理解读（图 6-5-1）：肝细胞排列紊乱，细胞水肿，中央静脉周围出血，融合性坏死，形成桥接样坏死，融合成片，肝窦扩大，肝细胞淤胆，淋巴细胞浸润为主，可见嗜酸粒细胞，中性粒细胞，胆管损伤不明显，有胆管反应，汇管区纤维化不明显。病理表现为典型药物损伤。

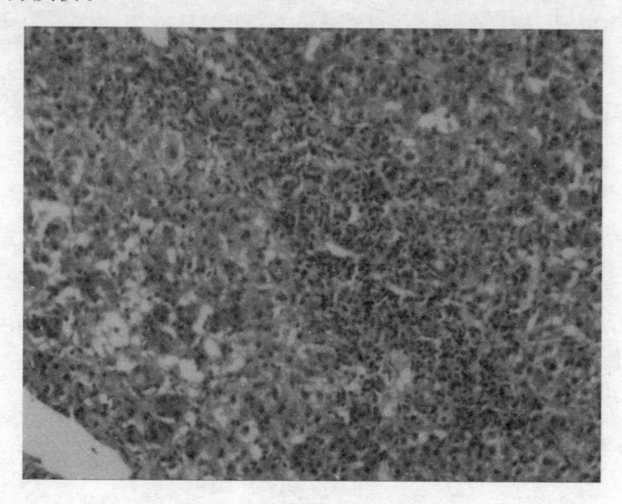

图 6-5-1　肝组织切片 HE 染色

雷公藤

雷公藤（Tripterygium Wilfordii Hook. F，TWHF）系卫矛科藤本植物，最早收录于《神农本草经》，大毒，归肝、肾经，具有祛风除湿、活血通络、消肿止痛等功效。现代研究中显示雷公藤化学成分复杂，目前已从中分离出约 80 多种物质，主要为二萜类、三萜类、生物碱类及糖类等，其中，生物碱类和萜类物质为主要活性成分，具有抗炎镇痛、抗肿瘤、免疫抑制等药理作用，临床中被广泛应用于肾病、风湿、皮肤病、血液病、肿瘤等疾病的治疗，因疗效确切而备受青睐。但随着临床广泛应用，雷公藤表现出明显的毒副作用，国家药品不良监测中心报告示，自2004年1月至2011年9月，雷公藤不良反应报告共633例，但由于我国的药物不良反应报告体系不全，这仅为冰山一角。不良反应主要表现为药物性肝损伤，雷公藤所致肝毒性在相关报道中居单味中草药致肝损伤的首位。

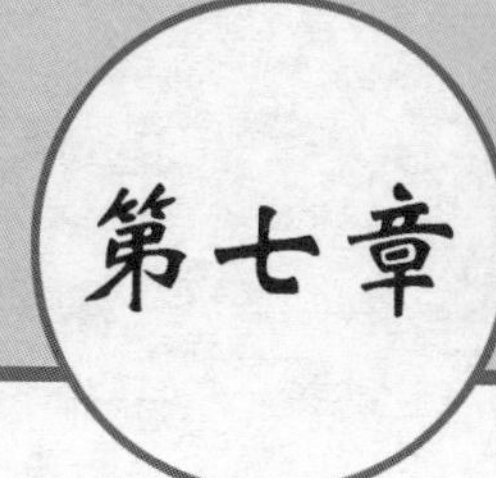

疑难肝病

第一节 张先生的肝损故事

病例分享

张某，36 岁，参加工作有 10 年了，近几年每次单位体检，肝功能指标转氨酶都是升高的，B 超提示是脂肪肝，医生也排除了病毒性肝炎等疾病。近几月来，患者明显感觉容易疲劳、尿黄，再次检查肝功能，出现黄疸，转氨酶 GGT 最高达 710 U/L（表 7-1-1）。医生建议住院治疗。

表 7-1-1 肝功能指标检查结果

指标	数值	结果	单位	正常范围
肾小球滤过率评估值	142.55		mL/（min·L）	90～250
总胆红素	57.3	H	μmol/L	3.4～21
直接胆红素	27.3	H	μmol/L	0.8～8
间接胆红素	30.0	H	μmol/L	3.4～21
总蛋白	83.0		g/L	64～83
白蛋白	39.5		g/L	35～50
球蛋白	43.5	H	g/L	25～40
白蛋白：球蛋白	0.91	L		1.1～1.8
谷丙转氨酶	42	H	U/L	8～40
谷草转氨酶	61	H	U/L	6～40
谷草：谷丙	1.45			
碱性磷酸酶	114		U/L	32～120
谷氨酰转肽酶	710	H	U/L	1～42

从化验单可以看到，肝病常见的谷丙转氨酶、谷草转氨酶反而升高不明显，GGT（即谷氨酰转肽酶）存在于肾、胰、肝、脾、肠、脑、肺、骨骼肌和心肌等组织中，肾内最多，其次为胰和肝，在肝内主要存在于肝细胞浆和肝内胆管上皮中。正常人血清中 GGT 主要来自肝脏，正常值为 3 ～ 50 U/L。此酶在有各种肝炎及肝硬化失代偿

时仅轻中度升高；但在有阻塞性黄疸时，此酶会因排泄障碍而逆流入血；在有原发性肝癌时，此酶在肝内合成亢进，均可引起血中转肽酶显著升高，甚至达正常水平的10倍以上。酒精中毒者的GGT亦明显升高，有助于诊断酒精性肝病。仔细询问病史才知道，张先生是一位年轻有为、事业心非常强、工作很投入、常达到忘我境界的人，从事着特殊工作，和其他工种有很大区别，一旦有重大事件，需要他们不间断地投入，所以张先生常常数日甚至数周忙于工作，睡眠、饮食极不规律，有时数日仅有几小时睡眠时间，一天只吃一顿饭。为刺激机体的适应性，他常常饮酒，慢慢染上了饮酒的习惯。那么这次发病及多年来的肝功能异常是与饮酒有关吗？其实，这次患者的AFP检查也出现轻度的升高，这是一个反映肝细胞再生的蛋白，肝细胞癌患者也会升高。尤其肝功能提示胆红素高，ALT、AST不高，GGT异常升高的患者，对肝科医生来讲，一定要排除肝细胞癌的可能性，于是进行CT增强造影检查。CT检查没发现异常占位性病变，但发现肝包膜欠光整、裂隙增大、脾肿大，符合肝硬化表现（图7-1-1）。为进一步明确原因，进行肝穿刺组织学检查。

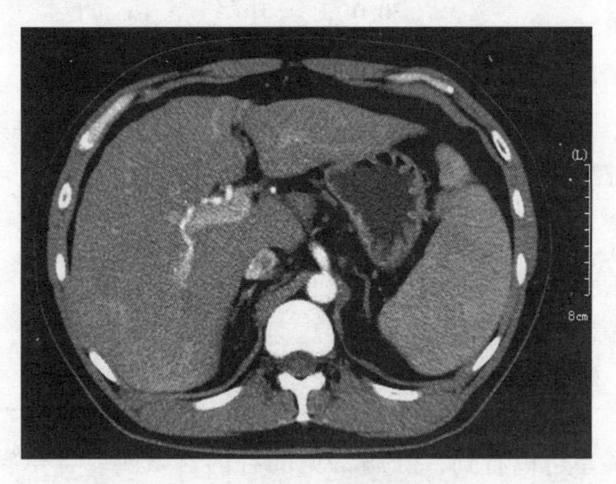

图7-1-1　腹部CT检查结果

病理解读：肝组织出现严重的炎症坏死，全小叶性，以1、2区为重，中度以上界面炎，桥接样坏死，汇管区周围严重细胞水肿、气球样变，肿胀细胞见 Mallory 小体沉积，大量中性粒细胞浸润，散在浆细胞，大量假小叶形成（图 7-1-2）。诊断为肝硬化、酒精性肝炎。

图 7-1-3 是一张纤维化染色（Masson 染色）图谱，可以看到很多脂肪样变性和水肿的肝细胞。当然笔者取的图像是最严重的一个部分，如果整个肝脏都如此，就无法正常满足机体的功能，必须做肝移植才能维持生命。虽然笔者见过很多酒精肝病理切片，但对这么严重的仍然感到惊讶！

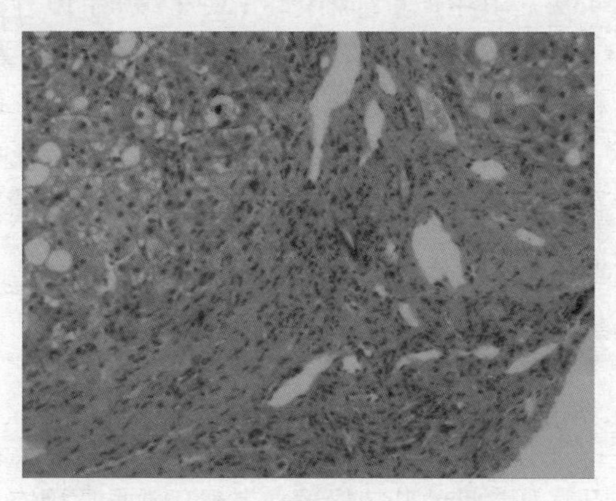

图 7-1-2　肝组织切片 HE 染色

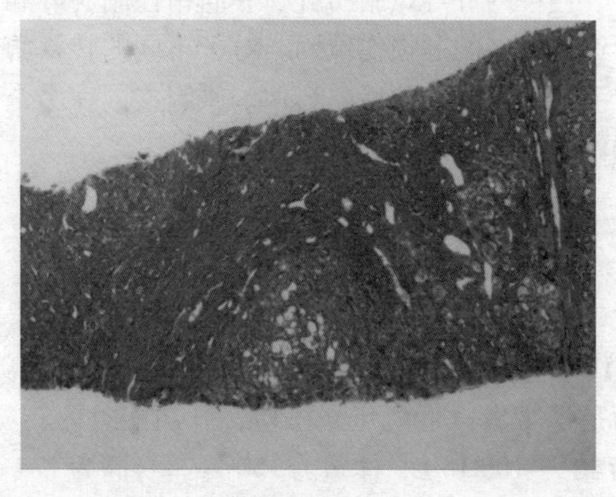

图 7-1-3　肝组织切片 Masson 染色

酒精肝硬化的后果

酒精滥用和依赖显著增加了酒精性肝硬化的发生风险，其中，在 40 ～ 59 岁人群中最为显著。此前曾有报道，长期每天饮酒，尤其是饮白酒或啤酒，更易引起酒精性肝硬化。年龄和人体体重指数是嗜酒者发生酒精性肝炎的独立预测指标。有相关研究表明，早期/代偿期酒精性肝病患者的 5 年肝病相关死亡率为 13%，而失代偿期患者则高达 43%，其中严重纤维化（F3、F4）对 10 年死亡率有重大影响（F3、F4 的 10 年死亡率为 45%，而 F0 ～ F2 为 0）；对于失代偿期酒精性肝病患者，临床特征（性别：女性）、肝衰竭的生物化学指标（胆红素、国际标准化比值）、组织学特征可以预测患者的长期生存率；随访期间，无论是代偿期还是失代偿期酒精性肝病患者，戒酒都是提高生存率的重要预测指标。

第二节　转氨酶升高，是乙肝还是脂肪肝引起的？

转氨酶升高是常见的肝功能异常表现，常见原因有病毒性肝炎如慢性乙肝、慢性丙肝等，脂肪肝、非酒精性脂肪肝和酒精性脂肪肝也是近年逐渐增多的肝损伤原因。对于不同的转氨酶升高原因有不同的治疗手段、不同的预后，当这些原因在同一个个体身上出现时，会增加医生的判断难度。

病例分享

张先生，男，45 岁，自幼经母亲垂直感染患乙肝，为“小三阳”，HBV DNA 也一直呈阳性，既往每年单位体检肝功能都正常，患者自以为是携带者。近两年来体检，肝功能谷丙转氨酶（ALT）轻度升高为 40 ～ 100 U/L，体重为 150 kg，身高为 174 cm，血脂胆固醇轻度升高，血糖正常，B 超也提示轻度脂肪肝，经肝脂肪测定、肝硬度测定，均提示患者为轻度脂肪肝、轻度肝纤维化。那么张先生的 ALT 升高是慢性乙肝引起的还是脂肪肝引起的呢？是这两个因素都有还是单一因素呢？如果是慢性乙肝引起的，需要长期抗病毒治疗；如果是脂肪肝引起的，需要二甲双胍等药物治疗。两种疾病的治疗方案截然不同，且都需要长期治疗，因此，弄清楚病因是关键。

肝脏病理检查的优势

肝脏病理检查是肝脏疾病诊断的“金标准”，它的优势有以下几点。

1. 明确肝损伤的病因；
2. 了解肝损伤的细微特点，为不明原因的肝病寻找新的证据；
3. 进行炎症坏死及肝纤维化评分，确切了解肝损伤的程度；
4. 评价治疗药物的临床效果；
5. 评价肝脏疾病是否转归的标准；
6. 进行科研研究的判断“金标准”。

肝脏病理检查的局限性

1. 病理检查仍然是有创的，虽然操作严格，发生意外的风险极低，但仍有 0. 5/10 000 ~ 1/10 000 的发生概率；

2. 少数肝脏的损伤为非弥漫性，肝穿刺取出的肝组织只占整个肝脏的 1/50 000 左右，一次检查不一定能反映全貌；

3. 病理医生读片具有主观性，不同的病理医生读片具有差异性。

病理解读

虽然病理检查存在一定的局限性，但鉴于对该病人检查的必要性，我们仍然建议患者进行肝组织学检查，结果见图 7-2-1、图 7-2-2。

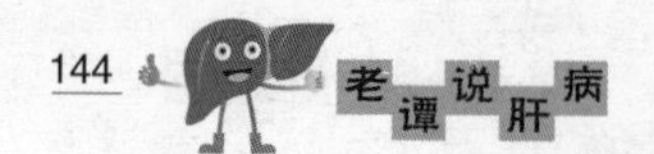

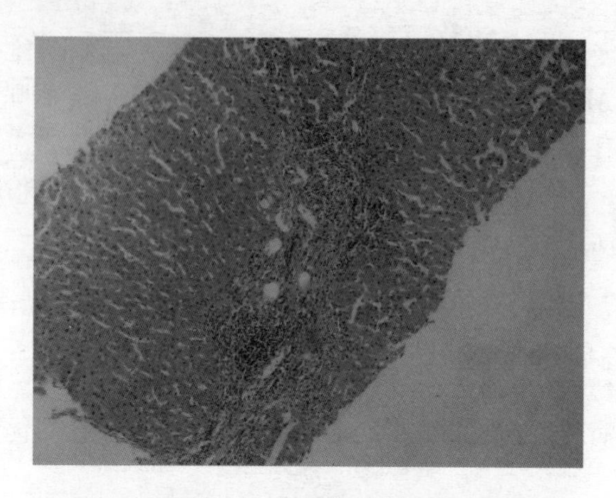

图 7-2-1　肝组织 HE 染色

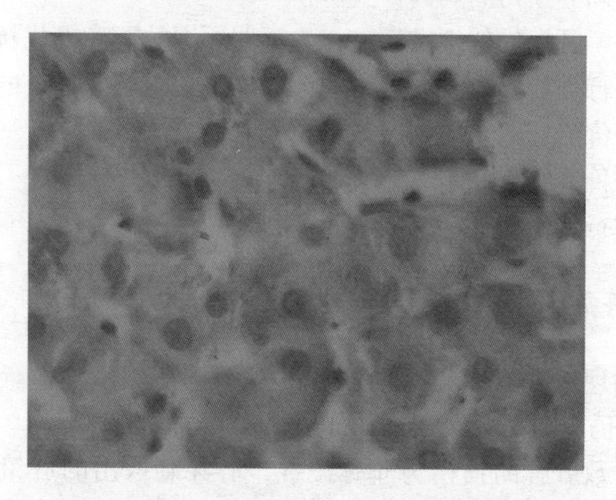

图 7-2-2　肝组织切片 HBsAg 免疫组化染色

由病理图谱可以看到很严重的肝脏炎症坏死、中度界面炎，病变以汇管区为主，并逐渐向中央区延伸，有桥接样坏死及纤维化形成，以单核炎症细胞浸润为主，脂肪样变不明显，未见中央区肝细胞水肿，未见 Mallory 小体，未见中性粒细胞，血管及胆管基本正常，HBsAg、HBcAg 免疫组织化学染色阳性，肝活检 METAVIR 评分为 G2S2。

从病理检查结果可以明确看出，肝脏的损伤来自乙肝病毒，这是因为乙肝损伤的特点以汇管区损伤为主，可见大量单核炎症细胞浸润，未见脂肪样变，未见脂肪性肝炎的病理特点，该病人需要长期抗病毒治疗。

治疗体会

该病人的情况在临床上是非常常见的病例，虽常见却往往并不能得到正确的诊断与治疗，从该病人的临床表现看，病人无任何不适症状，肝功能指标也仅有 ALT 的轻度升高，这很容易归因为脂肪肝。无论病人还是医生都会觉得问题不大、不要紧、再观察。尤其抗病毒药物的长期治疗，更让病人难以接受，而选择观察更易让人接受，但从病理结果看，病人的肝脏损伤已经非常严重，这样的肝组织坏死及纤维化会非常迅速地发展成肝硬化，这个病例也再次说明了肝穿刺检查的不可替代性。

第三节　纠缠二十载，病因竟是它!

病例分享

患者，男，50 岁，20 年前体检时显示肝功能异常，当时至当地医院就诊，医院予以护肝治疗，具体使用药物不详，患者于肝功能指标好转后出院，住院期间曾完善相关的检查，但肝功能损伤的原因仍不明。20 余年来患者肝功能反复异常，曾多次至我院及外院就诊，但肝功能损伤的原因一直未能明确。2 个月前患者至我院体检查肝功能，谷丙转氨酶（ALT）为 143 U/L，谷草转氨酶（AST）为 58 U/L，病毒性肝炎标志物均正常，自身抗体均呈阴性。免疫球蛋白 IgM 水平为 2.79 g/L，其余指标正常；IgG4 水平正常；铜蓝蛋白水平为 0.16 g/L。血小板为 80×10^9/L。B 超提示慢性肝病、脾大、脂肪肝、多发性肝囊肿，FibroScan 测定 CAP2 为 49 dB/m、LSM 为 14.0 kPa。

肝穿刺病理检查结果如图 7-3-1、图 7-3-2、图 7-3-3 所示。

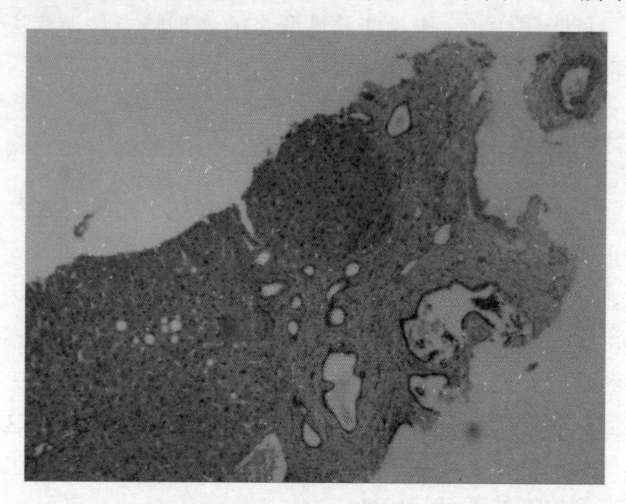

图 7-3-1　肝组织切片 HE 染色

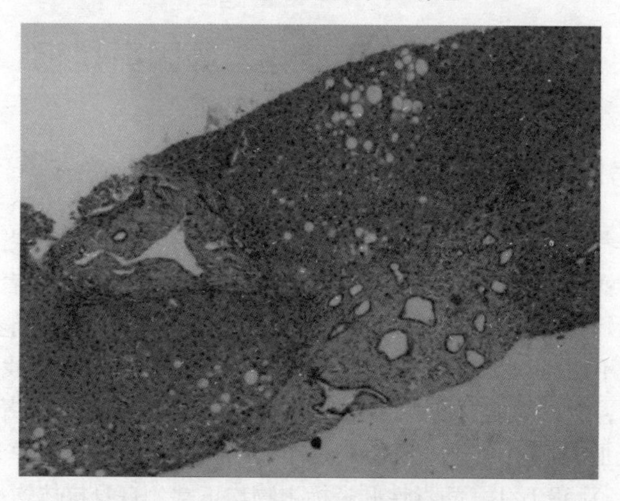

汇管区之间有宽阔纤维间隔形成，其间可见许多不规则、大小不一和散在分布的异常胆小管，有的管腔扩张，有的呈小囊状，衬以立方上皮，无肝细胞再生结节，不形成典型的假小叶结构

图 7-3-2　肝组织切片 HE 染色

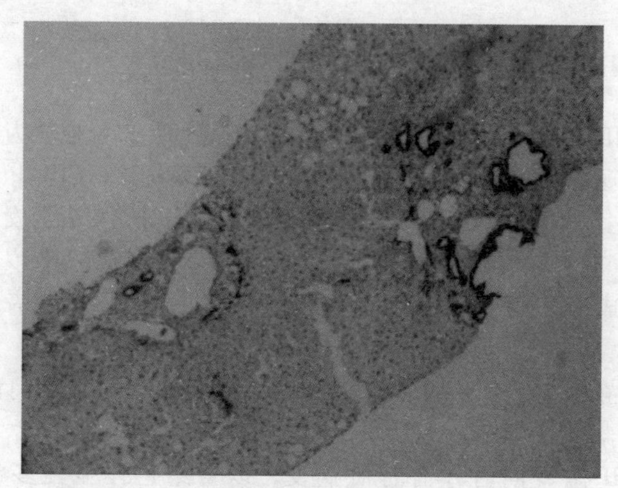

结果显示胆管大小不一
图 7-3-3 肝组织切片 CK19 免疫组化染色

根据以上检查结果，诊断为先天性肝纤维化。个人体会：患者肝功能复发 20 余年，曾经我院及外院多家医院（不乏大医院大专家）诊治，“脂肪肝”“药物肝”“自身免疫性肝炎”“未分型病毒性肝炎”等结果均有被诊断，患者服药更是无数。先天性肝纤维化的诊断并不难，肝穿刺病理诊断是“金标准”，迟迟没有做肝穿刺检查，既有患者无谓的担心，更有医生过于简单的诊治！

CHF 的基本特点

先天性肝纤维化（congenital hepatic fibrosis，CHF）是 1961 年由 Kerr 首先命名的一种常染色体隐性遗传性疾病，以门管区结缔组织增生、小胆管增生为特征，临床上常见以门静脉高压及其并发症，而肝功能正常或轻度异常为其特点。CHF 的成因主要被认为是胆管板畸形。突变位点在人体 PKD-1 和 PKD-2 基因，分别位于 16 号染色体的短臂和 4 号染色体的长臂上。

CHF的临床特点

CHF是临床少见病，发病率约为1/100 000，曾被认为是罕见疾病，现在由于肝穿刺病理及基因检测技术的推广，CHF相关报道明显增多，但仍属于极易误诊和漏诊的疾病。CHF患者男女比例约为1.4∶1，发病年龄可见于不同的年龄段，但多发于15岁以下的少儿，成年人发病多以男性为主，目前国内报道CHF患者最大年龄为52岁。CHF根据不同的临床表现分为门静脉高压型、胆管炎型、门静脉高压合并胆管炎型和隐匿型。在我国常见门静脉高压型。

CHF患者同时伴有肾脏病变，以常染色体显性多囊肾病（autosomal dominant polycystic kidney disease，ADPKD）最常见，还常伴有其他肝脏纤维囊性病变，包括成人多囊肝、Caroli病、胆总管囊肿、von Meyenburg综合征、常染色体隐性遗传多囊肾等，伴有肾脏疾病或Caroli病时可表现为肾衰竭、尿路感染、胆管炎、肝脓肿。

CHF患者的肝脏病理学特点

1. 汇管区之间有宽阔纤维间隔形成，其间可见许多不规则、大小不一和散在分布的异常胆小管，有的管腔扩张，有的呈小囊状，衬以立方上皮，管腔内含有浓缩的胆汁，此为先天胆囊板发育障碍的残留物，是其基本的病理学特征。

2. 肝实质内肝小静脉分支减少伴管腔变小及狭窄，为发生门静脉高压的基础。

3. 纤维间隔与肝实质之交界会呈犬牙交错改变，而且两者交界带整齐，少见肝细胞变性坏死。

4. 纤维间隔边界可见少许炎性细胞浸润，因此，多数患者肝功能基本正常或轻度异常。

5. 肝小叶结构完整，一般无肝细胞再生结节，不形成典型的假小叶结构。

CHF 的治疗

目前，肝脏移植是 CHF 唯一的根治性治疗途径。在肝硬化的末期及反复发作的胆管炎累及肝脏时，可考虑肝脏移植，除此之外，治疗以针对并发症为主。

参考文献

1. 赵新颜，王宝恩，贾继东. 36 例先天性肝纤维化的临床病理特点 [J]. 中华消化杂志，2005，25（12）：748－749.

2. 郭涛，袁农，邢枫，等. 先天性肝纤维化如何诊断 [J]. 实用肝脏病杂志，2014，17（11）：639－641.

致谢：病理诊断得到南京二院杨永峰、福建医大王斌等教授指导。

第四节　慢性丙肝与自身免疫性肝炎

病例分享

女，25 岁，近日出现乏力等症状，后在当地医院查肝功能，结果显示明显异常，尤其 ALT、AST 均为正常高值数十倍，符合急性肝炎表现（表 7-4-1）。后在住院期间查到抗 HCV 阳性，HCV RNA >1.0E+05 IU/mL，确诊为丙肝，询问患者病史发现，该患者有文身史 5 年，临床诊断为慢性丙肝。但进一步检查发现抗核抗体（ANA）为 112 U/mL（正常 <10 U/mL），免疫球蛋白 IgG 为 25 g/L（正常 IgG 水平 <17.4 g/L）。

表 7-4-1 肝功能指标检查结果

肝功能指标	数值	结果	单位	正常范围
直接胆红素	5.9		μmol/L	0.8～8
间接胆红素	9.5		μmol/L	3.4～21
总蛋白	70.6		g/L	64～83
白蛋白	38.2		g/L	35～50
球蛋白	32.4		g/L	25～40
白蛋白：球蛋白	1.18			1.1～1.8
前白蛋白	126.6	L	mg/L	170～420
谷丙转氨酶	1 640	H	U/L	8～40
谷草转氨酶	1 041	H	U/L	6～40
谷草：谷丙	0.63			
碱性磷酸酶	102		U/L	32～120
谷氨酰转肽酶	97	H	U/L	1～42
乳酸脱氢酶	360	H	U/L	91～180

该病人的 ALT、AST 异常升高，虽然慢性丙肝也有非常严重的急性发作，甚至肝衰竭的发生，但较慢性乙肝要缓和得多。慢性丙肝的治疗和 AIH 的治疗是矛盾的，尤其在使用干扰素治疗的时候。AIH 不能使用干扰素治疗，虽然我国已经有直接抗丙肝病毒药（direct-acting antiviral agents，DAA），但价格极其昂贵。为了明确病因，进一步做病理检查。

病理解读，汇管区可见到非常明显的淋巴滤泡现象，全小叶可见点灶状坏死，有轻度界面炎，炎症细胞浸润以淋巴细胞为主，可见零星浆细胞和嗜酸粒细胞，胆小管可见损伤，有增生反应，纤维化轻度（图 7-4-1）。

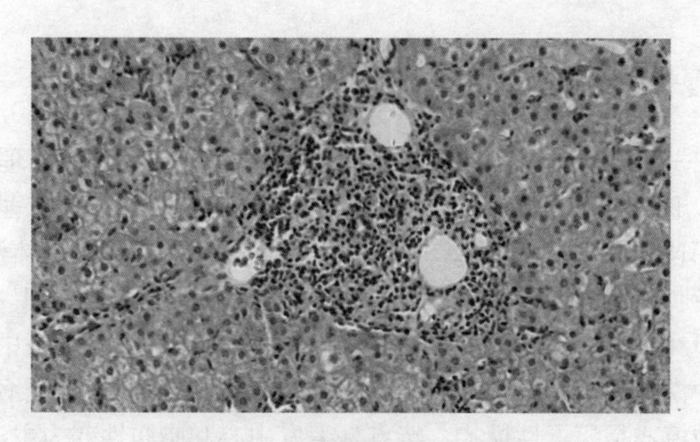

图 7-4-1　肝组织切片 HE 染色

慢性丙肝与自身免疫现象

1989 年，Esteban 等首次在自身免疫型肝炎患者血清中检测出抗 HCV，从此打开了慢性丙肝研究之门，HCV 感染与自身免疫的关系也引起了众多学者的广泛关注。研究发现，丙型肝炎患者血清中可检测到 ANA、AMA、SMA、LMA 和 LKM 等自身抗体。有报道 ANA 阳性率可达 30%，SMA 可达 10%。亦有报道 HCV 感染者血清中存在自身抗体 ANA（44.6%）、SMA（18.0%）、AMA（14.2%）、抗 LKM-1（1.7%）。

丙肝病毒感染可诱导机体产生自身免疫反应，从而产生多种自身抗体。丙型肝炎病毒感染后的肝组织损伤并非丙型肝炎病毒在肝细胞内复制直接作用的结果，而是机体一系列免疫反应造成肝细胞的病理免疫损伤。主要机制有：(1) 靶细胞中的抗原成分发生改变或者由于病毒蛋白正常组织成分间有同源性而诱发自身免疫；(2) HCV感染可通过分子模拟现象激活自身反应性 CD8 T 细胞，从而诱导自身免疫；(3) 丙型肝炎病毒相对更易引起宿主自身免疫反应，可能与 HCV 和肝细胞膜靶抗原具有相同的抗原决定簇相关。

可见，慢性丙肝出现自身抗体阳性是较普遍的现象，但慢性丙肝仍有合并 AIH 的可能，那么该如何鉴别？

慢性丙肝自身抗体阳性的病理学特点

在一篇较早的文献《慢性丙肝伴自身免疫学特征的病理发现》中，60 例慢性丙肝中 43% 出现了自身抗体阳性，5 例 SMA 呈阳性，18 例 ANA 呈阳性，3 例 ANA 和 SMA 均呈阳性，SMA 抗体滴度从 1∶40到 1∶1 280（中位数为 1∶80），ANA 抗体滴度从 1∶40 到 1∶320（中位数为 1∶40）。在 60 位病人的病理检查结果中发现，有两种模式：一种为免疫模式，特点是界面炎、浆细胞浸润为主；另一种模式是病毒性模式，特点是生发中心和脂肪性变为主。有 23 例丙肝病理特点为免疫模式，这些病人有年龄较大、IgG 水平较高等特点。而病毒性模式表现为有较高的 ALT、AST 等特点。

结合本例来看，有很高的 ALT、AST 水平，病理提示有生发中心，支持病毒性模式，与文献报道相似。

慢性丙肝与 AIH 的鉴别

对于伴有自身免疫性抗体阳性的慢性丙肝，其诊断和治疗一直有相当大的争议，尤其在使用干扰素治疗的时候，特别是欧洲南部抗 LKM 阳性的丙肝患者，最近研究已证实，针对细胞色素 P4502D5（CYP2D6）的抗 LKM-1 抗体可以与丙肝病毒发生交叉反应。已有研究证实，即使出现抗 LKM-1，进行干扰素治疗仍然是安全的，对于出现自身抗体阳性的丙肝患者，如果抗体滴度较低，没有明显的 AIH 特点，支持慢性丙肝自免现象，如果是年轻女性，高滴度抗体伴自身免疫性疾病等，并有 AIH 病理特点，支持合并 AIH。

本例患者后来接受 DAA 治疗丙肝，肝功能正常，免疫球蛋白水平也出现下降的现象，未予患者激素治疗，仍处于动态观察中。

参考文献

Czaja A J, Carpenter H A. Histological findings in chronic hepatitis C with autoimmune features [J]. Hepatology, 1997, 26 (2): 459-466.

第五节 乙肝与自身免疫性肝炎

慢性病毒性肝炎和自身免疫性肝炎是两种疾病，前者是由病毒引起的，可以通过检测乙肝或者丙肝病毒来确诊，后者是免疫性损伤导致的，可通过检测相应的抗体如 ANA、ASMA、AMA 及免疫球蛋白（IgG）来区别。可现实情况很复杂，如果乙肝携带者得了免疫性肝炎，或者免疫性肝炎出现肝炎活动，那如何来鉴别，是抗病毒治疗还是免疫抑制治疗？

病例分析

患者，女，41 岁，数年前便知自己是乙肝“小三阳”，每年定期检查肝功能均显示正常，当地医院医生一直将其判断为“乙肝携带者”。今年查 HBV DNA 为 1×10^5 IU/L（既往未予检查），肝功能 ALT 为 136 U/L，ALP、GGT 等正常。转入我院后，建议患者抗病毒治疗，在询问病史过程中发现，该患者患有溃疡性结肠炎多年，反复腹泻、便血多次，长期间断性予中药灌肠等治疗，进一步检查中发现抗 SSA 抗体阳性，免疫球蛋白 IgG 为 25 g/L（正常水平 <17.4 g/L）。该结果显然为医生的诊断带来了困难，是慢性乙肝还是药物性肝炎？是否合并自身免疫性肝炎？

病理解读

肝组织病变以汇管区为主，1/3 汇管区存在轻中度界面炎，形成桥接样坏死，周边细胞肿胀变性，小叶间点灶状坏死，肝细胞毛

玻璃样变性，炎症细胞浸润以淋巴细胞为主，有少量浆细胞，有纤维间隔形成，部分小叶结构紊乱，个别形成假小叶结构，HBsAg 免疫组化染色结果呈阳性（图 7-5-1、图 7-5-2、图 7-5-3、图 7-5-4）。

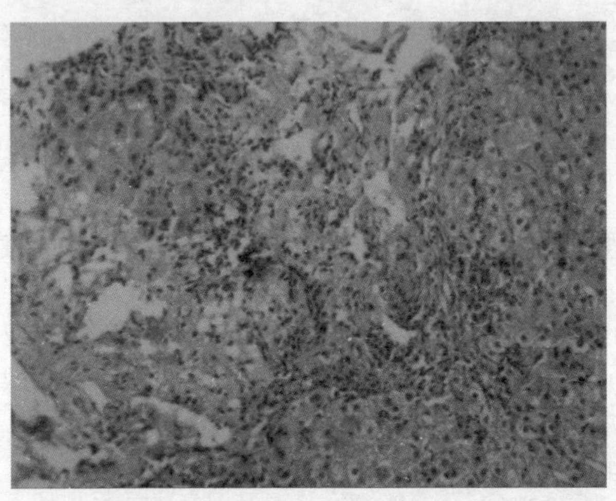

中度界面炎，形成桥接样坏死，周边细胞肿胀变性，小叶间点灶状坏死

图 7-5-1　肝组织切片 HE 染色（10×10 倍）

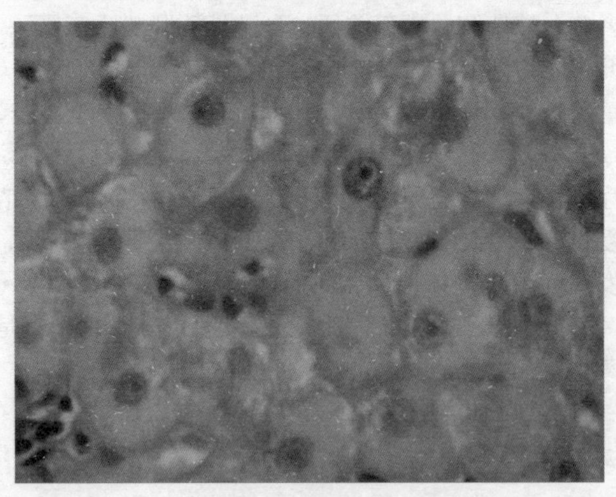

肝细胞毛玻璃样变性

图 7-5-2　肝组织切片 HE 染色（10×40 倍）

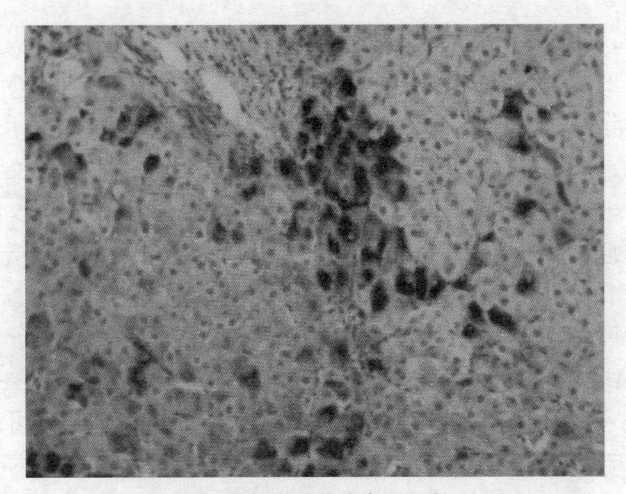

HBsAg 免疫组化染色呈阳性

图 7-5-3 肝组织切片 HBsAg 免疫组化染色

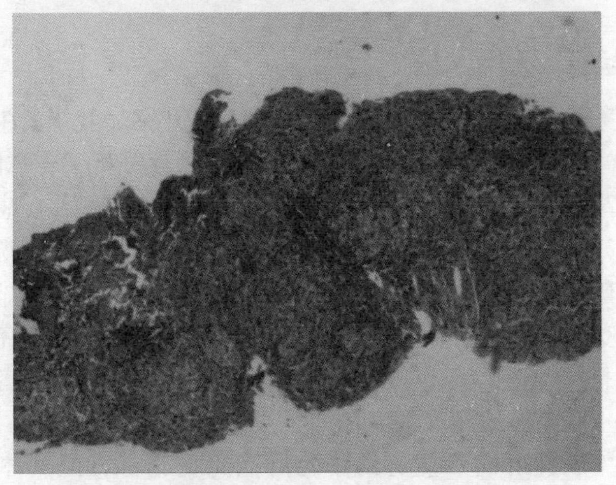

汇管区扩大，桥接样纤维化，个别肝小叶纤维化包绕

图 7-5-4 肝组织切片 Masson 染色

诊治体会

诊断为慢性乙肝的证据充分：肝功能 ALT 水平升高，病毒学指

标复制，病理改变支持乙肝损伤。那么支持诊断药物性肝炎的证据有吗？虽然病人有反复使用中草药灌肠史，但根据 RUCAM 评分，难以排除 HBV、AIH 等疾病的可能，况且病理检查结果显示严重肝纤维化，基本排除了 DILI 的可能性。那是否有可能为免疫性肝炎（AIH）呢？病理结果出现了中度界面炎、浆细胞浸润、玫瑰花结样肝细胞，淋巴穿入现象也可见，抗体及免疫球蛋白水平增高，根据 AIH 简易评分法，该病人评分最多 5 分（自身抗体 1 分，IgG 2 分，病理 2 分，≥6 分则可诊断为 AIH），复杂打分法为 7 分（女性 2 分，ALP：ALT <1.5 为 2 分，IgG 2 分，ANA 1 分，HBV -3 分，药物史 -4 分，病理 +5 分，其他免疫病 +2 分，≥18 分可诊断为 AIH）。诊断 AIH 不够诊断标准，病人及时予恩替卡韦抗病毒治疗，现在肝功能已经完全恢复正常，HBV DNA 达不可测定水平，免疫球蛋白水平也已经恢复正常。

自身免疫性肝病与乙肝

自身免疫性肝病与乙肝的相关性研究并不多，我国的牛俊奇教授团队曾经开展过这方面的研究，研究回顾性分析了吉林附一院、黑龙江省立医院，以及杭州六院三个中心共 4 060 例住院患者，观察自身免疫性肝病组与无自身免疫性肝病组乙肝感染的情况，结果发现，有自身免疫性肝病组 HBsAg 阳性率（2.24%）明显低于无自身免疫肝病患者（4.58%，$P=0.001$）。在有肝脏自身免疫性疾病分析中，AIH 患者 HBsAg 阳性率（0.83%）和 PBC 患者阳性率（1.02%）均显著低于对照组（非自身免疫患者）阳性率。文章认为自身免疫性肝病可能有助于乙肝病毒的清除，但具体机制不明确。

乙肝与自身抗体阳性

由于 ANA、AMA 及 ASMA 等自身抗体的靶抗原分布于真核细胞核、线粒体膜、肌动蛋白及其他的有形核成分中，同时，HBV

感染后的肝组织损伤并非 HBV 单一在肝细胞内复制、繁殖直接作用的结果，而是机体 HBV 系列免疫反应造成肝细胞的病理免疫损害，表明当肝细胞功能受损时，HBV 感染可能会激发体内的自身抗体产生，并出现相应的免疫应答和免疫病理反应，可导致肝细胞的进一步损伤。在早期文献中有较多研究乙肝病毒与自身抗体的报道，由于检测方法的不同，自身抗体检出率为 0 ~ 59%，差异非常大。我国聂红等通过检测 HBV 感染患者 ANA、AMA、ASMA、RNP、SSA、SSB 等 10 种自身抗体的总检出率并与正常对照比较，差异有统计学意义，提示 HBV 感染能引发机体的免疫功能紊乱，并产生相应的自身抗体。

参考文献

1. Sui M, Wu R, Hu X, et al. Low prevalence of hepatitis B virus infection in patients with autoimmune diseases in a Chinese patient population [J]. Journal of Viral Hepatitis, 2014, 21 (12): 925 -929.

2. 聂红，王云英，王毅，等. 不同基因型乙型肝炎病毒感染者与其自身抗体的相关性分析 [J]. 中华肝脏病杂志，2012，20 (6)：448 -453.

第六节 “肝癌”治好了吗?

病例分享

男性，45 岁，近半月来出现腹胀、黄疸、食欲下降，在本地三甲综合性医院诊治，在门诊查肝功能发现 TBIL 为 200 μmol/L，ALT 为 1 200 U/L，ALP 为 201 U/L，GGT 为 332 U/L，B 超发现大量腹水，肝脏占位性病变，CT 增强同意占位性病变（图 7-6-1），恶性病变不排除，考虑肝细胞癌的可能性大。病人收住普通外科，准备手术。经过约半个月的保肝、利尿等治疗，患者腹水明显减少，但肝功能仍然异常。

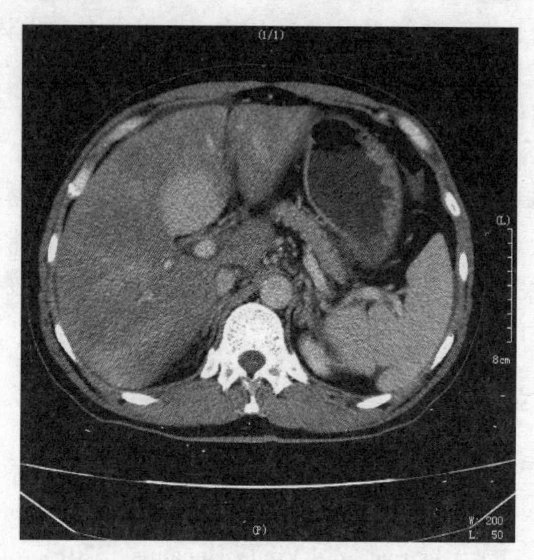

图 7-6-1 腹部 CT 延迟期扫描

笔者赴约会诊，仔细阅读其病例病史，发现病人既往无肝病史，乙肝两对半、丙肝等检查无阳性，无饮酒等嗜好，肝功能虽然呈肝衰竭样表现，但凝血指标基本正常，经过保肝治疗症状也明显好转，阅读 CT、MRI，发现肝左内叶见一高密度影，但三期没有明显变化，肝脏体积偏大，不均值变化，MRI 提示非脂肪病变，肝静脉显示不清。将病人带回我院，治疗 1 个月，CT 检查结果如图 7-6-2（a）所示。经 3 个月治疗后，CT 检查结果见图 7-6-2（b），病理检查结果如图 7-6-3 所示。病人肝脏密度逐渐正常，原来的占位病灶消失。

仔细询问病人病史，原来此病人在 2 个月前有不慎摔伤史，在家自行服用三七粉，三七为自己种植。服用三七粉 40 天，甚至住院期间仍然服用。影像学提示病人肝脏呈淤血性改变，所谓的占位性病变其实是“肝岛”。这是一个肝窦阻塞综合征（hepatic sinusoidal obstruction syndrome，HSOS，又称肝小静脉闭塞病，

hepatic veno-occlusive disease，HVOD）患者。经过抗凝治疗，病人病情得到控制，基本治愈。3 个月后，我们再次行肝穿刺病理学检查。并根据病理表现，发现继续抗凝治疗已经难以改变闭塞的中央静脉，让病人停用抗凝药物。

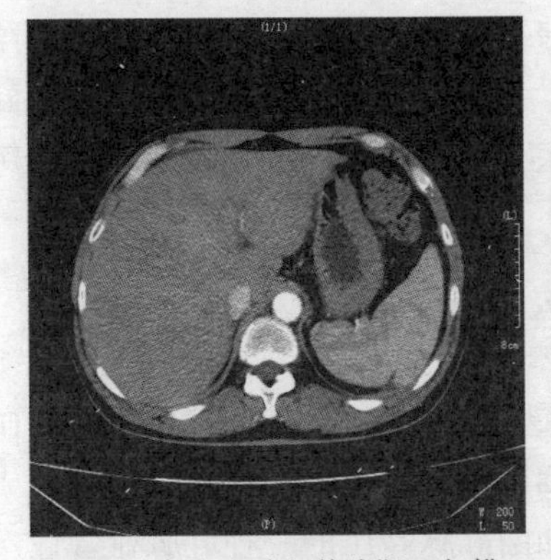

a.治疗1个月后2个门静脉期CT扫描

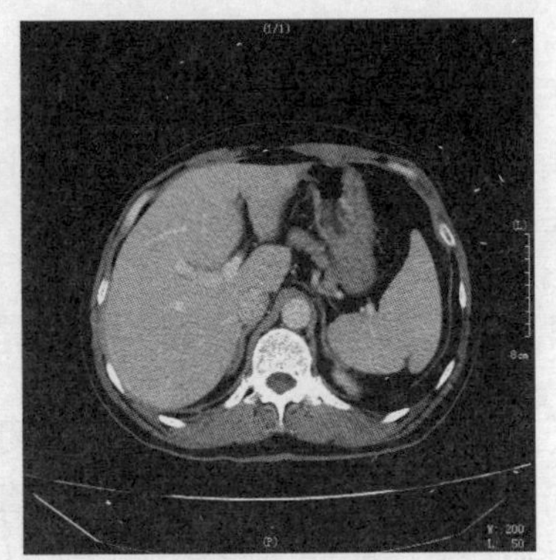

b.治疗3个月后CT延迟扫描

图 7-6-2　治疗 1 个月和 3 个月后 CT 检查结果

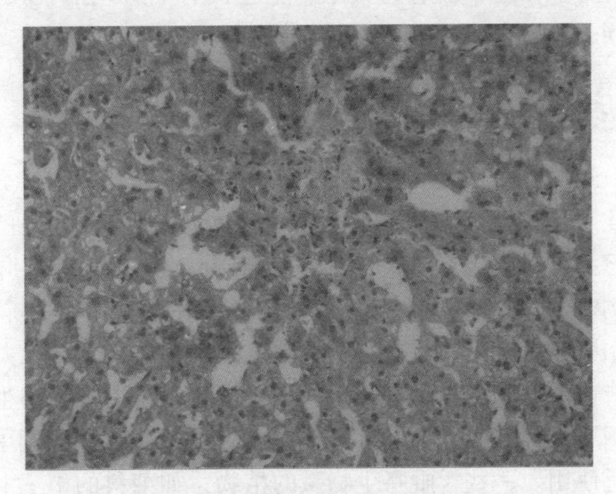

图 7-6-3　肝组织切片 HE 染色

病理解读：肝细胞无明显坏死、炎症，少数中央区可见淤血表现，有 2 个中央静脉已经闭塞，周围肝窦扩张，个别汇管区出现纤

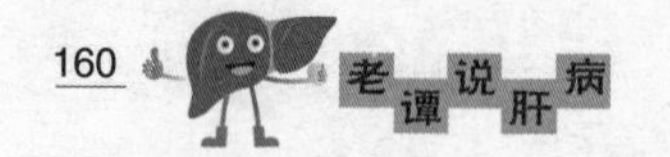

维化扩大，形成多个门静脉分支，胆管、动脉无异常表现，病理为SOS/VOD治愈后表现。

诊治体会

回头看这个病例，病例并不复杂，但为何能逃过附属三甲医院B超、CT、MRI等影像科的眼睛？尤其在外科治疗半月，治疗期间消化等科多次会诊，可见对专科医生而言很普通的病，对非专科医生可能仍是少见病、罕见病。

肝窦阻塞综合征/肝小静脉闭塞病

肝窦阻塞综合征/肝小静脉闭塞病，是由各种原因导致的肝血窦、肝小静脉和小叶间静脉内皮细胞水肿、坏死、脱落，进而形成微血栓，引起肝内淤血、肝损伤和门静脉高压的一种肝脏血管性疾病。2002年，DeLeve等基于实验和病理研究发现，建议以HSOS代替HVOD。在近年发表的文献中上述两种名称均有使用。因此，目前认同HSOS和HVOD可以相互替换。

临床表现

HSOS/ HVOD（以下简称HSOS）的临床表现并不特异，和其他肝病几乎一样，如腹胀、肝区疼痛、腹水、黄疸、肝脏肿大等，常被误诊为肝硬化、肝炎、失代偿期肝硬化或急性重型肝炎等疾病，本例病例被误诊为肝癌也是少见，影响对其及时诊断和治疗。HSOS病因较多，但国内外明显不同。欧美报道的HSOS大多发生在骨髓造血干细胞移植预处理后，国内报道以服用含吡咯生物碱植物的病例居多，其中以土三七（或称菊三七）最多。我国中草药一直被广泛使用。一些含吡咯生物碱的植物，如菊科的土三七、千里光，豆科的猪屎豆，紫草科的天芥菜等，因同样具有止血、止痛等功效，容易与主要产自云南的五加科三七（亦称参三七）相混淆，服用后可能导致严重的HSOS。其中以土三七最常见。

影像学表现

CT 平扫显示为肝实质密度不均匀减低、腹水、肝脏体积增大等表现，这与肝脏淤血、肝细胞变性、坏死相关。门脉期由于窦后性门脉高压造成门脉期强化峰值减低或延迟：肝脏淤血、肝细胞变性、坏死则造成无或低灌注区域；另外，由于尚存相对正常的肝脏组织，这类组织的门静脉灌注相对正常，于是产生了正常肝组织与受损组织之间的强化差异：肝脏显示特征性的斑片样、地图样强化和低灌注区。延迟扫描由于门脉强化峰值延迟，门静脉血流灌注增加，出现低密度区域减少和增强区域增加，肝脏密度趋于一致，而如果延迟后仍为低灌注的区域，则提示这部分的肝脏组织坏死严重。

HSOS 与布加（BCS）的鉴别诊断

HSOS 曾被认为是 BCS，原因是两种疾病的临床表现有相似之处，其实 HSOS 与 BCS 的病因、病程、病变特征及治疗方法等均存在显著的差别。① 病因方面：BCS 与高凝状态及血栓形成等多种因素有关，具体的病因不明确；而 HSOS 与骨髓移植、放化疗及服用土三七中毒等直接损伤有关，病因明确。② 病程方面：BCS 的病程相对较长；而 HSOS 发病急，病程短，大多在病因损伤后 3 周左右发病。③ 病理特征方面：BCS 表现为肝静脉血栓性静脉炎，肝静脉近端有隔膜或节段性闭塞，由于肝静脉近端阻塞肝静脉血流淤滞，肝静脉分支及中央小静脉内有血栓形成。肝叶间可见广泛交通血管形成。而 HSOS 病理损伤的特征为肝小静脉的内膜肿胀、内皮增厚、纤维化、无血栓形成。④ 治疗方面：BCS 行溶栓或（和）血管腔内成形术可以获得令人满意的临床效果；HSOS 主要依靠内科治疗。

病理特点

HSOS 的病理典型表现为以肝腺泡Ⅲ区为主的肝窦内皮细胞肿胀、损伤、脱落，肝窦显著扩张充血；肝细胞不同程度的肿胀、坏死，红细胞渗入狄氏间隙，肝内小静脉管壁增厚，管腔狭窄、闭塞，无纤维化表现或可见汇管区轻度纤维增生。

抗凝治疗

抗凝治疗是治疗 HSOS 的关键，存在腹水、黄疸等表现的急性期/亚急性期患者是抗凝治疗的主要人群，并应尽早开始。禁忌证主要是合并严重出血疾病或出血倾向。抗凝药物首选低分子肝素，亦可联合或序贯口服维生素拮抗剂（华法林）。低分子肝素安全性较普通肝素高，出血不良反应少，大多数患者使用时无须监测。建议剂量为 100 IU/kg，每 12 h 1 次，皮下注射，肾功能不全者慎用。华法林是长期抗凝治疗的主要口服药物，疗效评估需监测凝血酶原国际标准化比值（INR）。治疗剂量范围窄，个体差异大，药效易受多种食物和药物的影响。抗凝强度：建议 INR 为 2.0 ～3.0，这一强度可能既满足较佳的抗凝强度，也有较好的安全性。初始剂量：建议口服起始剂量为 1.25 ～3 mg/ d（即 0.5 ～1 片，国内主要规格为 2.5 mg 和 3 mg），高龄、肝功能严重受损等患者初始剂量可适当降低。剂量调整：口服 2 ～3 d 后开始测定 INR，并定期监测，剂量调整应谨慎，如连续 2 次测得 INR 不达标，再考虑调整剂量（一般为加或减 1/4 片），待剂量稳定后可 4 周监测 1 次。

参考文献

中华医学会消化病学分会肝胆疾病协作组．吡咯生物碱相关肝窦阻塞综合征诊断和治疗专家共识意见（2017 年，南京）．

第七节 乙肝携带者怎么成了肝硬化？

病例分享

患者，女，25 岁，有乙肝“大三阳”携带史多年，每年均检查肝功能等指标，转氨酶一直正常，今年因为将要成婚，到我院常规检查，没有任何不适主诉，发现肝功能 ALT 水平等升高（图 7-7-1），HBV DNA 为 1×10^7 IU/mL，B 超仅提示肝区回声密集增粗，无其他异常发现。医生考虑为慢性乙肝，建议其抗病毒治疗。

这是临床上非常常见的一种乙肝病人，既往病人经母婴垂直传播感染了乙肝病毒，长期处于免疫耐受状态，长期的肝功能等指标的检测和专科随访也认为该病人是乙肝携带者，不需要治疗，病人近日可能忙于婚庆，因劳累出现乙肝复发。但这个病人经 FibroScan 的测定，LSM 值达到了肝硬化的标准，经过病人同意，做肝穿刺病理检查，结果见图 7-7-2、图 7-7-3、图 7-7-4。

姓名：　　病人类型：门诊　　床号：　　标本类型：血液　　标本号：429
性别：　　ID 号：6600063228　　费别：　　送检时间：2017/11/07 09:46
年龄：25 岁　　科室：肝炎科门诊_B　　诊断：　　备注：

序号	项目代号	项目名称	结果		单位	参考值
1	TBIL	总胆红素	9.1		umol/L	3.4--21
2	DBIL	直接胆红素	5.2	↑	umol/L	0.8--5
3	IBIL	间接胆红素	3.9		umol/L	3.4--21
4	TP	总蛋白	74.2		g/L	64--83
5	ALB	白蛋白	42.9		g/L	35--52
6	GLO	球蛋白	31.3		g/L	25--40
7	A:G	白球比	1.37			1.1--1.8
8	PA	前白蛋白	102.3	↓	mg/L	200--400
9	ALT	谷丙转氨酶	266	↑	U/L	0--33
10	AST	谷草转氨酶	182	↑	U/L	0--32
11	AS:AL	谷草：谷丙	0.68			
12	ALP	碱性磷酸酶	81		U/L	35--105
13	GGT	谷氨酰转肽酶	48	↑	U/L	5--36

图 7-7-1　肝功能指标检查结果

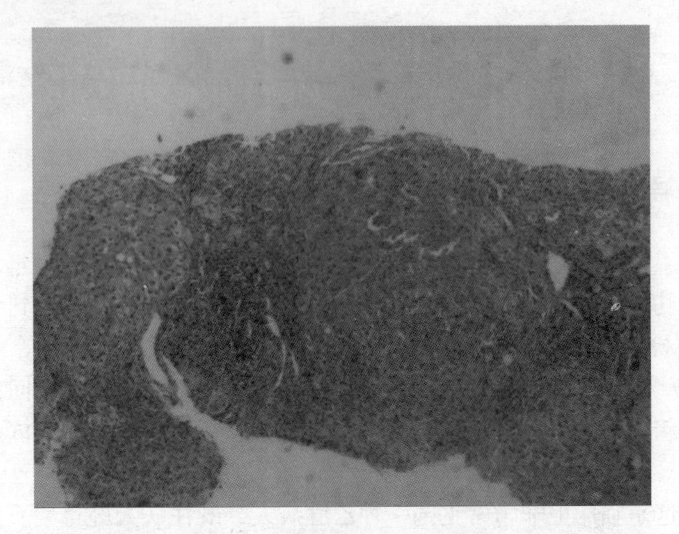

图 7-7-2　肝组织切片 HE 染色

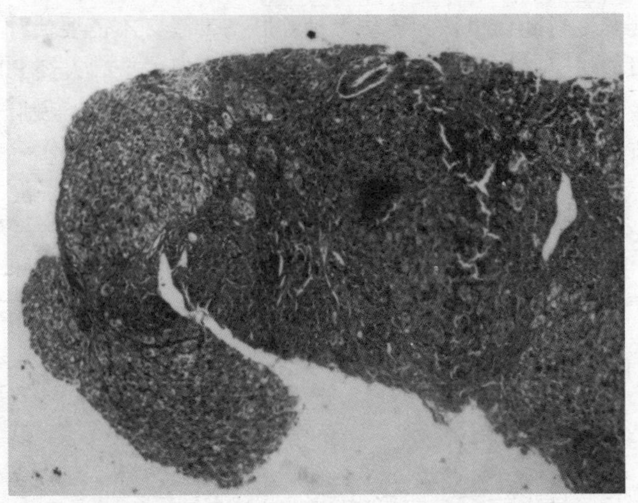

图 7-7-3　肝组织切片 Masson 染色

图 7-7-4　肝组织切片 HBsAg 免疫组化染色

病理解读：广泛肝细胞炎症坏死，以 1、2 区为主，桥接样坏死遍及多个小叶，以淋巴细胞浸润为主，有假小叶形成，乙肝表面抗原免疫组化结果呈阳性。肝活检 METAVIR 评分为 G3S4，诊断为乙肝后肝硬化。

这个结论完全出乎患者想象，对医生也是意料之外。这位患者一直是个乙肝携带者，每年都常规检查，而我们医生甚至都不认为需要治疗！怎么这一次就检查出如此严重的肝硬化呢?

何谓乙肝携带者?

“乙肝携带者”这个称呼是以前不规范的诊断用语，现在各大慢性乙肝指南已经不再沿用此说法，但很多群众及医生仍然在使用，可以理解为：患者体内有乙肝病毒感染证据，甚至有乙肝病毒进行复制，但患者肝功能正常或者组织学检查正常。而关键是很多医生或者乙肝感染者仅将肝功能正常，甚至将已经轻度异常的 ALT、AST 等归结为乙肝携带，这就会耽误这个疾病的最佳治疗时机。

要正确认识乙肝病毒在人体内的感染过程，就不得不先认识它的自然史，慢性 HBV 感染是一个动态过程，反映了 HBV 复制与宿主免疫应答之间的相互作用，并非所有慢性 HBV 感染均存在慢性肝炎（CHB）。乙肝携带者其实相当于既往称之为“免疫耐受期”的这个特殊的感染时期，特征是：血清 HBeAg 阳性，HBV DNA 水平非常高，ALT 水平持续在正常范围内（根据传统阈值，正常值上限大约为 40IU/mL）。肝脏轻微或者无炎症坏死，或者无纤维化，但是存在较高 HBV DNA 整合、克隆肝细胞增殖，这种现象暗示：在 HBV 感染的早期阶段，已经存在肝癌形成的理论基础，此期更常见于围生期感染的人群。可见肝功能的正常并不预示着最终结局的正常。

ALT 或者肝功能正常的乙肝感染者的肝实质损伤如何？

ALT 是谷氨酸和丙酮酸之间的转氨酶，ALT 的正常参考值为 5 ~ 40 U/L。其主要存在于肝细胞浆内，在细胞内浓度是血清中浓度的 1 000 ~ 3 000 倍。只要有轻微的肝细胞炎症坏死，就可以使 ALT 水平明显升高。因此，ALT 被世界卫生组织推荐为肝功能损害最敏感的检测指标，也是各种指南关于慢性乙肝抗病毒治疗和预后判断的重要指标。但近年来，不断有 ALT 正常的慢性乙肝病毒感染者伴有明显肝损伤的报道，甚至有发展成肝硬化和肝细胞癌的报道。

2017 年 EASL 指南对 ALT 正常 HBV 感染者的意见

HBeAg 阳性的慢性 HBV 感染定义为：ALT 水平持续正常，且 HBV DNA 处于高水平，如果患者年龄超过 30 岁，则可予以治疗，而不管肝脏组织学病变的严重程度（证据水平Ⅲ，推荐意见等级 2）。

HBeAg 阳性或者 HBeAg 阴性的慢性 HBV 感染，以及存在 HCC

家族史或者肝硬化家族史，存在肝外表现史，如果不能满足典型治疗指征时，应该进行治疗（证据水平Ⅲ，推荐意见等级2）。

尤其对于HBV DNA >2 000 IU/mL或者至少中等程度肝纤维化患者，即使ALT水平正常，也需要开始抗病毒治疗。对于不能耐受或者拒绝肝活检的患者，则可采用非侵袭性纤维化标志物决定治疗指征。ALT水平正常，肝脏硬度 >9 kPa，或者ALT水平升高但低于正常值上限的5倍，且肝脏硬度 >12 kPa的患者，则认为是严重纤维化或者肝硬化。治疗时应考虑到患者的年龄、状态、HBV传播的风险、HCC或者肝硬化家族史，以及肝外表现。

可见2017年的EASL指南已经将抗病毒治疗适应证范围扩大，ALT考证仅是一个因素，是否需要治疗需要严格评估。

第八节　肝穿刺病理诊断原发性肝癌的重要性

病理分享

患者，男，45岁，近日无明显原因出现乏力感，并有上腹部不适。经检查，患者肝功能异常，AFP正常，CEA为40 U/L，既往无肝炎等肝病史。B超检查提示右肝占位性病变，接着做增强CT扫描，结果见图7-8-1。

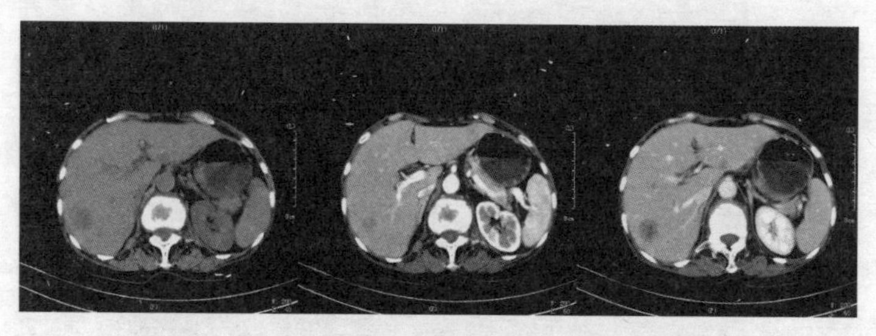

图7-8-1　肝脏CT结果

从CT扫描图片可以看到右肝有一直径为约2 cm的占位性病

变，并且增强期有强化，门静脉期有洗脱，似乎比较符合原发性肝细胞癌的 CT 表现。根据该 CT 结果便可将患者诊断为 HCC 吗？根据我国《原发性肝癌诊疗规范（2017 年版）》规定：影像学是诊断 HCC 的主要无创性诊断手段，但需具有 2 种检查手段中的两项以上，包含 B 超（超声造影）、增强 CT、PET/CT、MRI（含普美显）的典型 HCC 影像学特点，并且结合肝炎、肝硬化血清学检查病史等临床资料才足以诊断。因此，再次行肝穿刺病理学检查，结果见图 7-8-2、图 7-8-3。根据病理检查结果，诊断该患者为胆管细胞癌（肝癌的一种，非 HCC）。

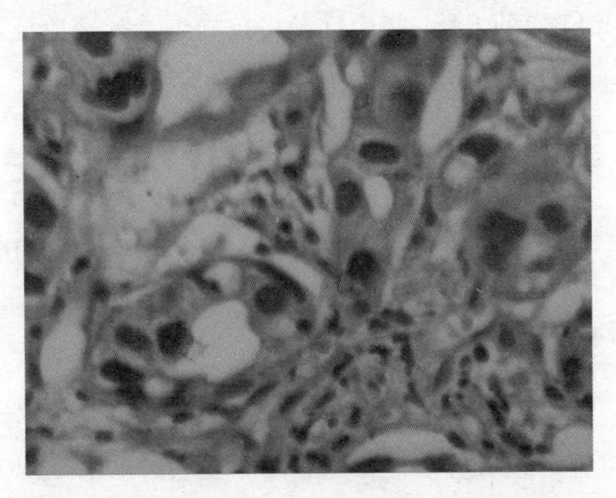

图 7-8-2　肝组织切片 HE 染色（10×40 倍）

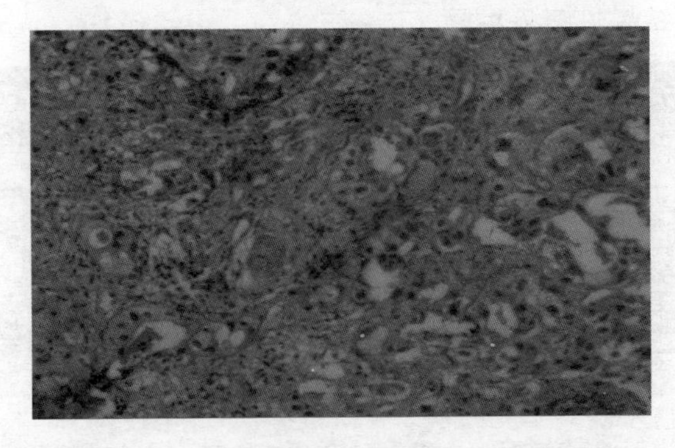

图 7-8-3　肝组织切片 HE 染色（10×20 倍）

指南对病理诊断 HCC 的要求

具有典型肝癌影像学特征的占位性病变，符合肝癌的临床诊断标准的病人，可以不需要以诊断为目的的肝穿刺活检。对于缺乏典型肝癌影像学特征的占位性病变的病人，肝穿刺活检可获得病理诊断，对于确立肝癌的诊断、指导治疗、判断预后非常重要。

肝穿刺活检需要在超声或 CT 引导下进行，可采用 18 G 或 16 G 肝穿刺空芯针活检获得组织学诊断，也可用细针穿刺获得细胞学诊断。肝穿刺活检主要的风险是出血或针道种植。因此，肝穿刺前应检查血小板和凝血功能，对于有严重出血倾向或严重心肺、脑、肾疾患和全身衰竭的病人，应避免肝穿刺活检。为了避免肿瘤结节破裂和针道种植，在选择穿刺路径时需要经过正常的肝组织，避免直接穿刺肝脏表面的结节。推荐在肿瘤和肿瘤旁分别穿刺 1 条肝组织，以便客观对照提高诊断的准确性。肝穿刺的病理诊断存在一定的假阴性率，阴性结果不能完全排除肝癌的可能。

影像学 HCC 诊断

对于肝细胞癌（HCC），是否需要活检明确诊断呢？有相关文献报道，在 118 例 CT 和 MRI 提示为 HCC 的病人中，仅有 74 例（63%）被病理诊断为 HCC，因此病理诊断在 HCC 的诊断中有非常重要的位置，尤其在基层医院缺乏 MRI、普美显等技术，病理诊断显得尤为重要。

肝穿刺严重并发症的危险性

图 7-8-4 是一篇 68 273 例患者肝穿刺并发症报道的相关数据，出现严重并发症的概率为 0.2%，其中有 3 例死亡（3/68 273）。这是目前关于肝穿刺严重并发症的最大样本统计。

COMPLICATIONS FOLLOWING PERCUTANEOUS LIVER BIOPSY IN RELATION TO THE TYPE OF NEEDLE

Complications	Menghini's needle		Trucut needle		Vim–Silverman needle		Total	
	(60 611 biopsies)		(7 372 biopsies)		(293 biopsies)		(68 276 biopsies)	
	No.	‰	No.	‰	No.	‰	No.	‰
Haemoperitoneum	15[a]	0.25	7[a]	0.95			22	0.32
Intrahepatic haematoma	3	0.05	1	0.14			4	0.059
Haemobilia	3	0.05	1	0.14			4	0.059
Haemothorax	9	0.15	3	0.41			12	0.18
Pleural effusion	13	0.21	1	0.14			14	0.21
Pneumothorax	18	0.30	6	0.81			24	0.35
Lung puncture	1	0.016					1	0.014
Colon puncture	2	0.033	1	0.14			3	0.044
Kidney puncture	2	0.033					2	0.029
Gallbladder puncture	8	0.13					8	0.117
Subcutaneous emphysema	1	0.016					1	0.014
Biliary peritonitis	10	0.16	4	0.54	1	3.4	15	0.22
Sepsis	6	0.099					6	0.088
Shock	23	0.38	2	0.27			25	0.37
Reaction to anesthetic	2	0.033					2	0.029
Breaking of needle	4	0.066					4	0.059
Total	120	2.0	26	3.5	1	3.4	147	2.2

[a] Three of these patients died.

图 7-8-4　肝穿刺严重并发症的样本统计

针道种植的危险性

一篇来自我国台湾的报道中，作者统计了将近 10 年 18 227 例 HCC 患者肝穿刺的结果，发现有 22（0. 13%）例发生了针道种植。

第九节　不明物质锁定“元凶”

病例分享

你知道图 7-9-1 中两个圆形的物质是什么吗？这张图是一个 60 岁男性病人的肝组织病理图片。这个病人有嗜酒史 20 年，每日饮酒约 250 mL，去年出现过一次肝功能的急剧恶化，黄疸 TBIL 为 250 U/L（正常为 17 U/L），ALT 上升到 400 U/L 左右（正常为 40 U/L），后在我院检查确诊为急性戊型肝炎，经过我们治疗，病人彻底治愈出院。

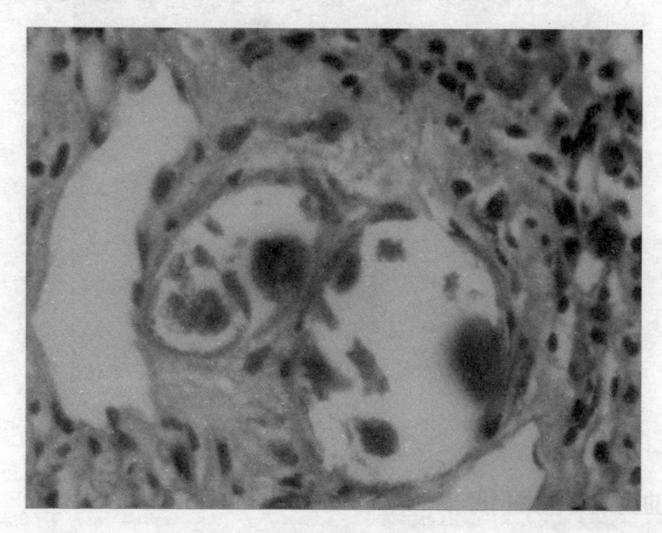

图 7-9-1 肝组织切片 HE 染色

近半个月来，该病人再次出现乏力等不适，检查肝功能 ALT 水平等又出现升高，那这次肝脏损伤的原因是什么呢？我们知道，急性戊肝为一过性感染，虽然近年来有慢性戊肝相关报道，但慢性戊肝多发生在艾滋病、恶性肿瘤等免疫功能低下的患者身上，显然不能用慢性戊肝解释这次病变，那么病人有明确的嗜酒史，而且其饮酒量与时间均符合我国酒精性肝病的诊断标准，是否可能为酒精性肝病呢？但酒精性肝病的诊断仍需要病理支持，因此做肝穿刺组织学检查以进一步判断。

病理解读：汇管区见肉芽肿病变，并见两个卵圆形钙化结构（图 7-9-2）。那这两个不明物质是什么？经病理医师的确认，这两个卵圆形物质原来是血吸虫卵。锁定病因，追问病史，病人既往有血吸虫病史，于是诊断为血吸虫肝病。

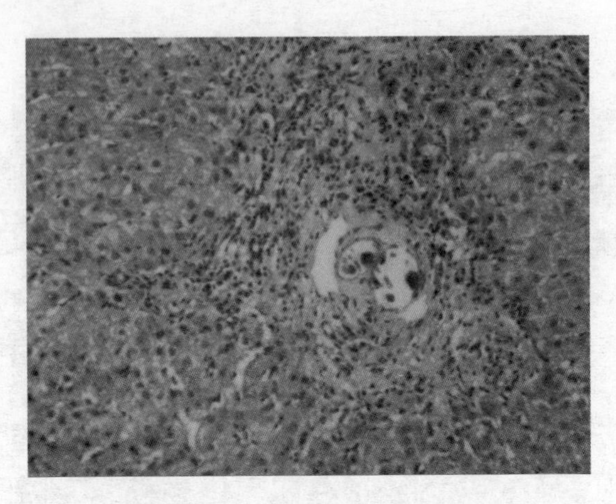

图 7-9-2 肝组织切片 HE 染色

血吸虫性肝病

血吸虫性肝病（schistosomiasis japonca）是日本血吸虫寄生在门静脉系统所引起的疾病，由皮肤接触含尾蚴的疫水而感染，主要病变为肝与结肠有由虫卵引起的肉芽肿。急性期有发热、肝大与压痛、腹泻或排脓血便、血中嗜酸粒细胞显著增多等特征。慢性期以肝脾肿大为主。晚期则以门静脉周围纤维化为主，可发展为门静脉高压症，巨脾与腹水。

血吸虫肝病对我们来说并不陌生，甚至可以说是常见病，但近年来血吸虫肝病的急性病变已经很少见，尤其在肝脏病理图谱能见到血吸虫卵的情况已经很少了。

第十节 晚期血吸虫肝病的 CT 及病理表现

病例分享

男，75 岁，30 年前有 3 次血吸虫治疗史，1 个月前患者在无明显诱因情况下出现乏力不适、疲乏倦怠，以两下肢为主，上腹部胀，进食后无腹痛、腹泻不适，进食量减为平时的一半左右，肝功能指标明显异常，腹部 CT 示肝硬化、腹水。门诊拟诊“肝硬化失代偿”收住入院。病人入院后做常规病毒性肝炎标志物及自身抗体等检查，均呈阴性。CT 扫描结果如图 7-10-1、图 7-10-2 所示。

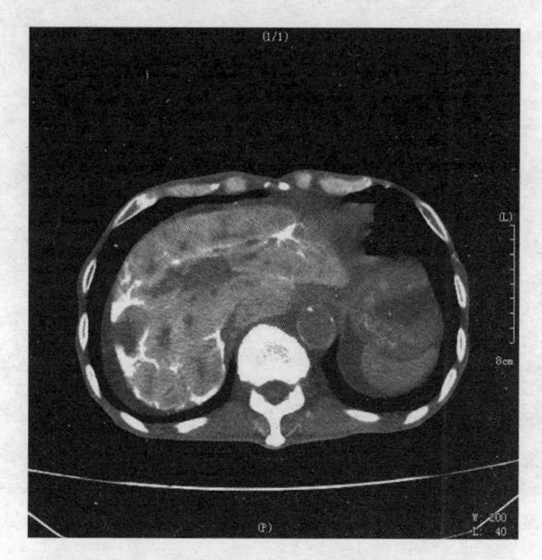

图 7-10-1　腹部 CT 扫描结果（一）

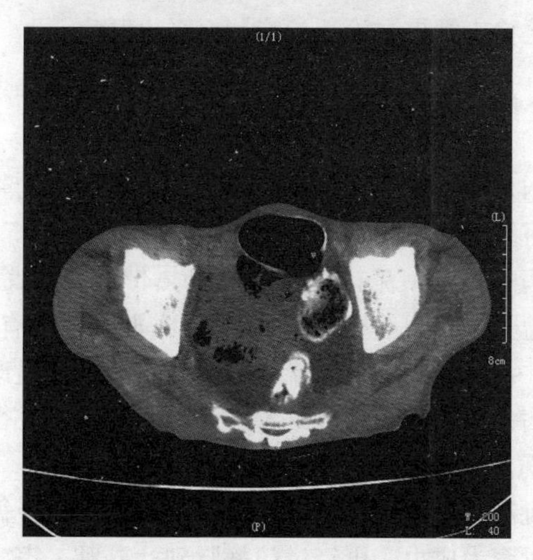

图 7-10-2　腹部 CT 扫描结果（二）

病人平扫 CT 显示“地图肝”，肝内钙化、肝包膜钙化及门脉系统钙化，腹壁、结肠、直肠等也见钙化。为了进一步诊断，做肝穿刺病理检查，结果见图 7-10-3。

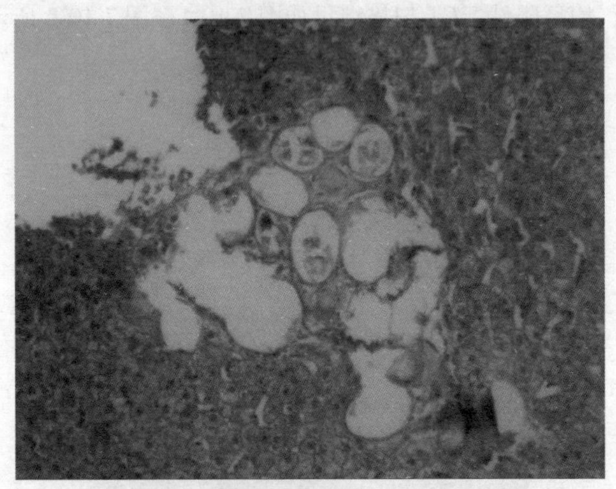

大量血吸虫卵钙化沉积在汇管区，线样纤维化，无肝脏再生结节，无假小叶

图 7-10-3　肝组织切片 Masson 染色

根据上述检查结果，诊断为晚期血吸虫肝病。

血吸虫病

血吸虫病是一种广泛流行、严重危害人类生命的寄生虫病。根据世界卫生组织统计，血吸虫病是地理分布范围最广的疾病之一，居水传播疾病的首位，流行于热带和亚热带地区，大约共有 76 个国家与地区遭受侵犯，约有 2. 07 亿感染人群，另外有 7. 79 亿人受到感染威胁。我国血吸虫病的流行情况虽较之前明显改善，但是仍有较高的患病人数，其中湖区 5 省（江苏、安徽、江西、湖北、湖南）血吸虫病例数占我国血吸虫病总例数的 98. 33%。血吸虫肝病的主要发病机制是血吸虫尾蚴穿过人体皮肤，经血液循环到达肠系膜下静脉内发育为成虫，再经过门静脉到达肝脏，寄生在门静脉系统，故门静脉高压出现较早，易引起上消化道大出血，虫卵在汇管区沉积，导致局部组织出现缺血和炎症。随着虫卵肉芽肿的形成，肝组织发生纤维化，血吸虫肝病晚期可引起肝硬化和肝癌。

慢性血吸虫肝病 CT 表现

慢性血吸虫肝病 CT 表现可归纳为直接征象、间接征象及并发症。直接征象：肝内钙化、肝包膜钙化及门脉系统钙化。肝内钙化为晚期血吸虫病肝硬化的基本病理和影像学特征，是诊断的主要依据。血吸虫尾蚴穿过人体皮肤后侵入静脉，经右心、肺循环和体循环，到达腹部脏器，经过毛细血管到肠系膜下静脉内发育为成虫，成虫产生大量虫卵，随血液经门静脉系统到达肝脏，主要在肝脏的汇管内沉积，在各器官内产生组织反应。虫卵毒素可引起组织坏死和急性炎症反应，虫卵积存处常可发生血管内膜炎。随着虫卵的死亡，刺激周围形成肉芽组织包绕的“假结核”结节，逐渐转变为结缔组织和纤维瘢痕组织，继而虫卵发生退化直至钙化。多数文献对肝脏钙化的 CT 表现描述为分隔状钙化、不定型钙化（蟹足状钙化）及包膜钙化，与本病例出现的钙化类型大致相同。

间接征象：反复发生大量的虫卵结节形成和纤维组织增生，导致一系列肝硬化征象出现，如不同程度的肝脏增大或缩小、肝裂增宽、肝叶比例失调、肝脏密度增高或降低、脾脏增大，以及门静脉、脾静脉、胃周静脉扩张和腹水等。

血吸虫病的病理表现

血吸虫肝病患者的肝脏常常增大，呈结节样变，在标本面可以看到典型的门脉性纤维化，即众所周知的干线型纤维化或西莫斯纤维化。随着疾病的进展，由于对抗虫卵在组织中沉积而产生的炎症和纤维化程度不同，血吸虫病表现出不同的组织学特点；成虫引起损伤。一般而言，感染分活动期和非活动期。活动期的特点是强烈的炎症反应；非活动期的特点是炎症反应减轻、纤维化和虫卵钙化增加。

慢性血吸虫病伴有典型的虫卵肉芽肿反应，存在于肉芽肿和纤维化区域内，数量不一。肉芽肿中含丰富的嗜酸粒细胞、虫卵和虫卵碎片。随着疾病的进展，纤维化、巨噬细胞和巨细胞越来越多。少数病变可以仅仅显示纤维化和钙化的虫卵，而几乎没有炎症反应。最终汇管区扩大、硬化，纤维间隔连接相邻的汇管区，同时肝窦纤维化。随着纤维化进展，虫卵就会逐渐减少。肉芽肿和纤维化也会影响门脉分支引起静脉炎、硬化和血栓形成。最终门静脉闭塞和破坏，随后出现肝动脉分支增生。血吸虫性色素在巨噬细胞内积累也是一个有助于诊断的表现。病理表现为完整的颗粒状、黑棕色和双折光物质，也被认为是虫卵消化宿主红细胞后释放的血红蛋白衍生物。血吸虫卵表现出不同程度的抗酸性，不同种类的虫卵的形态学和染色结果不一样，钙化虫卵 HE 染色一般呈蓝黑色或者黑色的无定性物质。

参考文献

1. 张洪，孟令平．血吸虫肝病 MRI 研究进展［J］．国际医学放射学杂志，2015，38（9）：438－441.

2. 张有益，罗新，冯军，等．慢性血吸虫肝病的 CT 表现［J］．实用放射学杂志，2006，22（4）：505－507.

3. 杨文广，汪海滔，牛雪花，等．晚期血吸虫肝硬化并发肝癌的临床及 CT 影像特征［J］．临床荟萃，2013，28（8）：923－926.

致谢：影像方面得到北京佑安影像宋文艳教授的指导，病理方面得到广州金域病理张继平教授的指导！

第八章

日常生活与肝脏健康

第一节 修脚也会得乙肝

修脚属民间传统技术，主要是修除厚甲、嵌甲、脚垫（胼胝）、鸡眼及后跟死皮等常见足部问题。修脚在中国有很久的历史，深受大众的喜爱。修脚与中医的针灸、按摩并称为中国的“三大国术”。

但现行修脚最大的问题是一刀多人、共用刀具。受工具限制做不到对刀进行很好的消毒，更做不到一人一刀，但没有消毒的刀或者消毒不严格的刀直接作用于人体皮肤与角质层，稍有不慎还会因刺伤而感染疾病。

病例分享

王先生，34 岁，已婚，江苏镇江人，因“乏力、食欲缺乏、尿黄 3 天”入院。病史特点如下：(1) 患者，青年男性，无肝炎病史，有修脚的爱好，最近一次修脚为半个月前，无输血史及血制品使用史。(2) 患者 3 天前无诱因下突发全身乏力，活动后显著，胃纳减少，为原来的 1/3，尿黄如茶色，无恶心、呕吐，无反酸、嗳气，无腹胀、腹痛、腹泻，无呕血、黑便等症状，1 日前就诊于丹徒区人民医院，查肝功能，TBIL 为 78. 40 μmol/L，DBIL 为 57. 30 μmol/L，IBIL 为 21. 10 μmol/L，ALT 为 944. 6 U/L，AST 为 1 219. 0 U/L，GGT 为 673. 0 U/L。B 超示轻度脂肪肝，来我院就诊，门诊拟诊“肝损待查”收住入院进一步诊治。此次病程中患者无畏寒、发热，无胸闷、心悸，无意识行为异常，无进行性消瘦等症状，目前患者精神、睡眠一般，大便如常。(3) 患者有饮白酒史 5 年，每日酒精摄入量约 80 g。(4) 查体：体温为 36. 7 ℃，心率为 78 次/分，血压为 123/91 mmHg，神清，精神一般，各浅表淋巴结无肿大，皮肤巩膜黄染，无肝掌、蜘蛛痣，口唇不绀，两肺呼吸音清，未闻及干湿性啰音，心率为 78 次/分，律齐，腹软，无压痛，肝脾肋下未及。

从病人入院后第三天乙肝“二对半”的检查单（表 8-1-1）可

以看出，病人不是常见的“大三阳”“小三阳”，而是出现了抗原抗体均阳性的情况，其实这是急性乙肝感染的血清学特点，乙肝的抗原水平出现下降，而抗体尤其抗 HBs 的出现是急性感染的最直接证据。

表 8-1-1　乙肝五项检查结果（第一次）

指标	数值	结果	单位	正常范围
游离三碘甲状腺原氨酸	5.21		μmol/L	3.1 ~ 6.8
游离甲状腺素	19.43		μmol/L	12 ~ 22
糖类抗原 125	15.09		U/mL	0 ~ 35
糖类抗原 15 – 3	15.08		U/mL	0 ~ 25
糖类抗原 19 – 9	18.23		U/mL	0 ~ 34
糖类抗原 72 – 4	1.56		U/mL	0 ~ 8.2
乙肝表面抗原	71.59	H	COI	0 ~ 1
乙肝表面抗体	509.9	H	IU/L	0 ~ 10
乙肝 e 抗原	31.43	H	COI	0 ~ 1
乙肝 e 抗体	0.203	L	COI	>1
乙肝核心抗体Ⅱ	0.007	L	COI	>1

仅仅过了 5 天，乙肝“二对半”里的 s、e 抗原全部消失，而仅有抗体阳性（表 8-1-2）。

表 8-1-2　乙肝五项检查结果（第二次）

指标	数值	结果	单位	正常范围
乙肝表面抗原	0.667		COI	0 ~ 1
乙肝表面抗体	361.4	H	IU/L	0 ~ 10
乙肝 e 抗原	0.180		COI	0 ~ 1
乙肝 e 抗体	0.106	L	COI	>1
乙肝核心抗体Ⅱ	0.007	L	COI	>1

HBV 的传播途径

HBV 主要经血液、母婴及性接触传播。由于对献血员实施严格的 HBsAg 和 HBV DNA 筛查，经输血或血液制品引起的 HBV 感染已较少发生；经破损的皮肤或黏膜传播主要是由于使用未经严格消毒的医疗器械和侵入性诊疗操作不安全注射特别是注射毒品等；其他如修足、文身、扎耳环孔、医务人员工作中的意外暴露、共用剃须刀和牙刷等也可传播。

HBV 的血清学特征

成人感染 HBV 后最早 1 ~ 2 周，最迟 11 ~ 12 周血液中首先出现 HBsAg。急性自限性 HBV 感染时血液中 HBsAg 大多持续 1 ~ 6 周，最长可达 20 周。在无症状携带者和慢性患者中 HBsAg 可持续存在多年，甚至终身存在。HBsAg 本身只有抗原性，无传染性。抗 HBs 是一种保护性抗体，在急性感染后期，HBsAg 转阴后一段时间开始出现，在 6 ~ 12 个月内逐步上升至高峰，可持续多年，但滴度会逐步下降。约一半病例的抗 HBs 在 HBsAg 转阴后数月才可检出，少部分病例 HBsAg 转阴后始终不产生抗 HBs。

第二节 文身为什么会得丙肝?

笔者曾撰写科普文《文眉可以传染丙肝》，得到了广泛传播。在我门诊日，又发现一位少女因为文身而患丙肝，近一月来，这已经是我遇到的第 3 例因文身、文眉感染的病例，均为 20 岁左右青年，可见这些美容途径导致感染病毒并不是偶然事件。

美国纽约大学朗格医学中心研究人员在 2004—2006 年，对纽约三家医院门诊接诊的近 2 000 人进行了有关文身与丙肝状况的调查。结果发现，34% 的丙肝患者身上有文身，而没有患丙肝的人群中，有文身者比例仅为 12% 。在考虑到丙肝的主要风险因素之后发现，丙肝患者中，有文身者所占比例是常人的 4 倍。新研究负责人弗里茨弗朗索瓦博士表示，文身本身可能是构成丙肝的一大风险因素，而且其危险潜伏期可能长达数年。

丙型肝炎，即人们常说的“丙肝”，是一种较常见的病毒性肝炎，由丙肝病毒（HCV）感染所致。主要通过输血、血制品、血液透析、器官移植及经消毒不严格的注射器、输液器、医疗器械传播；垂直（宫内）传播、母婴传播也是丙肝的重要传播途径；丙肝还可以通过性接触、家庭生活密切接触而传播。丙肝的特点是极易慢性化、肝硬化，肝癌发生率高，是西方主要的病毒性肝炎，我国的丙肝大多是由早些年的职业献血和输血而导致的传播。

以往少见的传播途径包括皮肤损伤、文身、共用剃刀和牙刷等。但正是这些少见的传染途径使近年来丙肝的发病率有所增高。据报道，中国沿海地区、台湾、香港等地患丙肝的人最近有增多的趋势，且患病者普遍较年轻，高度怀疑是由青少年穿耳洞、文身人数增加引起的。

丙肝和其他各种病毒性肝炎相比较，其主要特点是症状隐匿，感染患者无任何不适，少数病人会因为体检等发现肝功能轻度异常而就医，但医生一定要予抗 HCV、HCV RNA 这两项检查才能判定。建议所有具有文身、文眉、打耳洞、搓脚等感染途径的人，至少做一次上述检查以排除丙肝感染的可能。

第三节　茶也可能是不明原因肝损的病因！

茶

茶是数十亿人消费的一种通用饮料。千百年来享誉世界，它的香气、味道被认为是有益于健康的。茶分发酵与非发酵，简单分为红茶（完全发酵）、乌龙茶（部分发酵）、茶（半发酵）和绿茶（未发酵）。生产红茶时，茶叶可以晾干 20 小时左右，再经过碾压，在潮湿的空气中发酵，然后干燥。乌龙茶、白茶只是部分发酵。红茶是最主要消费的茶叶，占全球消费的 80%。绿茶主要消费人群在中国和日本，茶叶中除了甲基黄嘌呤生物碱（咖啡因、茶碱、可可碱），多酚被认为是茶叶的主要生物活性分子（占茶叶总干量的 30%），其中儿茶素是最多的，因此被认为是占大多数的生物活性物质。儿茶素已被证明是茶抗氧化剂的基础，被认为对癌症、心血管、神经系统疾病等有益。在过去的十年中，茶叶特别是绿茶的消费量因其对健康的益处而大幅增加。但它所谓的减肥、预防心脑血管疾病、抗癌等作用还需要真正的医学证据。

茶与肝损伤

近年来不断有文献报道，茶可能是很多不明肝损伤的原因。Gabriela Mazzanti 回顾了 2008 年年底到 2015 年 3 月发表的与绿茶相关提取物相关的肝脏不良反应。在没有任何语言限制的情况下，对 PubMed、MedlinePlus、Scopus 和 Google Scholar 数据库中的资料进行了系统的研究。此外，还查阅了一些有关药物警戒或植物警戒的可访问数据库。使用 CIOMS/RUCAM 评分进行因果关系评估。该文报告了 19 例与食用含有绿茶的中草药产品有关的肝毒性病例，其中女性 16 例肝损伤通常归类为肝细胞（16/19）。中药制剂的消耗量与肝损反应之间的因果关系评价有 8 例，在 7 个病例中，患者使用仅含绿茶的制剂，而 12 个病人涉及服用多组分制剂（MC）的患者。绿茶导致的肝毒性潜伏期一般较长（179. 1 ± 58. 95 天），但能有效消退，恢复时间为 64. 6 ± 17. 78 天。相反，混合制剂所致的肝损伤潜伏期较短（44. 7 ± 13. 85 天），4 例病人因为严重肝损需要肝移植，当出现消退时，恢复时间较长（118. 9 ± 38. 79 天）。混合制剂含有许多其他成分，其中有许多可能会引起肝损伤的成分，因此很难将毒性归因于一种特定的成分。该文章认为目前的数据证实了绿茶存在一定的安全隐患，即使考虑到该补充剂的大量使用，但报告的肝反应数量仍然很低。

草药和膳食补充剂（HDS）在世界各地的应用及其引起的肝损伤越来越多见。HDS 是在美国和欧洲国家常用的一个概念，泛指任何可能导致肝损伤的补充剂，主要有三类：（1）天然草本或植物类补充剂及其制剂；（2）维生素、矿物质、氨基酸和蛋白质等食品补充剂；（3）含有蛋白同化甾类、能增强体能和健美效果的补充剂，这些违禁品一般经由化学途径合成。HDS 通常不需按照正规药品的要求进行研发和审批，不需要严格的药效学和毒理学评估，主观上被认为对人体无毒，但实际上其安全性和疗效常不明确。

2006 年以来已有 50 多份文献报道绿茶及其提取物可引起急性黄疸型肝炎。在美国关于药物性肝损的前瞻性研究中，送检 97 份肝损伤相关的草药产品，有 49 份检出提示来源于绿茶提取物的儿茶素（catechins），其中 29 份产品并未标注含有儿茶素。绿茶相关的肝损伤具有典型的急性肝细胞性损伤伴黄疸，在应用这类产品后 1 ~ 3 个月内发病，通常呈自限性，但据报道约有 10% 的病例呈致命性。

绿茶肝毒性的机制尚不清楚，患者的体质可能是主导因素。应劝阻患者使用含有复杂混合物的中草药或膳食补充剂，并应鼓励患者在卫生保健专业人员的监督下使用草药和膳食补充剂。

笔者提示：虽然有使用绿茶及其制品肝损的报道，其机制被推测仍属于特异体质性，不具有普遍性，但尚没有足够证据证实每天饮用绿茶是不安全的，目前关于绿茶引起的肝损报道中，复合制剂报道较多，比如有的复合制剂含儿茶素高达 95%，这些产品本身已经不能称之为绿茶。

参考文献

1. Gabriela Mazzanti. Hepatotoxicity of green tea：an update［J］. Arch Toxicol，2015，89（8）：1175 – 1191.

2. 于乐成. 草药和膳食补充剂相关肝损伤的研究现状及展望［J］. 肝脏，2017，22（4）：296 – 300.

第四节　黄疸要引起重视吗？胆红素高是什么原因？

笔者每天看得最多的检验单就是肝功能检验单。肝功能中有一个非常重要的指标就是胆红素，胆红素高了，一个非常明显的临床表现就是黄疸，简单讲就是皮肤黄了，在医学描述上又有皮肤、黏膜、巩膜黄染或者黄疸，是一个医学上非常常见的疾病症状，那是不是黄疸都是疾病？是不是出现黄疸都能够被发现？下面简单聊聊黄疸的问题，希望对你有帮助。

胆红素的产生

胆红素的前身其实是衰老的红细胞，红细胞的寿命平均为 120 天，红细胞破坏后分解成血色素，在体内氧化系统下生成胆红素，然后入血。胆红素本身具有一定的毒性，先是胆红素和白蛋白结合呈间接胆红素的状态运输，进入肝脏后被代谢成直接胆红素（葡萄糖醛酸胆红素）进入胆囊（这里重点提醒：胆囊是胆红素的“仓库”，是储存的场所，定时随着进食排泄入肠，帮助消化食物，常不吃早餐的人，胆汁会在胆囊停留时间过长而促进胆石症的发生）。胆红素进入肠道脱掉葡萄糖醛酸再次生成胆红素，胆红素生成胆素原，这是粪便的主要颜色，大便呈黄色是正常的，呈白色才是疾病的表现。还有一部分肠道的胆素原会再次进入肝脏、肠肝循环，少部分在血液中随尿排出，所以正常的尿液其实也是黄色的，尤其是清晨的第一次尿液，白天随着水分的摄入，尿量增加，尿色会逐渐变清亮。这是一个非常简单的胆红素在人体的产生、循环、排泄过程，在这个过程中，任何一个系统出了问题，都会表现出黄疸。

黄疸的产生

黄疸是指由于血液中胆红素升高引起肉眼所见的皮肤或黏膜发黄。人眼对黄色的分辨率其实不高，一般肉眼看到的黄疸，胆红素要大于 34.2 μmol/L 才能被区别，这还需要非常专业的眼睛，比如我们肝科医生每天看很多黄疸病人训练出来的眼睛，并且一定要在自然光下看巩膜。由于正常巩膜为白色，出现黄疸易于分辨，大于 34.2 μmol/L 我们称之为显性黄疸，17.1 ~ 34.2 μmol/L 为隐性黄疸，肉眼没法区别，所以一般人能看到自己或者别人的黄疸时，血液中应该已经出现了非常高的胆红素，一般不会低于 50 μmol/L。

所以肉眼看到的黄疸应该都是疾病的表现，只是有的疾病对人体伤害小或者没伤害，可以说不要紧，但大多数情况下，黄疸是严重疾病的后果。

黄疸疾病的简单分类

肝功能中有三个指标是反映胆红素代谢的指标：总胆红素、直接胆红素、间接胆红素。它们的正常值范围是：总胆红素 1.71 ~ 21 μmol/L（0.1 ~ 1.0 mg/dL）；直接胆红素 0 ~ 7.32 μmol/L（0 ~ 0.2 mg/dL）；间接胆红素 0 ~ 13.68 μmol/L（0 ~ 0.8 mg/dL）。看黄疸一定要结合这三个指标一起看，通过这三个指标可以对黄疸进行简单分类。如直接胆红素若大于55%的总胆红素，要考虑梗阻性黄疸的可能，介于35% ~ 55%一般为肝细胞型黄疸，重点考虑原发性肝脏疾病，而直接胆红素小于35%的总胆红素，重点要考虑溶血性黄疸的可能。虽然这种分类简单，医生诊断黄疸疾病时并不会过分依赖这个简单指标，但它仍有非常重要的价值，肝科医生会综合这个分类进行病情分析。

梗阻型黄疸

梗阻型黄疸是由于胆红素排泄过程中发生疾病而出现的胆红素升高，由上面介绍简单分析可以得出，这类疾病导致的黄疸为直接胆红素升高，大便会呈白陶土样，这是由于病变发生在肠道以前，胆红素未经过肠道排泄而导致，像胆石症、胆道肿瘤、肝脏肿瘤、胰腺肿瘤等均可出现这种黄疸。良性病变反而会出现非常严重的症状，如胆石症会表现为黄疸、高热、腹痛等非常严重的症状，而无痛性黄疸反而是疾病严重的表现，如胆囊癌、胰腺癌、胆管细胞癌等，这些疾病患者出现黄疸时，意味着疾病已到晚期。

肝源性黄疸

由于胆红素代谢是在肝脏发生，所以肝脏出现疾病会表现为黄疸，肝脏疾病的黄疸特点是混合型，直接胆红素、间接胆红素均会升高，各种肝脏疾病均可以导致黄疸，酒精肝、药物肝、病毒性肝炎、免疫性肝炎等肝脏疾病不一定会出现黄疸，但出现黄疸是病情加重的表现。从病理上分析，出现黄疸时肝细胞一般均有坏死，而单纯出现转氨酶升高时，肝组织学可能仅表现为炎症及肝细胞的水肿。肝衰竭的最主要的诊断标准就是总胆红素大于171 μmol/L。所以如果原有慢性乙肝、丙肝、酒精肝、肝硬化等基础疾病，出现黄疸则意味着病情已恶化。

溶血性黄疸

胆红素来自被破坏的红细胞，红细胞的大量破坏会导致胆红素的升高，主要是间接胆红素的升高。很多溶血性疾病都会导致黄疸，比如蚕豆病患者食用生蚕豆会诱发溶血，与葡萄糖-6-磷酸脱氢酶（G6PD）缺乏有关。这种黄疸一般伴有贫血等表现，而肝功能指标转氨酶水平是正常的，B超、CT等检查也无梗阻性发现。

遗传代谢性黄疸

胆红素代谢非常复杂，在肝细胞膜上的毛细胆管上分布着很多蛋白，都参与了胆红素的搬运、代谢，这些蛋白的异常表达均会导致黄疸高，以前将这类黄疸称之为体质性黄疸，现在随着测序技术的发展，外显子测序变得非常简便，很多体质性黄疸都是由于遗传代谢性肝病，如以间接胆红素升高为主的Gilbert综合征、以直接胆红素升高为主的Dubin-Johnson综合征等，这些疾病虽然无特效治疗方法，但对人体的伤害轻微，即使不对症治疗也不影响寿命。当然，严重的部分病人需要肝移植，如Dubin-Johnson综合征患者。

胆红素升高的其他原因

很多人健康体检会发现胆红素轻度升高，大多以间接胆红素升高为主，小于34.2 μmol/L，这与检验人员在采血过程中以及机器分析过程中造成的红细胞破坏等都有一定关系，可以不必在意，如果经两次及以上检查胆红素仍然升高或者进行性升高，则可能是疾病的表现。

第五节 吸烟会增加慢性乙肝致肝癌风险吗?

吸烟是导致人体多种癌症的危险因素，尤其肺癌死亡人群中85%与吸烟有关。笔者曾经介绍过一篇文章《吸烟与肝细胞癌相关吗》，探讨吸烟与肝癌的关系，有兴趣的读者可以搜索全文阅读，这里简要描述。这是关于流行病学的系统性荟萃分析的文章，研究来自81个不同国家的吸烟人群与不吸烟人群肝细胞癌的发生率差异，结果发现，吸烟者肝细胞癌的发生率是不吸烟者的1.55倍，重度吸烟者（当然这里各个研究的定义相差很大，有的定义为超过一包一天，有的则定义为一年一条）肝细胞癌的发生率是不吸烟者的1.99倍。显然，吸烟是肝细胞癌的危险因素。这是研究的科学结论，是对整体大量人口研究统计的结果，但不可否认，对于一个正常肝脏，单纯吸烟导致肝细胞癌的病例是罕见的，因此，对大众而言，饮酒伤肝易接受，吸烟伤肝难普及!

这里再介绍一个新的研究，是研究吸烟是否增加慢性乙肝感染者、酒精性肝病、非酒精性脂肪肝患者的肝细胞癌风险的问题。

这份研究来自我国台湾，共4 831例男性慢性乙肝病毒感染者。年龄在30岁以上，病例来自两个独立的大型队列研究，一个是“政府职员中心诊所”（GECC），2 903位男性慢性乙肝感染者，表面抗原阳性病史资料来自1989—1992年每年的免费职员体查，还有一个队列是来自长庚纪念医院（CGMH），在1988年到1991年常规体检的数据，共1 938位男性乙肝患者。由于在中国女性吸烟仍是少数，所以未列入女性。纳入的标准是：（1）之前无肝细胞癌证据；（2）留有足够的血样可以检测HBV DNA；（3）无抗病毒治疗史。他们的乙肝血清学标记数据［包括乙肝e抗原（HBeAg）、病毒载量和HBV基因型］均可在基线，使我们能够控制调解分析中的混淆。在1 465名受试者中，随访至2010年12月31日期间累计发生肝癌209例。

参考文献

1. Abdel-Rahman O, Helbling D, Schob O, et al. Cigarette smoking as a risk factor for the development of and mortality from hepatocellular carcinoma: an updated systematic review of 81 epidemiological studies [J]. J Evid Based Med, 2017, 10 (4): 245-254.

第六节　再说黄曲霉素

黄曲霉素

黄曲霉素也称作黄曲毒素（aflatoxin），是一种有强烈生物毒性的化合物，是目前为止最强的致癌物质。黄曲毒素会致癌，其致癌能力比六氯环己烷强1万倍，比苯并芘强4 000倍。黄曲霉素加热至280 ℃以上才开始分解，所以一般的加热不易破坏其结构。进入体内后，黄曲毒素主要在肝脏内代谢，产生活性环氧化中间产物或羟基化，最终生成毒性较低的黄曲毒素M1。

黄曲毒素主要有B1、B2、G1与G2等几种，其中以B1的毒性最强，是砒霜的68倍，是氰化钾（KCN）的10倍。大米储存不当，极容易发霉变黄，产生黄曲毒素。黄曲毒素与肝癌有密切关系，还会引起组织失血、厌食等症状。

自然界中，至少存在14种黄曲毒素。其中，黄曲毒素B1的毒性最强，黄曲霉及寄生曲霉均可产生黄曲霉素B1。黄曲毒素G1及G2仅由寄生曲霉产生。虽然曲霉菌出现在食物中并不一定意味着存在达到有害剂量的黄曲毒素，但是其在消化过程中确有显而易见的危险。黄曲毒素M1及M2最早在饲喂霉烂谷粒的奶牛所产生奶中被发现，它们是其他黄曲毒素在动物肝脏中转变的产物。然而，黄曲毒素 M1 亦在寄生曲霉的发酵培养基中被发现。

酱油、酱等中含黄曲霉素吗?

在制作酱油、酱等的酿造厂中所用的黄曲霉、米曲霉等发酵菌种都是经过挑选的，证明不产生黄曲霉素的菌种才能被使用。酿造过程中品控好、没有杂菌污染时，发酵本身并不会产生新的黄曲霉素。这是因为发酵使用的并非黄曲霉，而是不产生毒素的米曲霉（Aspergillus oryzae）、酱油曲霉（A. sojae）和黑曲霉（A. niger）等。但是，原材料污染所产生的黄曲霉素是不可避免的。所以酱油生产，只能控制最终产品的黄曲霉素含量在食品安全标准范围之内。主要还是应该通过原材料的品控，结合加工工艺进行去除黄曲霉素，比如加热烘烤、活性炭吸附等。

自家做的酱含黄曲霉素吗?

在酿造厂生产的黄酱和酱油是安全的，不含有黄曲霉素。但家庭自制的黄酱和酱油中，由于利用了自然界中的黄曲霉，可能会混入一些产毒菌株，而产生黄曲霉素。因此为了安全起见，最好不要食用自制的黄酱及酱油，尤其在一些黄曲霉产毒菌株比较多的地区，自制的酱更不要食用。

大米中含黄曲霉素吗?

在这里科普一个学术研究结果，2011 年上海交通大学将上海市区内的散装粮食店、中型超市、大型超市和淘宝网店采购的苏北产大米和东北产大米作为受试样本进行对比研究，60 个受试样本中黄曲霉素 B1 含量的总体均值为 1.926 ppb，其中超过国家标准样本数为 2 个， 分别为购自散装店和中型超市的东北产大米；东北产大米的黄曲霉素含量均值高于苏北产大米，菜市场的散装粮食店大米中黄素霉素 B 含量均值最高，与大型超市购物来源的大米比较，差异有统计学意义，且存在1个不合格样品；大型超市的食品黄曲霉素B含量最低，其次为中型超市。

第七节　每天饮酒3两会怎么样？

病例分享

男性，35岁，最近单位体检查肝功能，结果转氨酶ALT明显升高，超过300 IU/L（正常不超过40 IU/L），到我院肝科门诊，做常规病毒性肝炎等检查，结果均呈阴性，自身抗体检查均正常。查B超，提示脂肪肝（图8-7-1），无其他病因提醒。询问其病史，病人有每天饮酒的习惯，每天约饮3两（3两约150 mL）白酒，已有5年历史。

[检查所见]
肝脏：右肋下斜径122 mm，左肝剑突下厚63 mm。肝区回声：密集增粗，回声逐层衰减。胆囊大小：57 mm×24 mm；液性暗区。胰头17 mm，胰体9 mm，脾长100 mm，脾门厚29 mm，肋下长0 mm。腹水：阴性。甲状腺左侧叶大小12 mm×14 mm，甲状腺右侧叶大小为13 mm×14 mm，峡部厚2.3 mm，两侧甲状腺大小正常，表面尚光滑，包膜完整，内部未见异常回声。CDFI：血流信号未见异常。
[印象]
脂肪肝，甲状腺未见异常。

图8-7-1　B超结果单

该病人体重为70 kg，身高为168 cm，体重指数为24.8 kg/m^2，算不上肥胖。那这个病人是非酒精性脂肪肝还是酒精性脂肪肝？治疗方案是减肥还是戒酒呢？

根据我国非酒精性脂肪肝诊疗指南，明确NAFLD的诊断须符合以下3项条件：（1）无饮酒史或饮酒含乙醇量每周小于140 g（女性饮酒量<70 g）；（2）排除病毒性肝炎、药物性肝病、全胃肠外营养、肝豆状核变性等可导致脂肪肝的特定疾病；（3）肝活检组

织符合脂肪性肝病的病理学诊断标准。

我国对酒精性肝病对酒精量的规定诊断标准如下：有长期饮酒史，一般超过5年，折合乙醇量男性≥40 g/d，女性≥20 g/d，或2周内有大量饮酒史，折合乙醇量>80 g/d。该病人每天饮酒3两，乙醇量(g) = 饮酒量(mL) × 乙醇含量(%) × 0.8 = 150 × 0.42 × 0.8 = 50.4 g。

为了检查肝功能异常是否有其他原因，做肝穿刺病理检查。

病理图谱（图8-7-2）见肝脏以3区病变为主，脂肪细胞变性，大泡性为主，肝细胞水肿、气球样变，小叶炎较重，肝纤维化窦周纤维化明显，可见Mallory酒精小体。

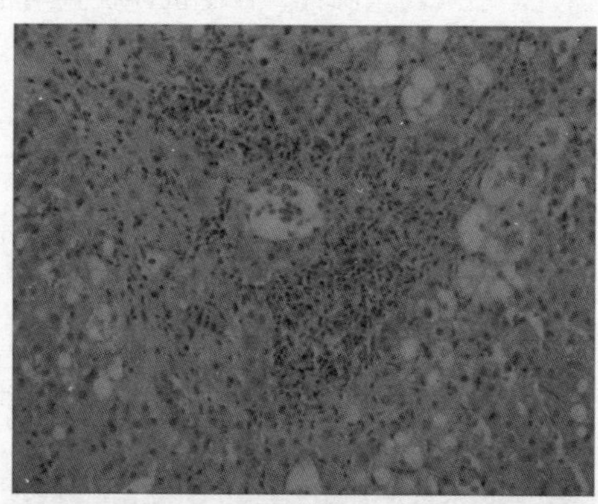

a.HE染色

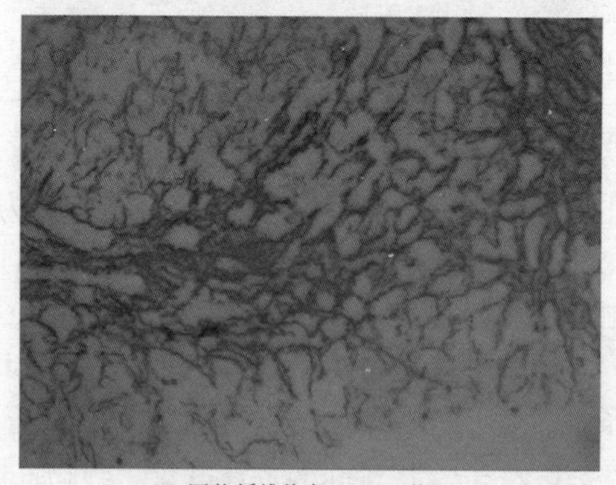

b.网状纤维染色(10×20倍)

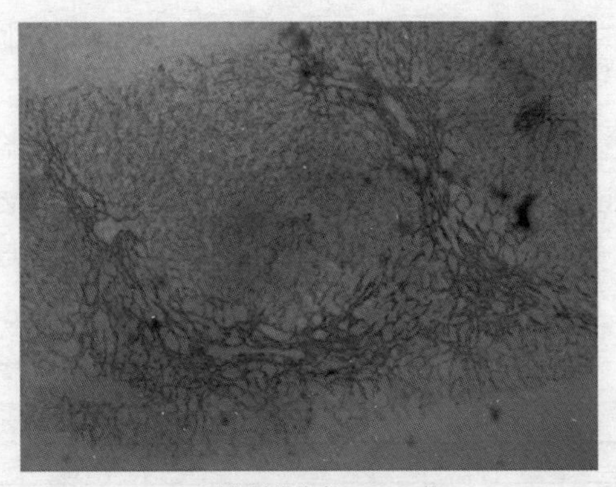

c.网状纤维染色(10×10倍)

图 8-7-2 病理图谱

我国酒精性肝炎和肝纤维化的病理标准

酒精性肝病病理学改变主要为大泡性或以大泡性为主伴小泡性的混合性肝细胞脂肪变性。依据病变肝组织是否伴有炎症反应和纤维化，可分为单纯性脂肪肝、酒精性肝炎、肝纤维化和肝硬化。酒精性肝病的病理学诊断报告应包括肝脂肪变程度（F0 ~ F4）、炎症程度（G0 ~ G4）、肝纤维化分级（S0 ~ S4）。

酒精性肝炎的肝脂肪变程度与单纯性脂肪肝一致，分为 4 度（F0 ~ F4），依据炎症程度分为 4 级（G0 ~ G4）。G0：无炎症；G1：腺泡 3 带呈现少数气球样肝细胞，腺泡内散在个别点灶状坏死和中央静脉周围炎；G2：腺泡 3 带呈现明显气球样肝细胞，腺泡内点灶状坏死增多，出现 Mallory 小体，门管区轻至中度炎症；G3：腺泡 3 带呈广泛的气球样肝细胞，腺泡内点灶状坏死明显，出现 Mallory 小体和凋亡小体，门管区中度炎症伴和（或）门管区周围炎症；G4：融合性坏死和（或）桥接坏死。

依据纤维化的范围和形态，将肝纤维化分为 4 期（S0 ~ S4）。S0：无纤维化；S1：腺泡 3 带呈局灶性或广泛的窦周/细胞周纤维化和中央静脉周围纤维化；S2：纤维化扩展到门管区，中央静脉周围呈硬化性玻璃样坏死，局灶性或广泛的门管区星芒状纤维化；

S3：腺泡内广泛纤维化，局灶性或广泛的桥接纤维化；S4：肝硬化。

综上所述，再结合病人ALT的升高，病人完全符合酒精性肝病的特点，考虑为G2S3期，从第三张病理图看出，其病情离肝硬化仅一步之遥。医嘱：戒酒并运动，改变生活习惯。经过治疗，病人肝功能已恢复正常（图8-7-3）。

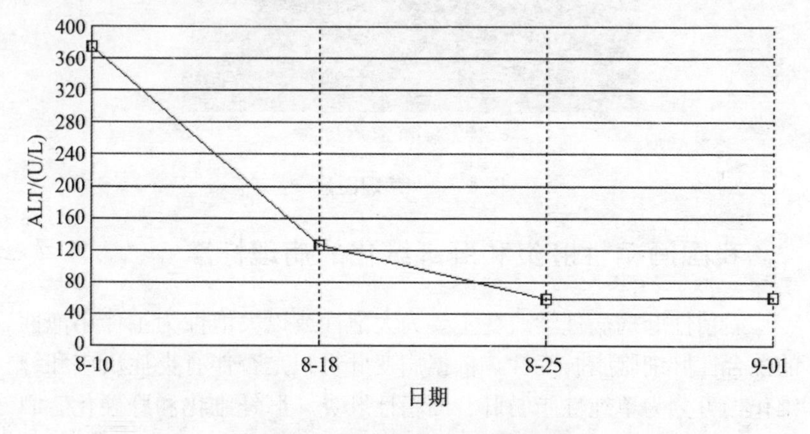

图8-7-3 谷丙转氨酶变化趋势图

第八节 真的有“解酒药”吗？

笔者长期从事肝病工作，在酒宴中常被人问及是否有解酒药，或者是否有可以增加酒量的药？

首先，我们需要了解酒精进入人体后如何代谢。酒精在人体内的分解代谢有三条途径：肝脏、皮肤和呼吸系统。其中，约95%的酒精通过肝脏的酶系统进行氧化代谢。解酒药就是增强肝脏酶系统的功能，起到分解酒精的作用。人体内若是具备，就能较快地分解酒精，中枢神经就较少受到酒精的作用。在人体中都存在乙醇脱氢酶，而且数量基本是相等的。但缺少乙醛脱氢酶的人就比较多。乙醛脱氢酶的缺少使酒精不能被完全分解为水和二氧化碳，而是以乙醛的形式继续留在体内，使人喝酒后产生恶心欲吐、昏迷不适等醉酒症状。因此，不善饮酒、酒量在合理标准以下的人，即属于乙醛脱氢酶数量不足或完全缺乏的人。对于善饮酒的人，如果饮酒过多、过快，超过了两种酶的分解能力，也会发生醉酒。一般人代谢酒精的能力平均值是 20 mg/（dL · h）。东亚大多是携带表达弱代谢型基因的人群，会因高乙醛蓄积导致脸红并增加心血管疾病发生的风险。还有小部分差异来自慢性饮酒的长期诱导，习惯性饮酒者酒精代谢速率大概为 36 mg/（dL · h）。酒精本身是两种代谢酶表达的诱导剂，同时也是其他许多药物代谢酶的诱导剂。

美他多辛

目前被认可具有促进乙醛脱氢酶能力的是一种叫作美他多辛的处方药，可降低血液中乙醇含量。体内乙醇主要经乙醇脱氢酶转化为乙醛，美他多辛可以起到促进酒精代谢的作用。

果糖

另外一种被西方医学认可的“解酒药”就是日常食物中常见的果糖。果糖以游离状态大量存在于水果的浆汁和蜂蜜中，蜂蜜中的果糖含量大概是 40%。有研究发现，按照酒精与果糖 1∶1 的比例摄入，酒精代谢能力大概提高 44.7%，这就是民间一般认为蜂蜜有助于缓解醉酒的原理。但是根据这一逻辑计算，日常成人醉酒摄入的平均酒精量为 75 mL，解酒所需要摄入的蜂蜜量是非常巨大的，至少需要摄入 148 g 蜂蜜，而人体消化道并不能完全吸收和耐受这个量级的蜂蜜摄入。

另外，应当注意的是，如阿司匹林、对乙酰氨基酚、H2 受体拮抗剂等会拮抗酒精的代谢，不建议在饮酒后使用以上药物用来缓解头痛和护胃。

植物来源药品

中国古代典籍中有葛花解酒的记载，现代一些研究认为其机理可能与促进乙醇的代谢有关。但是这类植物来源药品的成分可能存在夸张的剂量药效相关性，目前尚缺乏有信服力的循证证据。

我国 SFDA 目前没有以解酒类似的适应证批准过任何中成药，目前市场上常见的中药概念的解酒产品，大多以食品准字存在。所以，目前仅有很少的处方药物被获批作为“解酒药”上市。民间所说的“解酒药”很多是保健品或者食品，没有确切的循证证据。

第九节 睡眠少的人可能更容易得脂肪肝

多睡少动更易发生肥胖、脂肪肝，这似乎已是常识，但一份较权威的研究却与我们的常识不一，这篇文章的题目是“少睡与血清转氨酶的活动和非酒精性脂肪肝有关”。

这是一份来自美国的研究，研究结果显示：现在美国成年人每晚的睡眠时间越来越少，每晚睡眠仅有 6 小时或更少的人比例越来越高，从 1985 年的 22.3% 增加到 2012 年的 29.2%，尽管健康协会建议正常成年人的睡眠时间不少于 7 小时，但由于睡眠多少与肝脏疾病的关系研究并不多，所以未能引起人们的重视。

研究方法

研究来自美国 2005 年到 2012 年健康与营养调查，共收集 22 692 人，排除饮酒、病毒性肝炎、妊娠、肿瘤及数据不全等，最后收集到 17 245 例成年人的每日睡眠时间，分成少于 5 小时组，6、7、8 小时和 9 小时以上共五组。检测 ALT 值（ALT 的正常值男性小于 30 IU/L，女性小于 19 IU/L），并用 B 超诊断是否为非酒精性脂肪肝，同时检测空腹血糖、胰岛素、GGT 等指标。

结果显示

美国国家健康与营养调查（The National Health and Nutrition Examination Survey，NHANES）数据显示，15.9% 的美国成年人每

晚睡眠时间少于5个小时，23.8%的人睡眠6小时，27.1%的人睡7小时，26.3%的人睡8小时，7.0%的人睡眠时间超过9小时。分析这组数据发现，男性、年纪轻的人睡眠较少，睡眠少的人（少于5小时）和睡眠多的人（9小时以上）比较容易肥胖，体重指数（body mass index，BMI）分别为29.7 kg/m^{2}和27.7 kg/m^2，差异有显著性，睡眠少的人ALT水平也较睡眠多者更高（分别为26.1 IU/L、23.8 IU/L）。睡眠少的人群中贫困人口比例要高于多睡眠人口中贫困人口比例。其他变量（如糖尿病、高血压、血液葡萄糖和甘油三酯水平、教育和社会经济地位）与睡眠持续时间呈“U”型关联，即少于5个小时和多于9小时的两头高，中间低。多因素显示，ALT的异常率与少睡眠时间相关，睡眠时间少于5个小时的人ALT异常率是多于9小时的1.35倍，非酒精性脂肪肝的发生率是多于9小时的1.45倍。

分析

文章估算大致有7 010万美国成年人睡眠时间只有6小时或者更少，因此认为有3 200万睡眠不足的美国人有不正常的ALT，2 860万睡眠不足的人有NAFLD。睡眠被剥夺可能破坏了下丘脑-垂体-肾上腺轴，可能有助于NAFLD的形成。但是，也有可能睡眠时间与血清ALT有独立关联性，而不一定是因NAFLD的发生而导致的。例如，一些新陈代谢指标（如上面提到的糖尿病、高血压、血液葡萄糖和甘油三酯水平）与睡眠呈“U”型关系（即持续时间较长的睡眠同样不健康），而睡眠之间的关系持续时间和ALT水平呈线性相关。文章最后认为，对于对肝脏的保护来说，7个小时可能是最佳睡眠时长。

参考文献

1. Donghee Kim, Hwa Jung, Kim, et al. Short sleep duration is associated with abnormal serum aminotransferase activities and

nonalcoholic fatty liver disease [J]. Clinical Gastroenterology and Hepatology, 2018, 16 (4): 588-590.

第十节　腰越粗，越易患脂肪肝吗？

腰围（waist circumference，WC）指的是经脐点（om）的腰部水平围长，是反映脂肪总量和脂肪分布的综合指标。世界卫生组织推荐的WC测量方法是：被测者站立，双脚分开25～30 cm，体重均匀分配。欧洲科研人员对超过35万人进行的一项大规模医学调查发现，一个人的腰围如果过大，不仅不美观，还暗藏健康隐患：大腰围的人过早死亡的风险最高可达到正常人的两倍。那腰围和脂肪肝的关系如何呢？

腰围与脂肪肝

我们看一个来自和我们体型差不多的近邻——日本关于这方面的研究（表8-10-1），该研究纳入2007年共21 866名日本工人，男性有11 509名，平均年龄为47.4岁，女性有10 357名，平均年龄为44.7岁。同时检测了肝功能、血脂等指标，脂肪肝判断依赖于B超诊断。

表8-10-1　21866名日本工人腰围等指标及脂肪肝发生比例

指　标	男性，$n = 11\ 509$	女性，$n = 10\ 357$
年龄/岁	47.4 ±8.0	44.7 ±6.9
腰围/cm	84.4 ±7.9	75.0 ±8.2
体重指数/（kg/m^2）	23.6 ±2.9	20.6 ±2.8
脂肪肝比例/%	29.6	7.1

从调查结果看，这些日本产业工人不算胖，尤其女性，甚至很苗条，但男性显示出了很高的脂肪肝比例。那么这些脂肪肝和腰围的关系如何呢？

图8-10-1是腰围和脂肪肝的关系图，从腰围与脂肪肝的相关曲

线可以很清楚地判断腰围与脂肪肝的发生率。

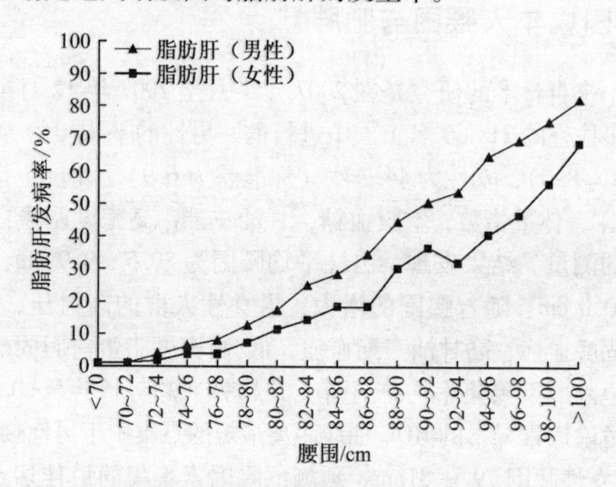

图 8-10-1 腰围与脂肪肝发病率的关系

腰围正在改变中国

“20 世纪 80 年代初，当你走在广州街头，几乎看不到肥胖的人，但到了 80 年代末，肥胖已经成为中国大城市人口健康的一个问题。”在英国人保罗·弗伦奇和马修·格莱博眼中，腆着“啤酒肚”，挺着“将军肚”，大腹便便、步履蹒跚的人，就是中国形象的典型代表。应该说，两位外籍人士的这一评价，并非不负责任地随口一说。他们用超过 10 年的时间，长期考察了中国人的饮食和生活习惯变化，并在他们所著《富态：腰围改变中国》中，用这样一组数据刻画出了中国人的肥胖轨迹：1985 年，中国城市男性平均腰围是 63.5 cm，现在已接近 76.2 cm，40 ~ 50 岁的男性平均腰围更是达到 82.6 cm。

标准腰围的简单计算方法

男性：身高(cm) ÷ 2 − 11(cm)。

女性：身高(cm) ÷ 2 − 13(cm)，±5% 为正常范围。

我国成年人腰围与肥胖

一个来自日本的研究是在2007年1月至2007年12月期间接受定期健康检查的21 866名工人中进行的。男性的平均年龄为47.4岁（标准差为8.0），女性为44.7岁（标准差为6.9）。评价包括腹部超声和腰围，体重指数，空腹血糖，甘油三酯，高密度脂蛋白胆固醇和血压的测量。结果发现，男性平均腰围为80.5±9.9 cm，女性为77.8±10.0 cm。随着腰围的增大，男女性人群的高血压、糖尿病、高总胆固醇血症、高甘油三酯血症、低/高密度脂蛋白胆固醇血症现患率及危险因素聚集率均呈显著上升趋势（趋势检验$P<0.05$）。预测各项危险因素异常的ROC曲线距离最短的点集中于男性腰围80～84 cm、女性腰围79～81cm。预测危险因素聚集的最佳切点，即诊断中心性肥胖的适宜切点为男性腰围≥84cm、女性腰围≥80 cm。

我国腰围与脂肪肝数据

一个来自我国香港的研究：共有社区人口2 493例入选，采用问卷调查、体格检查、B超等判断脂肪肝情况，结果非酒精性脂肪肝的患病率为42%，NAFLD的发病率与腰围、糖尿病、高胆固醇等高度相关，其中腰围的危险度最高，为2.99倍。患NAFLD的腰围切点，男性是84 cm，女性是74 cm。

参考文献

1. Abe N，Honda S，Jahng D. Evaluation of waist circumference cut-off values as a marker for fatty liver among Japanese workers [J]. Safety and Health at work，2012，3（4）：287－293.

2. Fung J，Lea C K，Chan M，et al. 1 335 High prevalence of non-alcoholic fatty liver disease in the Chinese-results from the Hong Kong liver health census [J]. Journal of Hepatology，2015，35（2）：542－549.

第十一节 为什么孕妇更要小心患戊肝?

戊肝抗体一般不是常规体检化验的项目，但对于住院的病人，医生会常规检查戊肝抗体，有些人会出现戊肝抗体阳性。这是怎么回事？是感染戊肝病毒了吗？有传染性吗？需要治疗吗？而很多非感染科医生也不一定非常了解，因此会增加病人的恐慌！实际上这个病毒本身不可怕，但如果感染特殊的人群，比如孕妇，结果会非常可怕！

戊型肝炎的命名

1989 年 9 月，在日本东京国际消化周会议上，确定了五种病毒性肝炎，纠正了既往非甲非乙型肝炎的笼统称呼，分别命名为甲、乙、丙、丁及戊型肝炎，是由五种不同的肝炎病毒导致影响人类疾病的病毒性肝炎。虽然以后也出现过庚肝等，但公认的仍然是以上五种。甲、乙、丙肝大家已经非常了解，但对戊肝的了解相对较少。

戊肝病毒

戊肝病毒（HEV）是单股正链 RNA 病毒，呈球形，直径为 27 ~ 34 nm，无囊膜，核衣壳呈二十面体立体对称。目前尚不能在体外组织培养，但黑猩猩、食蟹猴、恒河猴、非洲绿猴、须狨猴对 HEV 敏感，可用于分离病毒。

HEV 在碱性环境中稳定，在镁、锰离子存在的情况下可保持其完整性，对高热敏感，煮沸可将其灭活。

HEV 的致病性

戊肝病毒引起人类发生疾病，是通过消化道传播的。戊肝病毒由病人随粪便排出，污染食物与水源，再通过口传染。食物污染可引起散发感染，水源污染会造成群体感染，呈暴发性流行。好发于雨季或者洪水后，我国新疆曾经在20世纪80年代发生过戊肝大流行，戊肝的感染途径类似于甲肝，日常生活接触有可能造成感染，但并不常见。在笔者每年诊治的急性甲肝病人中，很少发生家庭性群体感染。

HEV的临床表现

潜伏期10～60日，平均40日。一般起病急，黄疸多见。戊肝都呈急性病程，呈自限性，部分病人会出现发热、乏力、尿黄等症状，这些症状和其他各型肝炎的表现相似，非特异性。戊肝常发生淤胆现象。戊肝可以致死，对特定的人群极易发展成急性肝衰竭。戊肝的临床分型有急性黄疸型肝炎、急性无黄疸型肝炎、急性淤胆性肝炎、急性肝衰竭等临床类型，慢性戊肝的诊断尚有一定争议。

HEV的高危人群

戊肝类似于甲肝，但又有别于甲肝。相似在于几乎都是急性经过，甲肝没有慢性化可能，但戊肝有慢性化可能，特别发生于HIV或者免疫力低下的病人身上。戊肝的显性感染率高于甲肝，戊肝出现临床表现的病人比例要高于甲肝。

高危人群第一是孕妇，孕妇感染戊肝极其凶险，病死率可达20%，这个特点是任何其他病毒性肝炎所没有的，至于原因目前仍然不清楚。妊娠妇女一定要提防这个病毒的感染，尤其在妊娠前三个月。

高危人群第二是老年人，老年人患戊肝具有淤胆比例高、住院时间长、病死率高等特点，在笔者每年诊治的急性戊肝患者中发展成肝衰竭引起死亡的几乎都是老年人。

高危人群第三是有慢性肝病基础的人群，比如既往有慢性乙肝的患者，合并急性戊肝会非常凶险。

高危人群第四是免疫功能低下人群，这个人群感染戊肝易导致戊肝慢性化。已经有很多文献证明，戊肝慢性化都发生在 HIV、肿瘤等病人身上。

戊肝抗体阳性

戊肝抗体检测是诊断急性戊肝感染的重要依据，因为一般的医院及疾控中心均不检测 HEV RNA 病毒，所以临床医生诊断急性戊肝感染依赖于抗 HEV-IgM 阳性，这是急性戊肝感染的证据。抗 HEV-IgG 阳性是既往感染的证据，所以仅有抗 HEV-IgG 阳性并不代表戊肝病毒感染，少数情况下也会出现假阳性。

戊肝预防

预防戊肝的最有效手段是注射疫苗。我国是第一个研制戊肝疫苗的国家，戊肝疫苗在我国已经成功应用于临床，所以对以上高危人群建议进行戊肝疫苗的注射，尤其是孕妇，应该在怀孕前 3 ~ 6 月进行预防接种，对有慢性乙肝、肝硬化等的高危人群也建议注射疫苗进行预防。但戊肝疫苗目前仍没有被普遍推广使用，需要使用疫苗者应与当地疾控部门联系。

戊肝都是粪-口传播，提高个人卫生是阻止戊肝感染、传播的有效手段。不食用不卫生的烧烤食品，不食用未经蒸煮的生食，同时，水果、生蔬菜一定要经过充分洗涤。在笔者接触的戊肝病人中，食用未洗净的生蔬菜也是一个非常重要的感染途径。

第十二节　孕妇可以接种乙肝疫苗吗?

乙肝的母婴传播是乙肝传播的主要途径。因此，WHO 要求对婴儿进行计划免疫，经过乙肝疫苗、乙肝免疫球蛋白联合预防，已经基本阻断乙肝的母婴垂直传播。问题是：如果孕妇没有进行过乙肝预防，在怀孕期间仍有可能感染乙肝病毒，并有可能传播给婴

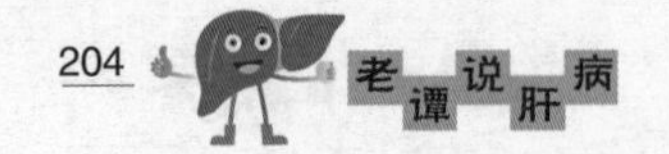

儿，那孕妇可以进行乙肝疫苗注射吗？安全性如何？虽然 WHO 没有做相应的推荐。但 2018 年美国肝病研究学会（AASLD）进行了推荐，认为孕妇注射乙肝疫苗是安全的，孕妇产生的乙肝抗体可以使婴儿对乙肝病毒具有免疫性，其推荐的主要循证医学证据来自一篇前瞻性研究，现做一摘译。

病例与研究方法

该研究为前瞻性研究，病例来自印度 Nehru 医院，共入组 119 例，随机分为 2 组，一组为 2 针乙肝疫苗剂量法，另一组为 3 针乙肝疫苗剂量法，乙肝疫苗为重组乙肝疫苗，每支剂量为 20 μg。病人的基本信息如表 8-12-1 所示。

表 8-12-1　孕妇基本信息

基本信息	第一组	第二组
年龄/岁	22. 3 ±5. 4	23. 3 ±5. 2
孕周/周	21. 5 ±5. 2	22. 1 ±5. 1
初产妇/例	40	39
经产妇/例	20	20

在乙肝疫苗接种中，第一组第一针有 56 人完成疫苗接种，第二针有 52 人完成接种；第二组第一针有 55 人完成疫苗接种，第二针有 49 人完成疫苗接种，第三针有 48 人完成疫苗接种。

结果

免疫结束，第一组最后有 46 例孕妇数据被纳入分析，第二组有 45 例孕妇数据被纳入分析。HBs 抗体水平见表 8-12-2。

表 8-12-2 孕妇生产前、后 HBs 抗体水平

单位：IU/L

时间	生产前	生产后 2 个月	生产后 4 个月
第一组（46 例）	73.6 ±50.8	87 ±42.4	87.5 ±39.8
第二组（45 例）	116.8 ±46.91	26.7 ±40.11	25.5 ±39.5

第二组无论生产前、后，HBs 抗体水平均高于第一组 HBs 抗体水平。

新生儿的 HBs 抗体水平随着时间推移逐渐下降，3 针剂量法 HBs 抗体水平下降速度缓于 2 针法，见表 8-12-3。

表 8-12-3 新生儿 HBs 抗体水平

单位：IU/L

时间	出生时	出生后 2 个月	出生后 4 个月
第一组（2 针）	45.6 ±29.8	38.7 ±24.4	<15
第二组（3 针）	94.1 ±45.9	56.7 ±34.2	35.5 ±16.5

结论

母婴垂直传播乙肝都集中在母亲为乙肝患者上，既往使用乙肝疫苗、乙肝免疫球蛋白联合预防阻断率可以达 90% 以上。近年来对高病毒载量的孕妇也推荐予抗病毒治疗，抑制病毒复制以达到阻断婴儿感染的目的，但抗病毒药物对婴儿的影响仍需要长期观察。该研究认为孕妇注射乙肝疫苗是安全的，并有足够的免疫可以防止婴儿在围生期感染乙肝病毒。

参考文献

1. Terrault N A，Lok Anna S F，McMahon B J，et al. Update on prevention diagnosis and treatment of chronic hepatitis B：AASLD 2018 hepatitis B guidance［J］. Hepatology，2018，67（4）：1560－1599.

2. Gupta I, Ratho R K. Immunogenicity and safety of two schedules of hepatitis B vaccination during pregnancy [J]. J Obstet Gynaecol Res, 2003, 29 (2): 84-86.

第十三节 “我的肝区怎么老是疼痛?”

常听有肝脏疾病的病人主诉自己在得过肝炎后，虽然肝功能、病毒指标等已经完全恢复正常，但仍有肝区隐痛、不适的感觉时不时出现，日常工作繁忙时不易感觉到，但夜深人静时常感觉肝区疼痛，甚至疼痛到无法入眠等。病人就医时，一般医生会根据B超、CT、肝功能等检查给出“没问题”“放下包袱”“不要太紧张”等说法。更有甚者会说，肝脏里没有神经分布，肝脏其实不会痛，病人并没病！这些话笔者也曾经对病人说过，但随着认识的深入，才发现肝区的疼痛真不是那么简单。

肝脏内有无神经分布

1. 肝周神经的分布

肝脏与神经的联系是通过两侧胸7～9交感神经发出分支及延髓发出左右两侧迷走神经（副交感神经）并形成分支而实现的，此外，还有右侧膈神经的分支。在人的肝十二指肠韧带内可见蔓状的神经丛，并可分为肝前丛与肝后丛。

2. 肝内神经的分布

人与大鼠肝脏内具有丰富的神经纤维分布，神经纤维粗细不一，直径为1～5 μm。其中，汇管区的神经纤维分布相对密集，纤维略增粗，神经纤维与肝动脉、门静脉分支血管紧密伴行。肝小叶内神经纤维相对于汇管区减少，但仍可见神经纤维与肝细胞相联系、末梢与细胞靠近。人的肝脏标本中汇管区内的神经纤维分布与大鼠类似，肝小叶内的神经分布较大鼠稍多。肝内的神经走行伴行与肝动脉和门静脉的分支在血管外膜形成神经丛，并终止于平滑肌细胞来支配肝脏血管。可见，肝脏内有非常丰富的神经支配，这些神经影响的不仅是肝脏的血供、代谢，甚至还平衡着肝脏的免疫代谢。但最近的研究显示，肝移植后肝实质内的神经纤维很快消失，而肝门部纤维的消失相对缓慢，大约需 6 周，肝门部的神经恢复在肝移植后 32 周才有可能恢复，而肝实质的神经不能再生。

肝区疼痛的原因

1. 肝脏炎症

肝脏包膜含丰富的感觉神经，也是一般肝区疼痛的主要原因，当肝脏发生急性炎症、水肿时，肝脏体积会增大，肝包膜不会相应增大，引起肝包膜牵拉，造成肝区明显的疼痛，疼痛以胀痛、钝痛、隐痛为主。各种病毒性肝炎、药物性肝炎、脂肪性肝炎，以及自身免疫性肝炎等常以这种疼痛为主。随着肝功能好转，炎症期消失，炎症细胞不再刺激肝包膜感觉神经，疼痛会逐渐好转乃至消失。肝功能正常，B 超、CT 等检查正常并不意味着肝脏炎症的消失，结合笔者长期阅读肝脏病理图谱的经验看，即便很多乙肝病人坚持数年规范抗病毒治疗，肝功能持续正常，病毒持续阴性，但肝穿刺仍可见明显的炎症甚至坏死。其他类型的慢性肝损伤同样存在这样的现象，虽然很多慢性肝脏疾病我们常说可治、可控，但离真正被治愈还有很远的路。肝功能正常不代表肝脏正常，肝区长期的不适、隐痛是可以长期存在的，很可能就是肝脏的炎症没有完全修复。

2. 肝脏出血、破裂

肝脏的外伤、肿瘤的侵犯都会造成肝包膜下出血，形成包膜下血肿，这也是临床上肝区疼痛的常见原因，这种疼痛较剧烈，常难以忍受。包膜下血肿如果不大，出血已经停止，则不需要外科、介入等治疗，可以逐渐吸收好转。如果是肿瘤侵犯导致的出血，一般都是肿瘤后期表现，常需要外科的介入或者对症治疗。

3. 肝脏血管性疾病

很多不典型或者非常复杂的肝脏血管性疾病需要肝科医生高超的临床技能和诊断水平才能被治愈。笔者曾经听北京友谊医院的同行教授讲授过一个真实病例：患者，女，30 余岁，因为肝区疼痛就医达数年，就医医院数十家，就医医生无数，后来进行肝穿刺发现有血管性疾病的可能，经血管造影被确诊为布加氏综合征，患者经过治疗疼痛立即消失。常规的无创影像学检查、检验不能诊断这些肝脏血管性疾病，会导致非常高的漏诊和误诊率。

4. 胆管性疾病

胆道疾病是肝区疼痛的很常见原因。胆囊炎胆石症是最常见的胆道疾病，主要临床表现为疼痛。严格来讲，这种疼痛和肝区的疼痛是不一样的，呈绞痛、放射性，与食物的食用时间有关系。B 超等检查往往很容易发现这种疾病，所以该病易于诊断。胆管性疾病分肝内与肝外。肝外胆管性疾病易于诊断；肝内胆管性疾病是常见的易于误诊、漏诊的疾病，如肝内胆管炎症、肝内胆管结石等，这些疾病会反复发作，但并不是所有医生都认识，还有原发性胆汁性胆管炎、原发性硬化性胆管炎、反复发作的感染性胆管炎等。

5. 其他脏器病变

肝脏周围相邻的器官很多，上有胸腔脏器如肺脏、胸膜，下有肠道，左有胰腺等重要脏器，这些脏器病变均会出现类似肝区的不适。当然，诊断和发现这些脏器的疾病并不难，但要想到这些疾病的可能。

个人体会

如果你的疼痛发生在肝炎之后，并没有进行性加重，而是忽隐忽现、时有时无，并且常规检查均未发现病情进展，那么不必过分担心，很可能是这些慢性肝损伤炎症所导致，只不过恢复比我们想象的慢而已，并不是病情恶化，更不必总想到肝硬化、肝癌等可能，普通肝病发展成肝硬化是没有疼痛感觉的，肝细胞癌在早、中期也是没有任何感觉的。如果这种疼痛非常明显，伴随着出汗、心跳加速，甚至常伴有体位改变，即便常常能自我缓解，也一定要就医。

第十四节 肝硬化、脾肿大都需要切除治疗吗?

肝硬化会引起脾脏肿大，并出现贫血、白细胞减少、血小板减少等脾功能亢进表现。很多病人对肝硬化病情并无感知，但对脾功能亢进导致的上述血象问题能够感受到，比如贫血会头昏、头晕，血小板下降会出现紫癜、瘀斑等，尤其很多医生认为脾肿大会引起红细胞、白细胞水平下降，导致免疫力下降、血小板下降，会诱发出血等，建议患者进行脾脏切除以改善这些症状，甚至认为脾脏切除可以治疗肝硬化。笔者是近十几年来反对盲目脾切除手术的医生之一，总体感觉现在比以前脾切除适应证的选择规范多了，但在基层医院，仍然有外科医生不恰当地执行着。

脾肿大是门静脉高压的一个体征，可由肝硬化引起，也可由非肝硬化引起，非肝硬化导致的脾肿大更加复杂，需要针对病因治疗，本节主要讲的是肝硬化导致的脾肿大和相应的脾功能亢进。

脾脏的功能

脾脏是外周免疫器官之一，是人体最大的淋巴器官。一般来讲，脾脏有以下三大功能。

首先，它是人体的“血库”。当人体休息、安静时，它贮存血液；当人体处于运动、失血、缺氧等应激状态时，它又将血液排送到血循环中，以增加血容量。

其次，脾脏犹如一台“过滤器”，当人体血液中出现病菌、抗原、异物、原虫时，脾脏中的巨噬细胞、淋巴细胞就会将其“吃掉”。

此外，脾脏还可以制造免疫球蛋白、补体等免疫物质，发挥免疫作用。脾是血循环中重要的“过滤器”，能清除血液中的异物、病菌及衰老死亡的细胞，特别是红细胞和血小板。因此，脾功能亢进可能会引起红细胞及血小板的减少。脾脏还有产生淋巴细胞的功能。

脾功能亢进的后果

肝硬化门静脉压力升高引起脾脏充血性肿大及脾脏纤维化进而引起脾功能亢进，发生率达50%～64%。血细胞减少症在肝硬化脾功能亢进患者中非常常见。所以脾亢的直接后果就是血细胞的减少，包括红细胞、白细胞、血小板。带来的临床问题就是贫血、感染、出血。但脾功能亢进引起的这些并发症的发生仅限于严重的贫血时，如血红蛋白小于50 g/L；感染的发生率增加也都发生在中性粒细胞计数小于（2～4）$\times 10^9$/L时，内脏出血的危险性增加一般也仅限于血小板小于30 $\times 10^9$/L时。目前大量的前瞻性研究均显示，脾功能亢进不是影响肝硬化长期生存的独立危险因素，即脾功能亢进并没有增加肝硬化的死亡危险率，相反，脾功能亢进的改善也没有增加肝硬化患者的长期生存率。

脾切除带来的问题

1. 脾切除可以立即将原来肝硬化患者的低凝状态改变为高凝状态；脾静脉栓塞、门静脉栓塞是脾切除的常见并发症；深静脉血栓的生成发生在20%～40%的脾切除患者中；门静脉血栓的形成直接增加门静脉高压的风险，消化道出血的发生风险也增加。

2. 脾脏是外周免疫器官之一，是人体最大的淋巴器官，可以制造免疫球蛋白、补体等免疫物质，发挥体液免疫作用。脾切除对体液免疫系统的影响是终生的、不可逆的。

3. 当人体感染病菌、抗原、异物、原虫时，脾脏中的巨噬细胞、淋巴细胞就会将其“吃掉”，这是脾脏在发挥细胞免疫作用。脾脏切除会使细胞免疫功能大受影响！

4. 脾脏是“清道夫”，是人体衰老细胞的“清除场”，是人体废物的“利用站”，没有了脾脏，这些物质如何清除？是否会危害人体其他脏器功能？我们尚不得知！

5. 脾脏重200 g左右，是人体的重要脏器，目前医学对其功能的了解只是冰山一角。

脾亢治疗的适应证

1. 需要手术等侵入性治疗。如进行肿瘤手术时，若病人患有严重脾亢（如血小板计数小于 $30\times10^9/L$），手术会引起严重出血等症状。

2. 肝移植术后脾动脉盗血综合征。既往认为，肝移植术后由于脾肿大，存在脾动脉盗血现象，所以一般在肝移植前行脾切除手术。显然，这个观点现在已经被大多数肝移植专家摒弃；相反，脾切除带来的血栓形成等问题才是更具有挑战性的问题。

3. 既往对于慢性丙肝导致的肝硬化，由于脾亢导致“三系”减少不能进行干扰素治疗，现在这个适应证也因为直接抗病毒药物的普遍推广而不再适应。

微创及局部治疗成为脾亢治疗的主要手段

1. 腹腔镜脾切除术目前已成为肝炎、肝硬化、脾功能亢进的标准治疗方法，其微创性也是开腹手术所不能相比的，但血栓形成等并发症的发生仍然是不可避免的。一项前瞻性研究通过影像学检查发现肝炎肝硬化患者脾切除术后脾静脉血栓的发生率约为12.3%，通过低分子肝素及后续的华法林治疗，脾静脉血栓发生率降至4%，脾静脉血栓发生风险和术前脾脏体积、脾切术后升高的血小板数及门静脉血流量的降低有关。

2. 部分脾栓塞术可以替代脾切除术成为有效的治疗方式。与脾切除术不同，脾栓塞术通过在脾动脉注射栓塞剂减少脾血流，以实现血液学指标的改善。因为血细胞恢复和脾梗死体积成正比，所以脾栓塞术要求栓塞面积在50%以上。其缺点主要是易并发脾脓肿、肺炎和败血症等，但这些并发症可以通过技术的改善和保守治疗得到有效的控制。目前认为脾动脉栓塞术具有较少的并发症，且均在可控范围内，并且由于足够脾脏组织的保留，其免疫系统未受

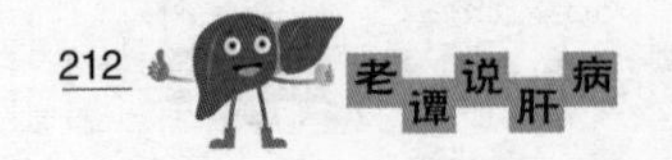

到明显破坏，同时因其微创性，脾动脉栓塞术逐渐得到了广泛的应用。

3. 射频消融术的工作原理是利用射频热能的作用使脾脏局部凝固性坏死，以及使局部周围坏死。射频所产生的“旁观者效应”使部分脾脏发生不可逆的功能损害，进而降低脾功能，纠正脾功能亢进，其安全性和有效性在多个实验研究中已得到证明。无论从技术还是患者的术后临床观察研究，均表明脾脏射频消融术是一个成熟、微创、安全性高的治疗方法。当然这项技术也存在着无法跨越的难题：（1）脾脏周围脏器的热损伤；（2）栓塞面积的精确控制，目前仍需通过开展大样本、多中心的临床对比研究来验证其具有长期有效性和可行性；（3）对富含血窦的脾脏操作，患者存在出血及死亡风险。

4. 肝移植是终末期肝病根本性的治疗措施，不仅完全纠正了肝硬化，同时门静脉压力的降低也减轻了脾功能亢进。

个人体会

脾功能亢进是肝硬化的一个临床表现，脾亢的改善无助于肝硬化的改善及病人肝细胞癌、死亡等终极事件的发生，不具有脾亢治疗的适应证，不需要任何治疗手段干预脾亢。确实具有适应证也应以微创为主。

参考文献

何维阳，王彦峰，熊艳，等. 肝硬化门静脉高压症患者脾功能亢进的治疗［J］. 中华肝胆外科杂志，2018，24（2）：133－136.

第十五节 “小三阳”比“大三阳”症状轻吗?

乙肝“小三阳”“大三阳”是关于乙肝比较通俗的称呼，虽然这是不规范的称呼，但在乙肝被大众认识之初，这两种叫法在当时是非常专业的称呼，即便现在很多非专业的医生仍然会这么称呼，并且会说“小三阳”比“大三阳”症状轻，这种认识会带来很大的问题，会耽误很多本来需要治疗的乙肝病人。

“大三阳”

“大三阳”是指乙肝表面抗原（HBsAg）、e 抗原（HBeAg）及核心抗体阳性。它是乙肝血清标志物的类型，反映的是乙肝病毒在人体存在的一种状态，这个状态以前被认为是乙肝病毒高度复制的状态，被普遍看作乙肝比较严重的情况。但经过几十年对乙肝的深入认识，我们才意识到乙肝病毒对人体的伤害轻重关键看病毒是否会引起肝脏肝硬化及肝细胞癌这些严重的不良事件。

“大三阳”按照现在乙肝的自然史来讲，包含了两个乙肝病毒感染机体的阶段。第一个阶段是免疫耐受状态，也就是以前常说的乙肝携带状态，这个阶段的乙肝病毒一般来自围生期感染，由于机体无法识别乙肝病毒，不产生免疫清除，导致乙肝病毒的免疫耐受，此期的乙肝病毒感染者往往是 HBV DNA 高载量，但由于机体不会产生免疫应答，病毒反而不会造成肝细胞的免疫损伤，肝脏也无明显病变，即便行肝组织学检查，也发现肝脏无损伤或者病变轻微，但这个阶段大多存在于青少年以前，成年后乙肝病毒活动会造成肝脏的损伤。既往认为这个阶段的乙肝病毒虽然高复制，由于损伤轻微可以不抗病毒治疗，但这个观念越来越受到质疑，现在已经发现，即便乙肝病毒携带者仍有可能直接发展到肝细胞癌。这个时期存在灰色区域，这个灰色区域是需要抗病毒治疗的，如何识别这个灰色区域是专科医生面临的问题。

第二个阶段是 e 抗原阳性的慢性乙肝，这个时期的乙肝具有高病毒复制，肝功能指标异常升高，可发展为慢性乙肝、肝硬化乃至肝细胞癌，需要通过抗病毒治疗使慢性乙肝病毒复制得到控制。

"小三阳"

"小三阳"是指乙肝表面抗原（HBsAg）、e抗体（HBeAb）及核心抗体阳性，是乙肝血清标志物的另一种类型。"小三阳"都是由前面的第二种"大三阳"转变而来的，但问题是"小三阳"并不都是转变好了，同样包含两种情况。第一种情况是，虽然e抗原已经转变为e抗体，但HBV DNA仍然有复制，复制水平一般比"大三阳"低，可肝功能仍然出现反复异常，现在规范称呼这种乙肝为e抗原阴性的慢性乙肝，是我国慢性乙肝感染的主要类型。还有另一种"小三阳"状态是e抗原发生转换，而且HBV DNA也转阴或者不可测，这种人群被称为非活动携带者。

乙肝的四种情况

1. e抗原阴性的慢性乙肝，"小三阳"状态。这种状态的慢性乙肝是我国主要的乙肝感染状态，反复的慢性乙肝炎症纤维化会发展至肝硬化乃至肝细胞癌，必须长期抗病毒治疗，并且很难发生表面抗原的自发转阴。

2. e抗原阳性的慢性乙肝，"大三阳"阶段。这个时期由免疫耐受期发展而来，目前药物治疗这个阶段的乙肝有较高的e抗原转换率，也有一定的表面抗原转换率。

3. 乙肝免疫耐受期，"大三阳"状态。这是乙肝感染的最早期阶段，一部分人会终生携带，但不常见，成年大多转变为e抗原阳性慢性乙肝或者e抗原阴性乙肝，也有一部分会直接发展成肝硬化和肝细胞癌。也就是说这个阶段存在灰色区域。

4. 非活动携带者，"小三阳"状态。这个阶段的乙肝被认为是乙肝病情比较良好的一个阶段，这个时期的乙肝是最稳定的，发展成肝硬化、肝细胞癌的比率较低，也是目前用抗病毒药物努力达到的一个治疗目标。有一定的表面抗原自发转阴率，但并不高，每年为1%～3%。

灰色区域

1. 有 HBV DNA 高病毒复制。
2. 家族中直系亲属有肝硬化肝癌等病史。
3. 年龄大于 30 岁。
4. 有非酒精性脂肪肝。
5. 有饮酒史。
6. 有自身免疫性肝炎等其他肝病史。
7. 合并丙肝/HIV 等病毒感染。
8. B 超、CT、肝硬度测定等提示有慢性损伤证据。

这些灰色区域的乙肝病毒感染者在必要时可行肝穿刺病理学检查，可随时启动抗病毒治疗。

第九章

肝病预防

第一节　乙肝疫苗该怎么打?

需要注射乙肝疫苗的人群

接种乙型肝炎疫苗是预防 HBV 感染最有效的方法。乙型肝炎疫苗的接种对象主要是新生儿，其次为婴幼儿、15 岁以下未免疫人群和高危人群（如医务人员、经常接触血液的人员、托幼机构工作人员、接受器官移植患者、经常接受输血或血液制品者、免疫功能低下者、HBsAg 阳性者的家庭成员、男男同性性行为者、有多个性伴侣者和静脉内注射毒品者等)。

乙肝疫苗的注射

乙型肝炎疫苗全程需接种 3 针，按照 0、1 和 6 个月程序，即接种第 1 针疫苗后，在 1 个月和 6 个月时注射第 2 和第 3 针疫苗。新生儿接种第 1 针乙型肝炎疫苗要求在出生后 24 h 内，越早越好。新生儿接种部位为大腿前部外侧肌肉内或上臂三角肌肌内，儿童和成人为上臂三角肌中部肌内注射。

乙肝疫苗如何阻断母婴传播?

单用乙型肝炎疫苗阻断母婴传播的阻断率为 87.8%。对 HBsAg 阳性母亲所生新生儿，应在出生后 24 h 内尽早（最好在出生后12 h 内）注射乙肝免疫球蛋白（HBIG)，剂量应≥100 IU，同时在不同部位接种 10 μg 重组酵母乙型肝炎疫苗，在 1 个月和 6 个月时分别接种第 2 和第 3 针乙型肝炎疫苗，可显著提高母婴传播的阻断成功率。新生儿在出生 12 h 内注射 HBIG 和乙型肝炎疫苗后，可接受 HBsAg 阳性母亲的哺乳。

HBV DNA 水平是影响 HBV 母婴传播的最关键因素。HBV DNA 水平较高（ $>10^6$ IU/mL）母亲的新生儿更易发生母婴传播感染。

近年有研究结果显示，这部分母亲在妊娠中后期应用口服抗病毒药物，可使孕妇产前血清中 HBV DNA 水平降低，进一步提高母婴阻断成功率。

对 HBsAg 阴性母亲所生新生儿可用 10 μg 重组酵母乙型肝炎疫苗免疫；对新生儿时期未接种乙型肝炎疫苗的儿童应进行补种，剂量为 10 μg 重组酵母乙型肝炎疫苗或 20 μg 仓鼠卵巢细胞（Chinese hamster ovary，CHO）重组乙型肝炎疫苗。

成人如何预防乙肝?

对成人建议接种 3 针 20 μg 重组酵母乙型肝炎疫苗或 20 μg CHO 重组乙型肝炎疫苗。对免疫功能低下或无应答者，应增加疫苗的接种剂量（如 60 μg）和针次；对 3 针免疫程序无应答者可再接种 1 针 60 μg 或 3 针 20 μg 乙型肝炎疫苗，并于第 2 次接种乙型肝炎疫苗后 1 ~ 2 个月检测血清中抗 HBs，如仍无应答，可再接种 1 针 60 μg 重组酵母乙型肝炎疫苗。接种乙型肝炎疫苗后有抗体应答者的保护效果一般至少可持续 12 年，因此，一般人群不需要进行抗 HBs 监测或加强免疫。但对高危人群可进行抗 HBs 监测，如抗 HBs <10 mlU/mL，可给予加强免疫。

意外暴露后如何预防乙肝?

当有破损的皮肤或黏膜意外暴露于 HBV 感染者的血液和体液后，可按照以下方法处理。

1. 血清学检测：应立即检测 HBV DNA、HBsAg、抗 HBs、HBeAg、抗 HBe、抗 HBc 和肝功能，酌情在 3 个月和 6 个月内复查。

2. 主动和被动免疫：如已接种过乙型肝炎疫苗，且已知抗 HBs 为阳性者，可不进行特殊处理。如未接种过乙型肝炎疫苗，或虽接种过乙型肝炎疫苗，但抗 HBs < 10 mIU/L 或抗 HBs 水平不详者，应立即注射 200 ~ 400 IU HBIG，并同时在不同部位接种 1 针乙型

肝炎疫苗（20μg），于1个月和6个月后分别接种第2和第3针乙型肝炎疫苗（各20μg）。

第二节　乙肝病人怎样降低发展成肝细胞癌的可能性？

近30年乙肝疫苗的使用，已经使我国从高乙肝发病区域变成中等度乙肝流行区。近20年来，乙肝病毒感染率从9.8%下降到7.18%，5岁以下儿童乙肝病毒感染率已经小于1%。但仍然可以看到有7 800万乙肝病毒感染者，近2 000万慢性乙肝病人，每年因为乙肝相关肝脏疾病死亡仍有20万，其中肝硬化、肝细胞癌是最主要原因，尤其肝细胞癌在我国的最主要发病原因仍然是乙肝病毒感染。对于每一个不幸的慢性乙肝感染者来说，如何避免进展到肝细胞癌是最为重要的，那么作为慢性乙肝病毒感染者，怎么做才能减少肝细胞癌的发生呢？要做到彻底杜绝肝细胞癌的发生，目前的医学水平仍未达到，但也不是无可能，近年很多乙肝发展成肝细胞癌的机制已经被了解清楚，很多高危因素也已经明确。肝细胞癌的发生受很多因素的影响，简单来讲，主要与个体差异、遗传背景、免疫状况等高度相关。

肝硬化是肝细胞癌的第一危险因素

进展至肝硬化及HCC的风险存在较大的变异性，现在研究证实，对于未经治疗的慢性乙肝患者，肝硬化的5年累积发病率为8%～20%，在这些肝硬化患者中，5年累积肝脏失代偿的概率达到20%。肝硬化患者中，HCC的年发病率为2%～5%。可见每年乙肝、肝硬化发展成肝细胞癌的比例为2%～5%。这不是一个小概率，对于一个10年以上的肝硬化病人来说，发展成肝细胞癌的可能性能达到1/2，这是非常恐怖的概率！肝科医生及病人都需要密切关注，所以肝硬化患者必须做不少于每年2～4次的专科检查，尤其B超、AFP等筛查不得少于2次，这是最低要求。现在更多的医生及专科医生建议 B 超或者 CT 检查，核磁共振更合适，CT、核磁共振尤其增强显影可以发现微小肝细胞癌。所以阻止肝硬化的发生就是很大程度上预防了肝细胞癌的发生。没有肝硬化的乙肝患者发展成肝细胞癌的风险明显小于伴肝硬化的乙肝患者，我国肝细胞癌 80% 来自肝硬化。

肝癌家族史也是危险因素

很多长期的乙肝病人随访研究证实，家族中有肝癌的病史是肝癌的一个高危因素，这是由于肝细胞癌的发生与基因高度相关，家族成员具有基因的相似性，家族成员尤其父母辈、同辈有肝细胞癌史时，往往其患肝细胞癌的风险比普通人要高 2 ～ 5 倍。但这个危险因素不可控，不可预防。

反复的炎症刺激是肝细胞癌的形成因素

人体的绝大多数癌症都是在慢性炎症反复刺激下发生的，如胃癌、肠癌、肺癌等，都是由于反复炎症刺激，细胞异常增生出现癌变。肝细胞癌也是如此，肝细胞癌来自慢性乙肝的反复发作、修复，导致肝纤维化形成最后发展成肝硬化，在发展成肝硬化前，也有部分慢性乙肝会直接发展到肝细胞癌，这是炎症刺激的结果，慢性炎症主要临床表现为转氨酶的反复增高，尤其持续的 GGT 增高被认为是肝癌的一个危险因素，炎症的反复升高与乙肝病毒的活动有关。大量的研究证实，乙肝病毒复制是肝细胞癌发生的直接因素，所以抗病毒是乙肝病人治疗的最关键因素。抗病毒可以抑制炎症活动，所以这一危险因素可以预防。实践也证明，经过长期抗病毒治疗，肝细胞癌的发生已经大量减少，所以慢性乙肝可治、可控。

年龄是肝癌的不可控因素

高龄是任何癌症的高危因素，年龄越大，肿瘤发生率越高，肝细胞癌也是如此。这是不可控因素。能做到的是高龄患者尽量增加专科检查次数，争取早期发现病变。

性别

男性是乙肝肝细胞癌发生的危险因素之一，女性肝细胞癌的发生率要比男性低。性别因素也是不可控因素。

酗酒

酒精伤肝这是基本常识，也是肝细胞癌的危险因素。以往认为少量饮酒对人体有益的观点已经被推翻，饮酒是乙肝的高危因素，慢性乙肝病人须终身戒酒。

合并其他慢性肝病

慢性乙肝仍有可能合并其他肝病，尤其病毒性肝炎，重叠感染丙肝发展成肝细胞癌的风险要远高于单一乙肝或者丙肝感染者。因此慢性乙肝病人更要注意其他病毒性肝炎感染的可能。

合并糖尿病或者代谢性综合征

慢性乙肝合并糖尿病、非酒精性脂肪肝等也是增加肝细胞癌的风险因素。

吸烟

吸烟可以增加慢性乙肝发展成肝细胞癌的风险，所以慢性乙肝病毒感染者不仅应戒酒，还需要戒烟。

霉变食物

部分地区肝细胞癌研究证明，喜腌制品、霉变类食物是肝细胞癌的危险因素，其机制与黄曲霉素有关。黄曲霉素是 WHO 认定的一类强致癌物。

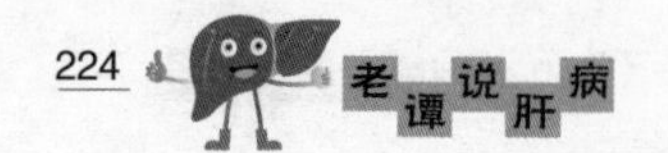

第三节 肝硬化患者如何判断是否有腹水?

腹水，是指腹腔内出现了过量的游离液体。正常生理状态下腹腔内也有少量液体，但不超过 200 mL，任何病理情况下超过 200 mL均被称为腹水。腹水都是在疾病状态下产生的，原因很多，可以是肝源性、心源性、肾源性、肿瘤等疾病，但临床最常见的仍然是肝脏疾病，大多在肝硬化状态下形成。腹水，通俗来讲就是“肝腹水”。

肝腹水是肝病非常严重的状态

肝性腹水是肝硬化失代偿期才出现的一个体征，是常见但非常严重的并发症，是肝硬化进展的一个重要标志。一旦出现腹水，1 年病死率约为 15%，5 年病死率为 44% ~ 85%。可见肝性腹水何其严重！肝腹水如此严重，并不是很容易被病人发现的。笔者每天接触的肝腹水病人中，绝大多数都是到出现非常严重的情况时才被发现，给治疗带来了困难。早期识别、早期治疗是肝腹水防治的前提。

肝腹水的常见症状

肝硬化患者近期出现乏力、食欲减退等或原有症状加重，或新近出现腹胀、双下肢水肿、少尿等症状都是肝腹水的表现。肝腹水是肝硬化的后期表现，也就是说，一个轻型的肝病病人不会突然出现肝腹水，它是肝硬化从代偿期进入失代偿的一个标志。如果肝病患者已经被明确诊断为肝硬化，只要定期检查，如最少每半年一次，就不会造成肝腹水的漏诊误诊。问题是很多肝硬化病人并不知道自己的肝硬化病史，即便知道自己的肝脏可能有问题，但也会从非专科医生处获悉“慢性肝炎”“乙肝携带者”等不正确信息。肝腹水一个最重要的症状是“腹胀”，即便不进食也腹胀！腹胀呈持续性，患者有饥饿感，但因为腹胀会拒绝进食。其次，会出现浮肿，尤其以下肢为主，下午或者晚上加重，晨起减轻，脸面浮肿不常见，下肢的浮肿呈凹陷性，手指按压凹陷不弹起。这些都是肝腹水的体征或者症状。尿量的减少虽然也是症状之一，但是一般在非常严重的情况下才会出现。

肝腹水形成的原因

肝脏是个化工厂，它会代谢我们胃肠吸收来的各种营养物质，再次代谢使其被利用，收集这个营养的血管就是门静脉。门静脉在肝内分成无数小血管，但由于肝硬化的形成，这些小血管被压迫、被阻塞，因此，门静脉的血液难以顺利进入肝脏，形成门静脉高压。门静脉高压是肝硬化发展到一定程度的必然结果。肝硬化导致肝内血管变形、阻塞，门静脉血回流受阻，门静脉系统血管内压增高，毛细血管静脉端静水压增高，水分漏入腹腔。当门静脉压力 $<$ 12 mmHg 时，很少形成腹水。门静脉高压是腹水产生的最主要原因。肾素-血管紧张素-醛固酮系统（RAAS）失衡，导致钠水潴留，是腹水形成与不易消退的另一个原因。肝硬化时，白蛋白合成功能明显减低，引起血浆胶体渗透压降低，促使液体从血浆中漏入腹腔，形成腹水。肝硬化时肝内血管阻塞，肝淋巴液生成增多，当回流的淋巴液超过胸导管的引流能力时，可引起腹水。除此之外，如有乳糜管梗阻及破裂，会形成乳糜性腹水。

如何判断是否有腹水？

1. 医院诊断有无腹水是非常简易、方便的事，B 超可以立即判断有无腹水，有无肝硬化。

2. 请医生帮助叩诊，医生会通过叩诊腹部出现移动性浊音来判断有无腹水，但移动性浊音敏感性不高，叩诊的准确性与医生的技术有关，移动性浊音阳性表示腹腔最少有 1 000 mL 的腹水，即便呈阴性也不能排除无腹水的可能。

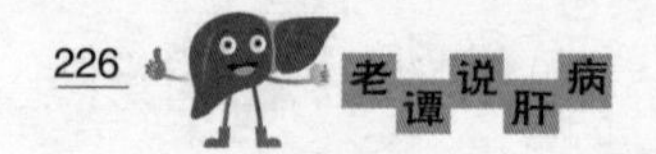

3. 病人自己也可以判断：每日晨起，平卧测量腹围（或者过脐）最大点，短时间内腹围增加是腹水的征象。

4. 测量体重。选择同样的时间点，排空大小便，如果一周内体重增加 1 kg 以上，要考虑腹水形成的可能。

腹水性质评定

如果发现有肝腹水，下一步就需要评定腹水的性质，这一步非常重要，只有评定性质才能进行正确治疗。腹腔穿刺是非常简单和安全的操作，但并不被医生和患者普遍接受。腹腔穿刺抽取适量腹水，通过腹水理化性质、微生物学和细胞学等分析，可明确腹水性质，腹水外观可无色透明、浑浊、脓性、血性、乳糜样等。腹水实验室常规检查包括细胞计数、分类、白蛋白定量、总蛋白定量等。早期可发现潜在的感染。腹腔穿刺术的禁忌证较少，应由接受过培训的医师进行操作。腹腔穿刺术的并发症有腹壁血肿、穿刺点液体漏出、肠穿孔等。

第四节　咖啡，该给你处方权了！

在笔者的前期公众号里，推出过多篇关于咖啡对肝脏疾病影响的文章。咖啡可以减少肝脏不良事件如肝硬化、肝癌的发生，咖啡可以减轻肝纤维化，均已经被大量的事实、数据所证明。咖啡对肝脏的保护作用基本上超过我们目前市场、医院的“保肝药”的作用，可这个事实并没有被我们的患者接受，根本原因还是没有被我们的医生所接受。

在此再次呼吁，该给咖啡处方权了！近期读到一篇相关综述，在此翻译并结合其他文献，汇报给大家。

咖啡与健康

在石油之后，咖啡是第二大最有价值的商品，在世界上有超过

50%的美国人饮酒、每天喝咖啡，每日平均消费3.1杯。1999年，美国消费者估计零售及餐饮业的179亿元咖啡产品。曾经有研究认为咖啡可能增加心血管病的风险，但更多的前瞻性研究认为咖啡不会增加心血管疾病风险。

咖啡对肝脏疾病保护作用的证据

具体到肝脏疾病，饮用咖啡对于身体质量控制、减少糖尿病发生、预防非酒精性脂肪肝及其他慢性肝病（包括慢性丙型肝炎）进展至肝纤维化和降低肝细胞癌发生均有益处。对参与NAFLD流行病学调查患者进行的一项大型、回顾性研究发现，饮用含咖啡因的咖啡能显著减轻（肝活检证实为）NASH患者的肝纤维化发生率。与此类似，一项涉及457 922个病例的Meta分析研究显示：喝咖啡与糖尿病发病风险呈负相关。改善肝纤维化似乎是含咖啡因咖啡所特有的功效，因为含咖啡因的其他饮料并无此作用。下面是咖啡消费与肝脏疾病风险的研究总结，原文包含十几个研究数据，为方便阅读，在此选择几个大样本研究（表9-3-1），这些研究可以很好地证明咖啡对肝纤维化、肝硬化、肝细胞癌均有减低、减轻的作用。

咖啡保肝的机制

咖啡中含有近1 000种物质，包括咖啡因、多苯酚醇、钾、烟酸、镁、绿原酸性抗氧化物（CGA）和生育酚。其中研究最多的是多苯酚醇、CGA和咖啡因。

咖啡的抗纤维化特性在Wistar大鼠中已得到证实，研究显示咖啡能保护肝脏，抵御硫代乙酰胺诱导的肝损伤，表现为肝组织坏死性炎症和纤维化减轻。咖啡可以激活与肝脏解毒过程相关的一系列酶家族，包括5′-尿苷二磷酸葡醛酸转移酶（UGT）；多酚类是咖啡中的另一种成分，它可能解释咖啡对人体代谢的某些益处。咖啡中的主要多酚类是CGA。体外试验、细胞培养、动物实验及人流行病学研究均显示CGA有较强的抗氧化活性。最近以喂养高碳水化合

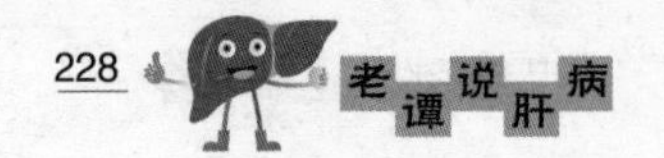

物、高脂饮食的肥胖大鼠为实验对象，研究证实过滤的哥伦比亚咖啡提取物（含高浓度 CGA）可延缓糖耐量异常、非酒精性脂肪肝发生、高血压进展及心血管重构。

表 9-3-1　咖啡对肝脏病保护作用的大样本研究

第一作者	时间	研究样本数	诊断	结果与结论
Klatsky	1992 年	128 934 人	加利福尼亚体检病人	每天咖啡摄入超过 4 杯者发生非酒精性脂肪肝、肝纤维化、肝硬化的比例只有不摄入咖啡人群的 1/5
Larsson	2007 年	2 260 名喝咖啡者，239 146 名不喝咖啡者	肝细胞癌的 9 个荟萃分析	喝咖啡者患肝细胞癌的风险降低 43%
Johnson	2011 年	63 275 人	中国人	每天喝 3 杯咖啡可降低肝细胞癌的发生（OR = 0.56）
Freedman	2012 年	229 119 位男性，173 141 位女性	美国国立卫生研究院和美国退休者协会的健康调查人群	咖啡摄入量与全因及病因特异的死亡率呈负相关

咖啡因是咖啡中的另一种重要成分，可能在咖啡抗肝纤维化作用中起重要作用。咖啡因可能给机体代谢或肝脏带来益处的作用机制仍是一个值得研究的领域。

该喝浓咖啡还是普通咖啡？

早期体外实验资料显示：高剂量咖啡因具有抗氧化作用，但在动物和人类模型中并没有复制出这一结果，且发现咖啡因不会影响脂质代谢或其他代谢参数。一项涉及 195 例正在接受减肥手术的严重肥胖患者的研究，甚至显示咖啡因不能为肝脏带来益处，因为与喝浓咖啡饮料相比，喝普通咖啡的患者肝纤维化发生率更低。这项研究的一个显著缺陷是：喝浓咖啡饮料患者会引起体内果糖的额外消耗，由此抵消咖啡因的有益作用。另外，浓咖啡是通过高压煮沸柱形容器的水泡成，未经过滤，因此，浓咖啡中的咖啡因和 CGA

含量具有高度可变性，但通常仍比普通过滤咖啡的咖啡因含量高。

尽管咖啡中有几种成分及咖啡制备方法均非常重要，但咖啡中发挥肝脏保护作用的确切成分仍未明确。由于过滤后的咖啡减少了具有升高血脂作用的咖啡醇和咖啡豆醇含量，同时保留了 CGA 和咖啡因成分，因此可能对人体最为有益。未经过滤、煮沸的咖啡，包括土耳其清咖啡和经法式滤压壶煮过的咖啡，与低密度脂蛋白和心血管病发生率增高有关。

所以，不建议刻意喝浓咖啡，正常普通咖啡即可。对于有非酒精性脂肪肝或者体重较重的人群，更建议其喝无糖咖啡。

第五节 乙肝妈妈怎样才能不传染宝宝？

我国乙肝传染的主要途径是母婴垂直传播，乙肝病毒阳性的母亲如何阻止将疾病传染给婴儿是个难题，尤其当妈妈们听说有不同的阻断方式，来自不同医院的医生甚至有不同的观点时，她们更是无所适从。乙肝母婴阻断不仅关系下一代婴儿的感染，还关系一个家庭的幸福，一直都是我们医疗工作中的重点，问题是关于母婴阻断的一系列问题，却从来没有停止过争议，如需不需要抗病毒？什么时候停止抗病毒？是否可以母乳喂养？《中华肝脏病杂志》2019年第二期刊登了一期关于母婴阻断的专题论文，笔者仔细研读，写成了一篇科普文。

高病毒母亲的抗病毒问题

孕妇 HBV DNA 高水平是发生 HBV 母婴传播的最主要的危险因素，孕妇 HBV DNA 水平与母婴传播率呈正相关。当母亲在分娩时，血清 HBV DNA $<1.0\times10^6$ 拷贝/毫升，应用乙型肝炎疫苗和乙型肝炎免疫球蛋白（HBIG）联合免疫，免疫后发生 HBV 母婴传播的概率极低。因此，降低孕妇分娩时血清 HBV DNA 水平，可以进一步减少围生期 HBV 的母婴传播。国内外主要慢性乙型肝炎管理指南均推荐，在新生儿注射乙型肝炎疫苗和 HBIG 联合免疫的基础上，

对妊娠晚期高病毒载量孕妇加用抗病毒药物，可以进一步减少 HBV 的母婴传播。虽然泰国的 Jourdain 2018 年发表了一篇研究论文，认为只要规范注射乙型肝炎疫苗和 HBIG，就可以阻断母婴传播，抗病毒不能提高母婴传播的阻断率。但这项研究中，没用替诺福韦抗病毒组 HBV 母婴传播发生率为 2%，抗病毒组母婴传播发生率为 0。虽然无统计学差异，但如果增加研究人数，2% 的感染率并不低，这个研究尚不足以证明不需要抗病毒阻断母婴传播。因此，目前更多专家倾向于高病毒载量的乙肝孕妇选择抗病毒阻断，并且目前的研究认为，只要妊娠后期使用替诺福韦等抗病毒药物，母婴垂直传播基本会被阻断。

但以上结果毕竟只是已发表的研究，事实上，任何研究都有局限性。笔者就遇到过一例：某患者严格妊娠后期（28 周）服用替诺福韦抗病毒，病毒量从开始服用 1.0×10^{8} 拷贝/毫升，到生产时的 1.0×10^{7} 拷贝/毫升，规范乙型肝炎疫苗和 HBIG 联合免疫，但出生后的婴儿仍然感染乙肝。

抗病毒治疗的停药问题

对于高病毒载量的慢性 HBV 携带孕妇，妊娠中后期接受短期抗病毒治疗后停药的安全性已有报道。孕晚期短期服用核苷类似物（NAs）药物后停药，发生严重不良事件的风险很低。延长核苷类似物药物治疗时间并无明显获益。妊娠期短期抗 HBV 治疗发生核苷类似物药物相关严重不良反应的报道罕见，但产后继续长时间持续用药，出现相关严重不良反应的风险必然大幅度增加。此外，产后继续长时间持续用药还可能发生耐药变异。TDF 长期治疗过程中尚无因病毒耐药变异导致病毒反弹的报道，但随着拉米夫定、替比夫定治疗时间的延长，出现病毒耐药变异的比例逐年增高，增加了后续治疗难度。

针对 HBV DNA 阳性的免疫耐受期孕妇，既然短期 NAs 药物的使用已经获得了良好的母婴阻断效果，综合考虑药物经济学、长期使用 NAs 治疗可能发生的耐药及药物相关不良反应、增加随访难度及降低依从性等因素，并无长期抗病毒治疗的必要性。

停用抗病毒药物的安全性问题

目前关于产妇产后停药发生肝衰竭风险及分娩后延长抗病毒治疗的有效性的数据有限。我国南方医院的研究显示，188 例孕妇中，替诺福韦治疗组 72 例，替比夫定治疗组 80 例，对照组 36 例。替诺福韦组和替比夫定组孕妇从妊娠 28 ±4 周（基线）开始分别口服替诺福韦和替比夫定至分娩后停药。188 例孕妇中有 30 例（16.0%）产后出现肝功能异常。虽然这些经过规范化管理的患者中无严重肝功能衰竭的病例，但停药后显然会出现病毒学的反跳以及肝功能异常。产后 4 周停药后密切监测产妇肝脏生物化学指标，必要时及时予以抗病毒治疗是安全的。

母乳喂养问题

对于预防母婴传播而服用抗病毒药物的产后停药时间和哺乳问题，目前尚未完全达成共识。2015 年中国《慢性乙型肝炎防治指南》及 2015 年亚太肝病指南（APASL）提出，如果没有禁忌证，可于产后停药；2017 年欧洲肝病指南（ESAL）推荐正在使用含 TDF 方案治疗或预防的 HBsAg 阳性产妇，母乳喂养并非禁忌；2018 年美国肝病（AASLD）指南提出，停药时间可限定为分娩至产后 3 个月，并提出产后 NAs 继续治疗期间母乳喂养不是禁忌，因为这些抗病毒药物在母乳中含量少，不太可能对新生儿或婴儿产生明显毒性；2018 年我国台湾地区专家达成共识，推荐在分娩后 1 个月停药。2018 年亚裔美国人群慢性乙型肝炎管理专家达成共识，推荐产后哺乳的母亲应该停止抗病毒治疗。

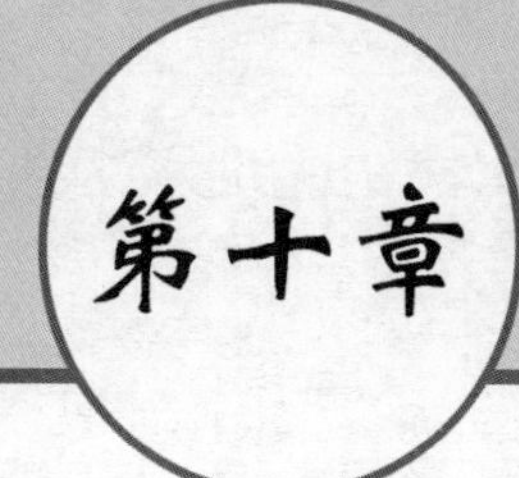

第十章 肝病诊前须知

第一节　乙肝表面抗原为阴性时，你会考虑为乙肝吗?

这是一位62岁的女性，近段时间出现乏力、尿黄等症状，查肝功能显示明显异常，入我院治疗，查CT提示肝硬化，自身抗体ANA轻度异常。7月28日查乙肝标志物，第2、4、5项抗体阳性(表10-1-1、表10-1-2)。常规PCR检测HBV DNA呈阴性。其他肝炎标志物阴性，IgG正常。B超提示脂肪肝，肝硬度测定14 kPa。

表10-1-1　自身免疫体检检查结果

指标	检查结果	OD值	水平	单位	正常结果
La/SSB抗体	阴性				阴性
人类免疫缺陷病毒抗体	阴性	0.009			阴性
Sc170抗体	阴性				阴性
梅毒螺旋体抗体	阴性	0.007			阴性
CENP-B着丝点抗体	阴性				阴性
Jo-1抗体	阴性				阴性
AMA M2抗丝粒体抗体	阴性				阴性
Sp100抗体	阴性				阴性
LKM1抗肝肾微粒体抗体	阴性				阴性
gp210抗体	阴性				阴性
LC1抗肝细胞质液抗体	阴性				阴性
SLA可溶性肝抗原	阴性				阴性
抗核抗体	14		H	U/mL	0~10

表 10-1-2　乙肝五项检查结果

指标	数值	水平	单位	正常范围
粮类抗原 15－3	13.85		U/mL	0～25
粮类抗原 19－9	8.38		U/mL	0～34
粮类抗原 72－4	1.14		U/mL	0～8.2
乙肝表面抗原	0.676		COI	0～1
乙肝表面抗体	319.3	H	IU/L	0～10
乙肝 e 抗原	0.100		COI	0～1
乙肝 e 抗体	0.004	L	COI	>1
乙肝核心抗体	0.007	L	COI	>1
甲状腺球蛋白抗体	<10		IU/mL	0～115
抗甲状腺过氧化物酶抗体	31.39		IU/mL	0～34
乙肝大蛋白	阴性			阴性（ELISA 法）
乙肝表面抗原测定（定量）	<20.00		IU/mL	<20
乙肝前 S1 抗原	阴性			阴性（ELISA 法）

为了进一步诊断，做肝穿刺检查。

肝脏病理解读：2 个汇管区有轻中度界面炎，可见较多淋巴浆细胞浸润，可见嗜酸粒细胞，2 ～ 3 个中央区可见肝细胞坏死、炎症，局部肝窦扩张淤血，肝细胞淤胆不明显，存在小叶炎，见玫瑰样肝细胞增生。肝硬化，未见到明显假小叶形成（图 10-1-1）。

单从病理结果看，支持 AIH（自身免疫性肝炎），那这个病人是 AIH 导致的肝硬化吗？

我们再看之前 7 月 14 日的乙肝五项检查结果，是 2、4、5 项呈阳性（表 10-1-3），HBV DNA 34 IU/mL（cobas 检测方法），提示乙肝病毒极低水平复制。

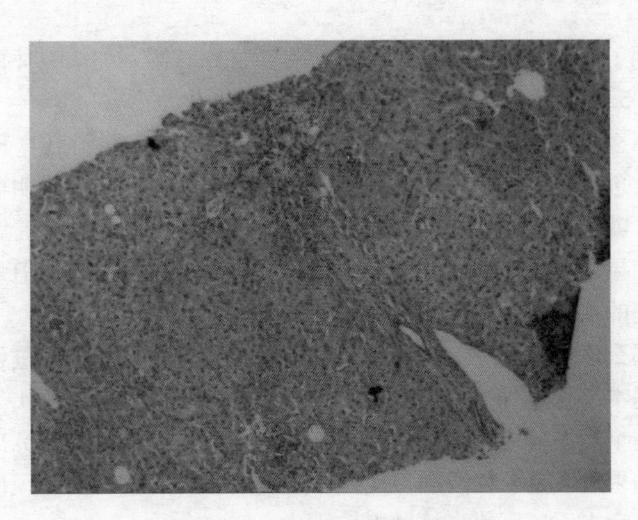

图 10-1-1 肝组织切片 HE 染色

表 10-1-3 乙肝五项检查结果

日期	指标	数值	结果	单位	正常范围
2017－07－14 13：08	糖类抗原 19－9	17. 54		U/mL	0～34
	糖类抗原 72－4	1. 71		U/mL	0～8. 2
	乙肝表面抗原	13. 26	H	COI	0～1
	乙肝表面抗体	257. 6	H	IU/L	0～10
	乙肝 e 抗原	0. 142		COI	0～1
	乙肝 e 抗体	0. 006	L	COI	＞1
	乙肝核心抗体	0. 007	L	COI	＞1
	甲状腺球蛋白抗体	＜10		IU/mL	0～115
	抗甲状腺过氧化物酶抗体	20. 77		IU/mL	0～34
	神经元特异性烯醇化酶	12. 55		ng/mL	0～17
	铁蛋白	＞2000	H	ng/mL	13～150
	细胞角蛋白 19 片段	2. 23		ng/mL	0～3. 3
	乙肝大蛋白	阴性			阴性（ELISA 法）

经过以上检查，已经很清楚了，这是一个乙肝肝硬化病例，后期自发表面抗原转阴，也检测到了，HBV DNA 低水平刚好被我们

观察到了这个过程：仅仅半个月，表面抗原转阴。如果只凭两对半2、4、5项阳性，尚不能直接诊断乙肝肝硬化。

那么是否存在该患者是AIH，新近感染了急性乙肝这种可能呢？这也是笔者思考很久的问题。对这个病人来说，如果明确不了病因，就难以进行治疗。如果是乙肝肝硬化，可能需要抗病毒治疗；如果是自身免疫性肝炎导致，则需要采用激素治疗，但病人已有明确的乙肝感染，激素会诱导乙肝复发。

那么该病人是否为自身免疫性肝病合并急性乙肝？经过认真考虑，基本排除这种可能性。首先从AIH诊断标准（表10-1-4）来看，这个病人只能得2分（最多3分），达不到AIH诊断标准；其次，如果病人是急性乙肝，应该有明确的流行病学证据，经仔细询问，该病人无乙肝感染接触史。

表10-1-4　AIH简化诊断标准

变量	标准	分数
ANA或SMA	≥1∶40	1
ANA或SMA	≥1∶80	
或LKM	≥1∶40	2*
或SLA	阳性	
IgG	>正常值上限	1
	>1.10倍正常水平上限	2
肝组织学（诊断肝炎的必需条件）	相似AIH	1
	典型AIH	2
无病毒性肝炎	是	2
总分		≥6：疑似AIH
		≥7：确诊AIH

*自身抗体得分最大2分。

ANA：抗核抗体；SMA：平滑肌抗体；LKM：肝肾微粒体抗体；SLA：可溶性肝抗体。

最终，笔者仍然考虑该病人为乙肝肝硬化，此次肝损伤是由s

抗原发生转换，免疫介入而导致的一过性肝脏炎症病变。

参考文献

Hennes E M, Zeniya M, Czaja A J, et al. Simplified criteria for the diagnosis of autoimmune hepatitis [J]. Hepatology, 2008, 48 (1): 169 - 176.

第二节　两对半检查呈阴性的乙肝，你想到了吗？

判断是否感染乙肝最主要的证据是“两对半”检查表面抗原是否为阳性。如 HBsAg 呈阳性，则需进一步检查病毒复制水平；如 HBsAg 呈阴性，基本排除乙肝的可能。虽然医生和患者一般都这么认为，但还是有些例外，你想到了吗？

病例分享

患者，女，53 岁，因“体格检查 B 超提示肝硬化”入院。病例特点：（1）患者为中老年女性，体格检查时 B 超提示肝硬化，既往无肝炎病史及家族史，无血吸虫接触史，无血制品应用史，否认近期不洁饮食史。（2）肝功能：TBiL 为 15.2 μmol/L，ALT 为 37 U/L，AST 为 35 U/L，GGT 为 89 U/L。（2018 年 9 月 11 日入住本院）病毒性肝炎标志物（甲、丙、丁、戊、庚肝炎）及 ENA 等均呈阴性；乙肝五项全阴性。

奇怪的是，患者血清 HBsAg 阴性，却出现了 HBsAg 免疫组织化学染色阳性（图 10-2-1）。虽然仅局部呈阳性，但肝细胞浆中确实出现了 HBsAg。

我们随即对病人的血清进行 HBV DNA 定量检测，结果发现 HBV DNA 为 7.52×10^2 IU/mL，在血清及肝组织中均发现乙肝感染证据，尽管“两对半”检查结果均呈阴性，但最后这个病人被诊断为乙肝后肝硬化（图 10-2-2）。

那“两对半”阴性的患者为什么会是乙肝呢？这样的病人需要抗病毒治疗吗？

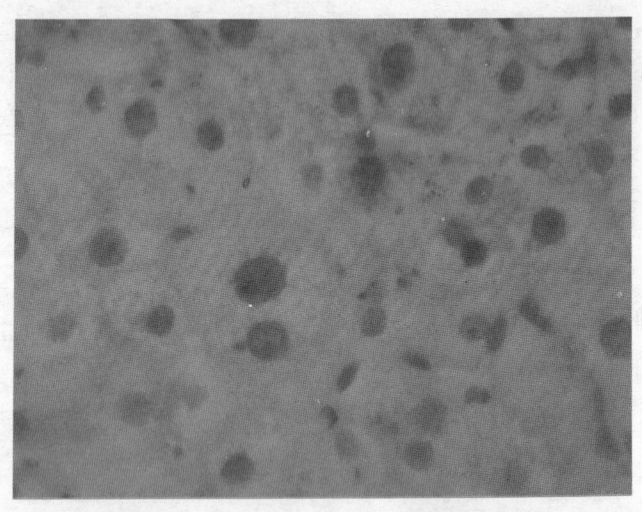

图 10-2-1　肝组织切片 HBsAg 免疫组化染色

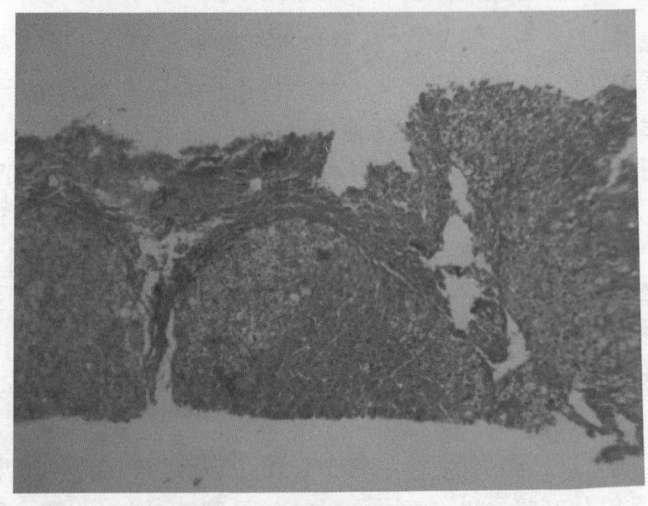

图 10-2-2　肝组织切片 Masson 染色

乙肝病毒的自然史

任何生物都有出生、发展及其走向灭亡的过程，乙肝病毒也是如此，乙肝病毒进入人体的感染过程及引起疾病的过程，被称为自然史。乙肝病毒感染的自然史是个动态过程，根据2017年欧洲肝病学会制定的慢性乙肝临床实践指南［European Association for the Study of the Liver（EASL）Clinical Practice Guidelines］分为5期：

1期：HBeAg阳性慢性HBV感染，也有“免疫耐受期”的称呼。其特征是血清HBeAg呈阳性，HBV DNA水平非常高，肝功能一般是持续正常的。1期患者常被认为是“乙肝携带者”，因为肝组织学损伤很轻微，也没有纤维化，但此期患者体内的乙肝病毒已经和肝细胞发生整合，触动了肝细胞癌形成机制。这些HBV感染者大多见于幼年感染，表面抗原自发转阴概率非常低，这些患者具有较高的传染性（因为存在较高的HBV DNA水平）。

2期：HBeAg阳性慢性肝炎。到此期预示着乙肝进入损伤阶段，过了免疫耐受期，乙肝病毒触发了机体免疫，机体在不断清除乙肝病毒的过程中也造成了肝细胞的炎症，不断修复、纤维化。此期患者HBeAg仍然呈阳性，HBV DNA高水平，以及ALT升高。此期可发生于1期的几年之后。若为成人期感染，则此期更常见，和/或更快出现此期。此期结局变化性较大。多数患者可以获得HBeAg血清学转换，HBV DNA复制得到控制，患者进入HBeAg阴性感染期。其他不能控制HBV的患者，进展至HBeAg阴性慢乙肝。

3期：HBeAg阴性慢性HBV感染，既往称之为“非活动携带者”期。其特征是血清出现HBe抗体，HBV DNA水平不可测或者较低，ALT水平正常。这个阶段的乙肝往往肝组织损伤轻微，较低纤维化。此期的乙肝病人发展成肝硬化和肝细胞癌的风险明显降低，但仍有发展成e抗原阴性，甚至e抗原阳性肝炎的可能。

4期：HBeAg阴性慢性肝炎，是我国最常见的慢性乙肝。其特征是血清中缺乏HBeAg，通常可检出抗HBe，血清HBV DNA水平

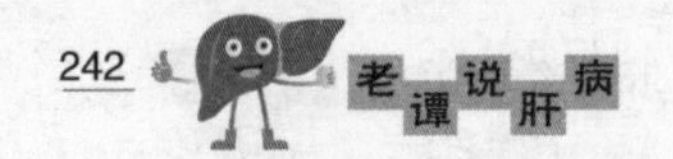

持续或者顿挫性中至高水平（通常低于 HBeAg 阳性患者），同时 ALT 顿挫或者持续升高。肝活检表明坏死性炎症及纤维化。多数患者出现 HBV 突变，主要是 C 区和/或核心启动子区域突变，这妨碍或消除了 HBeAg 表达。此期与较低的自发疾病缓解率相关。

5 期：HBsAg 阴性期。其特征是血清中 HBsAg 阴性，伴或者不伴抗 HBs 和抗 HBc 阳性。此期被称为“隐匿性 HBV 感染”。

隐匿性 HBV 感染

极少数病例检测不出 HBsAg，可能与采用检测试剂的敏感性相关。此期 ALT 水平正常，通常情况下，HBV DNA 不可测。但并非一直如此，我们这例 HBV DNA 低水平复制，通常情况下，可在肝脏内检出 HBV DNA（cccDNA）。肝硬化出现之前，若发生 HBsAg 丢失，则与肝硬化、失代偿及 HCC 低风险相关，并且可以提高生存率。但是，如果 HBsAg 丢失之前，已经发生肝硬化，则仍存在 HCC 的发生风险，因此需要持续监测 HCC。这些患者中，免疫抑制将导致 HBV 再激活。

抗病毒治疗

HBV DNA 复制水平是最强的单个预测的生物学标志物，与慢性 HBV 感染的疾病进展、长期结局相关。通过抗病毒药物抑制病毒复制表明：绝大多数患者可以获得消除慢性 HBV 所致的坏死性炎症，减轻进展期纤维化，减少 HCC 的发生风险。

本例患者已经肝硬化，属于失代偿期肝硬化，采用核苷类似物治疗的目标是获得临床再代偿，且避免肝移植。强烈证据显示：抗病毒治疗可以改变失代偿期肝硬化的自然史，改善肝脏功能，并且提高生存率。因此尽可能在短时间内获得完全病毒学抑制。ETV 或者 TDF 是首选的治疗药物，研究显示这两种药物可有效、安全治疗失代偿期肝硬化患者。

参考文献

1. European Association for the Study of the Liver. EASL 2017 clinical practice guidelines on the management of hepatitis B virus infection [J]. J Hepatol, 2017, 67 (2): 370 - 398.

第三节 什么样的乙肝“携带者”需要治疗?

乙肝数量虽已明显减少，但在我国乙肝仍然是因肝脏疾病就医的第一大肝病。笔者在日常门诊中接触过很多乙肝病人，大三阳或者小三阳、肝功能异常的一般病人都会接受医生的建议进行规范的抗病毒治疗。同样，也有更多的乙肝病人肝功能是正常的，对乙肝感染者来说，他们都有一般的科普知识，认为自己只是携带者，不需要治疗。确实，乙肝携带者是不需要进行治疗的，这个观点基本被我们所公认，在临床工作中还可以看到，很多病人就医时已经出现肝硬化甚至肝癌，这些病人除了 B 超、CT 等检查可发现异常外，其肝功能却是正常的，这些病人也认为自己是携带者，这样的携带者需要治疗吗？答案是肯定的。肝硬化及肝癌的发生是肝脏长期慢性损伤导致的最严重不良事件。如果尽早进行干预治疗，很多乙肝病人不会演变成这样的结果。

肝功能正常不能等同肝脏正常

肝脏是人体最大的消化脏器，它的最主要功能是发挥代谢作用，即将人体摄入的各种物质进行分解、代谢、合成等生化过程，进行授取、排泄。肝脏是人体的化工厂，它所完成的化学作用是我们现实中任何一个化工厂都无法复制的。目前医院检查的肝功能仅是肝脏极少的一部分功能，如果很多指标异常，比如最常见的炎症指标丙氨酸氨基转移酶，是 WHO 公认的最敏感的一个炎症指标，有经验的肝科医师会通过观察肝功能的异常，初步判断肝病是肝源

性还是非肝源性。但肝脏的损伤太复杂，并不是任何微小病变都会表现为这些指标的异常，或者当肝脏处于非炎症活动期时，这些转氨酶等炎症指标水平是不高的。

肝脏已受损但肝功能正常的原因

肝脏是一个代偿能力非常强的脏器，普遍知道的科普知识是：一个健康的肝脏可以接受半肝的捐献，而对供者并无影响。动物实验显示，小鼠即便切除90%的肝脏，仍然可以存活并在一个月内再生出大小为原来体积90%的肝脏。人体肝脏只要坏死不超过2/3的大块样，人是可以维持生命的！在此，不得不惊叹人类肝脏强大的再生能力，使我们的肝脏如此坚强，它绝不会因一两次轻微的损伤就被严重损坏，肝硬化乃至肝癌一定是无数次损伤、修复、再损伤、再修复直到无法代偿的结果。一次不太严重的肝损过程可以表现为毫无感觉，这个时候如果刚好进行了生化检查，是可以发现这些转氨酶等指标的异常升高的，关键是在没有任何症状的情况下，很少有人会进行这样的血检。一次急性肝损伤，短到一周，长到一个月，大多数情况下肝功能会自我修复正常，不需要任何药物治疗。问题是每次肝脏的修复还是会留下痕迹、疤痕（纤维化），正是肝脏的这种反复损伤、反复修复、反复炎症、反复纤维化，最后发展成肝硬化。

乙肝病人肝功能正常的可能性

第一种情况为乙肝病毒携带者，HBeAg阳性、慢性HBV感染，既往称之为“免疫耐受期”。这一阶段的特点是，在乙肝病毒感染的早期阶段，大多数乙肝病人的感染来自围生期感染，e抗原阳性，病毒高度复制，转氨酶持续正常，B超等均无任何异常发现，肝组织学检查也无明显炎症和纤维化存在。目前对这个阶段的治疗倾向于不抗病毒治疗，但这个观点受到越来越多的质疑。实践证明，即便是一直处于这个阶段的乙肝病人，仍有可能进一步发展为肝细胞癌，已经有很多研究认为这个时期也需要抗病毒治疗。虽然是否需要抗病毒治疗，目前仍有争议，但有肝硬化、肝癌家族史的患者一定要抗病毒治疗。

第二种情况是 e 抗原阳性的慢性乙肝患者。这个时期一般会表现为肝功能异常，转氨酶反复增高，但前面已经提及，肝脏的代偿能力非常强，在代偿的修复期，肝功能也可能是正常的，那如何来区别？一是提高肝功能等检查的频率，二是通过肝脏病理学检查来区别二者。

第三种情况是 e 抗原阴性的慢性乙肝病毒携带者，HBeAg 阴性、慢性 HBV 感染，既往被称为“非活动携带者”期，都是由“大三阳”演变而来的，病毒复制水平已经非常低或者检测不到，肝功能正常，肝脏组织学检查可见肝脏轻微病变，这个阶段的乙肝仍有可能发展为肝硬化、肝癌，但风险较低。

第四种情况是 e 抗原阴性的慢性乙肝患者，e 抗原已经转阴或者转换成 e 抗体，但 HBV DNA 仍阳性，肝功能 ALT 或高或低，可表现为波浪式升高，也可表现为持续低水平升高，但这个阶段的慢性乙肝却有进展为肝硬化、肝癌的较高风险，也是我国目前主要的乙肝感染群体，一般都需要抗病毒治疗。

肝功能正常但需要定期检查的乙肝患者

1. 有病毒复制。
2. 有肝硬化、肝癌家族史。
3. 超过 30 岁。
4. B 超、CT 等影像检查提示肝脏有慢性损伤。
5. FibroScan 等无创纤维化检查提示异常。

第四节　如何进行肝脏硬度测定？

一年前在一次同学聚会上，有位同学私下里跟笔者说，他是乙肝表面抗原阳性，每次单位体格检查肝功能基本正常，但最近查 B

超显示肝脏有点不均，“疙里疙瘩”的。职业的本能告诉笔者，这个“疙里疙瘩”肯定有问题，于是建议该同学做检查，经过检查，其乙肝五项：HBsAg、HBeAb、HBcAb 均呈阳性（“小三阳”），HBV DNA 为 3.5×10^4 IU/mL，B 超提示肝脏实质回声增粗不均，脾稍大，因此笔者将其诊断为肝硬化。该患者对此结果高度怀疑，认为自己无任何身体不适，不应为肝硬化。笔者很明确地告诉他，肝脏病变只有进入失代偿期才会出现相应的症状，在肝硬化的代偿期是没有任何不适的，况且 B 超已经确认，结合其慢性乙肝病史，基本可以明确。但还有两个更好的检查方法诊断肝硬化：一是病理诊断，这是最终诊断，属于有创性检测，要住院做肝穿刺检查。除此之外，还可以做 Fibroscan（瞬时肝脏弹性扫描）检查，这是目前国际公认的最接近肝脏病理诊断的一项检查。他考虑到肝穿刺的风险及住院时间，同意做 Fibroscan，检查结果为 15.3 kPa，提示早期肝硬化。笔者让患者选择了抗病毒治疗，一段时间后再次测定 Fibroscan，检查结果为 9.9 kPa，表示肝硬化已基本逆转。

肝硬化、肝纤维化早期诊断意义重大，现在的研究已经证实了乙肝引起的肝纤维化甚至早期肝硬化，在正规的治疗下经过抗病毒治疗是可以逆转的。在过去因为没有开展肝活检，很多患者往往发展成为失代偿期肝硬化才来就诊，现在有了 FibroScan 检查，就解决了这个难题。

Fibroscan（图 10-4-1）是一种新型的肝纤维化检测仪器，是一项快速便捷、非侵袭性新技术，2003 年由法国科学家发明，其工作原理是通过测定肝脏瞬时弹性图谱来反映肝实质硬度，测得的波速与组织弹性直接相关，组织硬度越高，肝硬化的程度就越高。就像做 B 超一样，能够重复检测、无创伤。Fibroscan 的优势有：(1) 无创无痛。无须采血、无须肝穿、无痛便能检测出肝脏纤维化程度。(2) 快速简便。全过程只需要 5 分钟，检查结果立即显示。(3) 易重复。可根据需要反复进行，对身体无副作用。(4) 安全。适用各类人群。(5) 即时。检测完毕后就能得到结果，快速量化肝脏硬度。(6) 价格低廉。与肝活检相比，该技术不需要病人承担昂贵的手术器械费用，价格更易让人接受。Fibroscan 已经被美国肝病学会、欧洲肝病学会、亚太肝病学会，以及中国肝病学会所制定的多个指南推荐应用。另外，除了慢性乙肝、丙肝外，Fibroscan 检查还适用于其他各种慢性肝病，包括酒精性肝炎、非酒精性脂肪性肝炎及自身免疫性肝病等所导致的肝纤维化和肝硬化的检查。

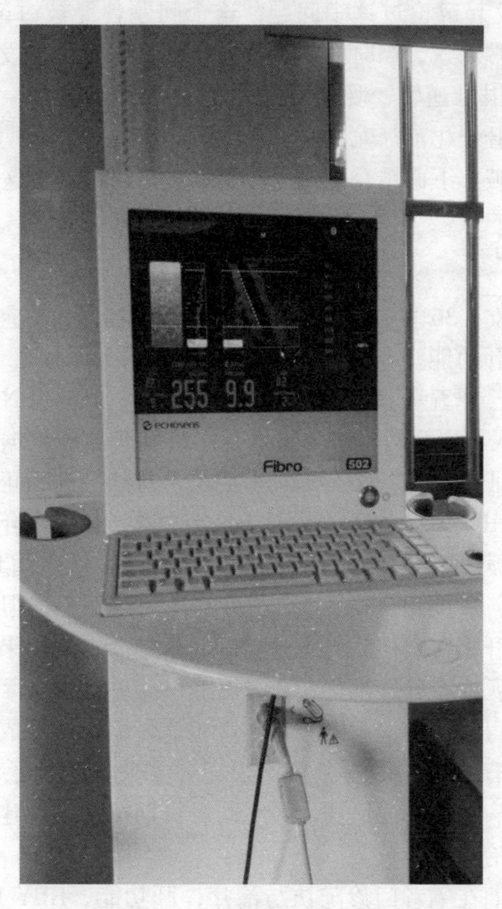

图 10-4-1 FibroScan 仪器

第五节　肝硬化可以逆转吗?

肝硬化是否可以逆转？答案是肯定的，这已经被越来越多的事实与医学证据证实。还记得十几年前，笔者在当时最大的专业网站“丁香园”发起辩论过这个问题，这个问题曾经被讨论数月之久，而且讨论非常深入，当时的观点是肝纤维化应该可以发生逆转，但早期肝硬化很难逆转，晚期肝硬化根本不可能逆转。十几年过去了，这些年肝硬化治疗尤其是抗病毒药物的出现与长期使用，取得了根本性突破。下面结合病例复习文献，再讨论一下这个问题。

病例分享

谢某，女，36 岁，家庭妇女，约 7 年前在门诊检查发现慢性乙肝，当时其肝功能正常，但 B 超提示肝脏慢性损伤，肝脏密集增粗，不均。乙肝五项检查结果为“小三阳”，HBV DNA 为 1×10^5 IU/mL。病人不以为然，认为自己是乙肝携带者。根据慢性乙肝的抗病毒适应证要求，“小三阳”患者 ALT 持续升高≥正常值上限水平的 2 倍，HBV DNA > 2 000 IU/mL，显然患者不符合要求。建议其做肝组织病理学检查，了解肝损伤的真实性。病理结果如下（图 10-5-1）：肝硬化（G1S4），炎症、坏死不明显，但肝脏已经肝硬化。说明肝脏在既往病史中已经造成非常严重的后果，又根据指南，炎症坏死或者肝纤维化在 2 级以上，需进行抗病毒治疗。

笔者记得很清楚，病人当时不愿相信自己会发展成肝硬化，但由于病人具有一定的医学基础，长期非常关注慢性乙肝的科普知识，出于对病理诊断的信任，最终同意长期抗病毒的建议，接受恩替卡韦长期治疗。

患者长期在笔者门诊随访与治疗，肝功能、HBV DNA 持续正常。2 ~ 3 年后，B 超显示不再出现回声不均，可以认为患者肝脏肝硬化已经明显改善，甚至发生逆转。适逢二胎政策放开，患者又有生育二胎的要求，因此要求停药。考虑停药后怀孕有慢性乙肝复发风险，建议其继续抗病毒治疗（建议换用替诺福韦等对婴儿更安全的药物）。患者去年生了二胎，在怀孕及生育期间，肝功能、HBV DNA 完全正常。

近年来，笔者告诉患者其肝硬化已经逆转，但最终确认仍需要病理诊断，患者接受了笔者的建议。二次肝脏病理检查结果如图 10-5-2 所示：汇管区出现重建，胶原减少，原来非常明显的纤维间隔已经消失，变得非常纤细。病理检查结果表明患者肝硬化完全逆转。

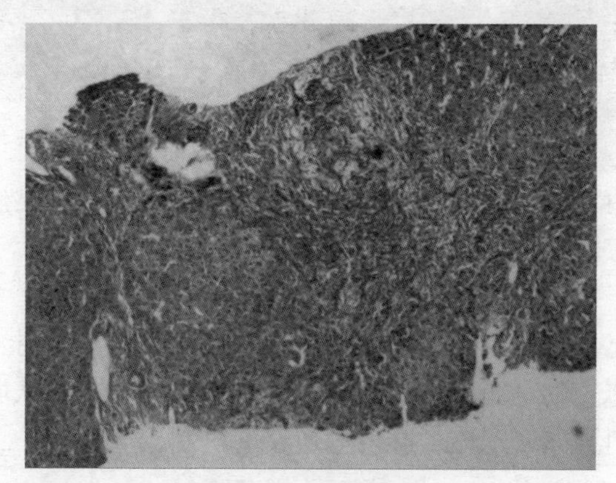

图 10-5-1　2011 年第一次肝组织学检查（Masson 染色）

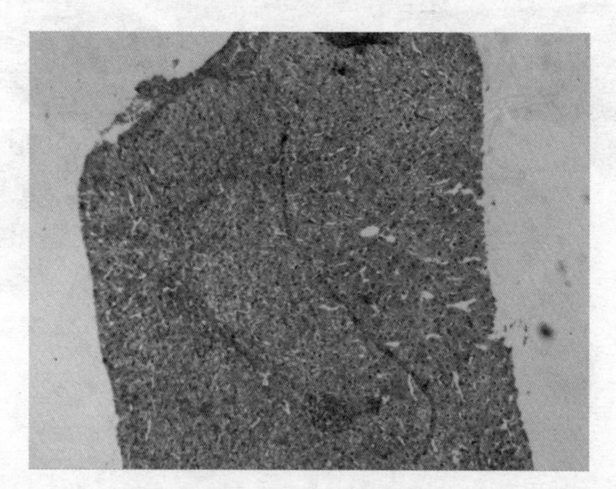

图 10-5-2　2017 年第二次肝组织学检查（Masson 染色）

文献学习

有一篇文献也讨论了这个问题，文章开头同样利用一个病例来解释肝硬化可以逆转的事实，见图 10-5-3。

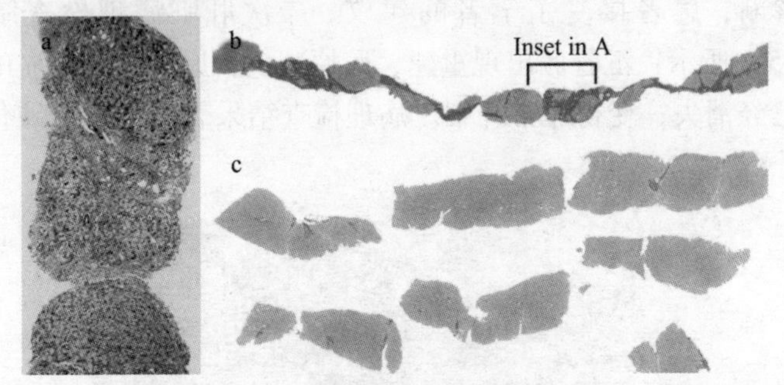

图 b 是一个肝硬化肝穿刺标本，a 是局部放大，c 是经过拉米夫定抗病毒后完全正常的肝组织图

图 10-5-3　脏器纤维化形成反逆转图

文章充分论述了脏器纤维化逆转的理论机制，引用《新英格兰医学》杂志上的一篇文章进行阐述（图 10-5-4），并从肝星状细胞的活化抑制等方法阐述了肝硬化逆转的机制。

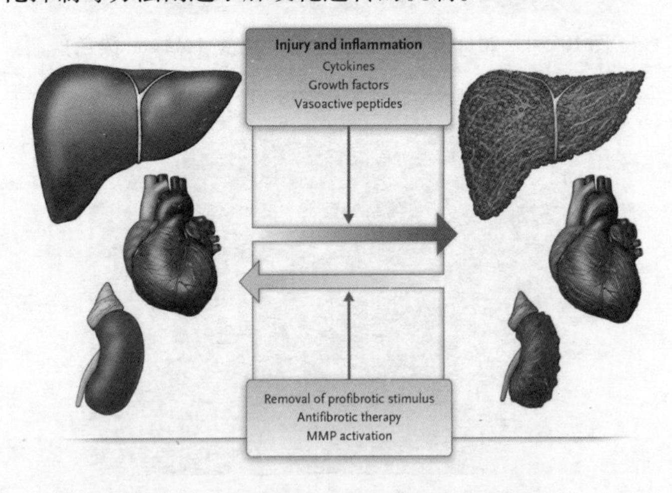

图 10-5-4　脏器纤维化逆转的理论机制

文章引用《柳叶刀》杂志上发表的一个恩替卡韦的5年开放性研究，研究结果如图10-5-5所示，Ishak 6分为肝硬化人群，经过5年抗乙肝病毒后，肝硬化人数逐渐减少，正常人群逐渐增多。

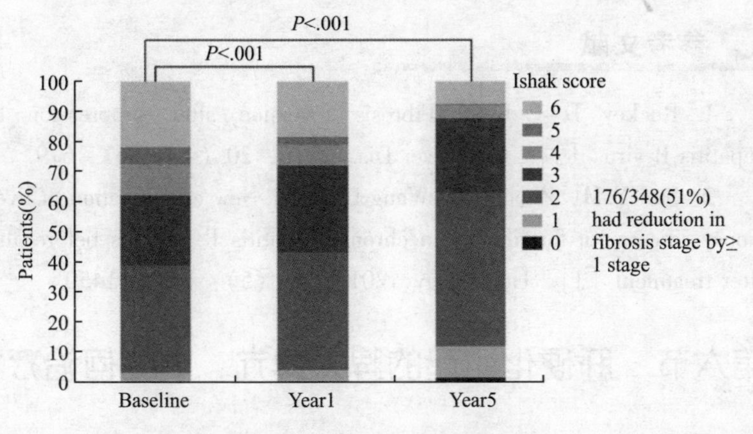

图10-5-5 PTV5年开放性研究结果

我国的研究证据

最近，中国首都医科大学附属北京友谊医院肝病中心的贾继东教授团队在国际顶级杂志*HEPATOLOGY*中指出，抗病毒治疗可以逆转乙肝肝纤维化和肝硬化，提出了评估肝纤维化/肝硬化逆转的病理新分类方法，即P-I-R分类。该分类根据不同纤维间隔所占比例，将肝纤维化分为三种类型：进展为主型（predominantly progressive）、逆转为主型（predominantly regressive）和不确定型（indeterminate）。研究人员利用此分类标准对来自慢性乙肝患者抗病毒治疗前后71对Ishak评分≥3期的肝脏穿刺活检样本进行了评估。结果发现，治疗前进展为主型、不确定型和逆转为主型所占比例分别为58%、29%和13%。三种类型间转氨酶、HBV DNA和肝脏弹性存在显著差异（$P<0.05$）；而治疗后，相应比例变为11%、11%和78%。值得注意的是，在55例治疗后P-I-R分类为逆转为主型的患者中，29例（53%）患者至少在Ishak同期内纤维化改

善。更有意思的是，25 例（45%）患者的 Laennec 评分、胶原面积和肝脏弹性均有所下降，提示 P-I-R 有助于评估治疗前后 Ishak 同期内纤维化的缓解状况。

参考文献

1. Rockey D C. Liver Fibrosis reversion after suppression of hepatitis B virus [J]. Clin Liver Dis，2016，20（4）：667 – 679.

2. Sun Y M，Zhou J L，Wang L，et al. New classification of liver biopsy assessment for fibrosis in chronic hepatitis B patients before and after treatment [J]. Hepatology，2017，65（5）：1438 – 1450.

第六节　肝硬化引起的脾大脾亢，该如何治疗？

肝硬化有一个非常严重的并发症——门静脉高压，以脾肿大、腹水、消化道出血等为表现，脾功能亢进是肝硬化门静脉高压症的常见表现。半数以上的肝硬化患者血小板计数偏低，脾亢一般以脾肿大为前提，但并不都如此。在临床常有切除脾脏以缓解脾亢，减少胃底静脉曲张出血的治疗手段。近年来，随着对脾脏功能的再认识，介入治疗包括部分脾动脉栓塞、热消融（射频消融、微波消融和高强度聚焦超声）、经颈静脉途径肝内支架门体分流术（TIPS）。是“保脾”还是“切脾”，在内、外、介入科之间仍存在争议。

一直以来，笔者对这个问题非常在意，面对病人时常难以决断。最近在由上海瑞金医院感染科组织的《国际肝病》论坛上，有讨论这个问题的专题，大咖们充分表述了各自观点，笔者一字不漏地听完，并保留了每张幻灯照片，再复习时，却更困惑！

和大家分享一篇个人觉得不错的文章——“Big spleens and hypersplenism：fix it or forget it?”从文章的题目可见，对这个问题困惑的不止笔者一个。

脾功能亢进

脾功能亢进（简称“脾亢”）常以血红蛋白下降、白细胞减少和血小板减少为主要表现，可表现一系或多系，往往以血小板减少为表现。脾亢常常有脾脏的肿大，但与脾功能亢进的严重程度并不直接相关。脾功能亢进是门静脉高压的后果，脾的大小与门静脉高血压的严重程度相关，但是缓解门静脉高压并不能解决脾功能亢进。有一篇报道显示，24%的肝硬化患者有脾大，64%的肝硬化患者有血小板减少症。这种差异反映了其他因素的存在，如抗血小板抗体、酒精的毒性作用、丙型肝炎病毒（HCV）的骨髓抑制作用和降低的血小板生成素产生等。

脾亢的表现

血小板一般性减少并不会出现黏膜出血，直到血小板计数降至 $30\times10^9/L$ 以下，当计数 $<5\times10^9/L$ 时，有内出血风险。因此，轻度至中度血小板减少症并不会增加静脉曲张出血。然而，当肝硬化需要进行某种侵入性手术或维持创伤（尤其是头部）时；当血小板小于 $70\times10^9/L$ 时，可能导致过度失血。对这些病人进行手术等侵入性治疗是否需要输注血小板等血液制品，仍有争议，因为过度输注显然是不利的，会引起血液凝固方面的问题，如血栓形成。另外，没有数据提示低血小板计数会增加静脉曲张出血量，以及通过输血提高血小板计数会减少静脉曲张出血量。大多数脾亢病人血小板计数是大于 $50\times10^9/L$ 的，因此，开展如腹腔穿刺、内窥镜检查等手术是安全的。白细胞减少也可以做类似的判断，肝硬化脾亢白细胞减少主要为淋巴细胞减少，中性粒细胞计数是正常的。虽然细菌感染常见于肝硬化，目前尚无证据证明白细胞减少是感染的风险因素。中性粒细胞减少是感染的危险因素。

脾亢的预后

脾亢与患者的预后确实有关的，一份大样本的5年随访研究证明，与正常人相比，血小板减少和白细胞减少均增加5年的死亡或失代偿风险。严重脾功能亢进的患者（血小板 $<75\times10^9/L$ 或白细胞计数 $<2\times10^9/L$），静脉曲张出血和死亡的风险较高。因此，脾亢是肝脏疾病晚期的指征，预示着糟糕的结果。然而，数据有限，没有很好的证据表明脾切除能改善肝硬化的预后。使用预防性疗法如β受体阻滞剂或抗生素的患者严重的脾功能亢进尚未得到证实。

脾亢的治疗

现在治疗脾亢的手段已经非常多，除了血小板和白细胞计数的升高，还有没有其他好处？在一份射频消融（RFA）的治疗报告中，手术前后测量肝脏动脉和门静脉血流量。结果显示，手术后肝动脉血流量即刻增加，但在6个月内回到基线水平。并且门静脉血流量下降，然后在6个月内也回到基线。这些小而短暂的血液变化到底表示着什么？目前仍不太清楚，但可以肯定的是，这样并不影响肝脏体积或生存。

外科分流术和经颈静脉肝内门体分流

分流术主要包括门腔静脉侧侧分流术、肠腔静脉侧侧分流术等。分流术可以降低游离门静脉压力、预防门静脉血栓的形成，但术后肝性脑病的发生率高。经颈静脉肝内门体分流术（TIPS术）近年有代替外科分流的趋势，TIPS可以有效降低门静脉压力，降低食管胃底静脉曲张的出血风险，但其对脾功能亢进的治疗效果还有待明确。支架内血栓和肝性脑病是TIPS最常见的并发症。一个基于8个研究的荟萃分析显示，血小板和白细胞的改善在分流手术约占50%。类似的结果在TIPS术后也可看到，43%的血小板计数增加，57%的血小板计数减少。

脾切

开放脾切除已成为标准的治疗脾功能亢进的方法。最近，腹腔镜脾切除术已用于脾大、脾亢患者。在一个 48 例的对照研究中，一半为开放性手术，一半为腹腔镜手术。手术时间是相似的，但开放性手术的患者失血明显较多，接受腹腔镜手术的患者缩短了住院时间，麻醉也简单。血小板计数和白细胞计数术前分别为 $<40 \times 10^9/L$ 和 $<3 \times 10^9/L$ 两组，脾切除术后均上升至正常范围。脾切的主要问题是脾门静脉血栓形成。在 25 例接受腹腔镜脾切除术的肝硬化患者中，9 例（36%）发生了门静脉血栓（PVT）。PVT 发生的最大风险在一周之内。接受抗凝治疗可使 PVT 的发生率下降到 4%。

部分脾栓塞

部分脾动脉栓塞术的原理与热消融术的原理相似，可使局部脾脏坏死，减少脾脏回流血量。这个过程通常通过介入来完成，在脾动脉中放置导管，然后重复注射栓塞颗粒直到脾脏血流量减少约 50%。脾梗死的程度达脾体积的 50% ~ 70%。血小板计数和白细胞计数与脾栓体积成正比。当栓塞体积 >50% 时，血小板计数和白细胞计数可以恢复正常。当栓塞体积≤50% 时，血小板计数和白细胞计数变化不大。经过长时间的随访，二者的计数趋于回落到初始范围。80% 的患者在术后出现发热和腹痛。门静脉和脾静脉血栓形成和脾脏脓肿并不罕见。

在一个随机试验中，比较脾栓塞（PSE）和开放脾切除。脾切除术对血小板和白细胞上升更明显。栓塞组 PVT 发生率为 5%，而脾切除组为 15%。死亡率二者没有不同。在一项非随机试验报告中，总脾动脉栓塞与局部栓塞相比，共统计了 61 例患者，总脾动脉栓塞 27 例，PSE 34 例。接受 PSE 的患者出现的并发症更多，两者的血小板计数和白细胞计数相似。作者总结认为脾脏总动脉栓塞是首选的方法。

总结

脾肿大和脾功能亢进常见于肝硬化患者，但脾亢本身带来的严重后果非常小，既往对脾亢的治疗最大的适应证是慢性丙肝，需要干扰素治疗，随着 DAA 药物的广泛应用，脾亢的治疗临床适应证已经很小。对于接受化疗的恶性肿瘤患者，白细胞低下及血小板减少可能需要治疗。脾切除术可迅速提高白细胞和血小板计数，无论是开放式还是腹腔镜手术。这种方法的主要缺点是发生 PVT。建议接受脾切除术的患者接受预防性使用抗凝剂至少几个星期来预防 PVT，这对肝硬化患者既安全又有效。如果 PVT 形成，脾切除术后抗凝将是适当措施。总之，大多数脾肿大脾亢的患者，可以选择保守治疗方案：保脾。如果确实需要改善脾亢，腹腔镜脾切除或使用药物 eltrombopag 等似乎是最好的方法，这样并发症发生率低，且有效。

笔者忠实原文，基本如实翻译，对结论笔者也有点失望。估计作者是外科医生，只能说目前仍然没有让大家都信服的数据，是切脾、脾栓塞还是保脾，没有最好的结论。但全文有一个重要思想还是要接受的：脾大脾亢一般不会导致严重后果，可以保脾治疗。

第七节　什么样的脂肪肝需要做肝穿刺检查？

患者是一位 40 岁男性，公职人员，几年来每年单位体检肝功能均显示 ALT 轻度升高（40 ~ 80 U/L），B 超提示脂肪肝。我们建议其做了肝穿刺，结果为肝脏 80% 的肝细胞出现脂肪变性，小叶炎、细胞气球样变（图 10-7-1），完全符合脂肪性肝炎的诊断标准而非单纯脂肪肝！

脂肪肝，现在分为非酒精性脂肪肝和酒精性脂肪肝，在笔者个人公众号已多次推出相关科普文章，有兴趣的读者可以翻看历史文章。

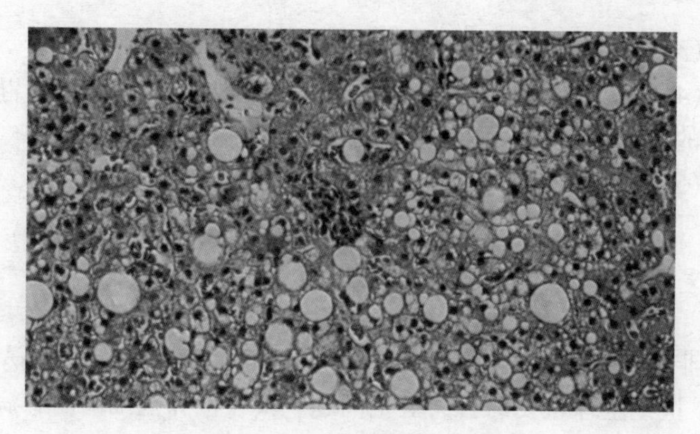

图 10-7-1 肝组织切片 HE 染色

严格意义上讲，“脂肪肝”是一个病理名词，是指在肝细胞中至少 5% 的肝细胞脂肪变性。能够准确定量描述肝细胞脂肪变性的程度与面积的唯有肝穿刺病理诊断。但由于肝穿刺的有创性，这项检查难以被普遍推广。影像学检查如 B 超、CT、磁共振等虽然也可以反映肝脏脂肪的分布情况，但仍不能取代肝脏病理诊断。

非酒精性脂肪肝（NAFLD）分为两种亚型：非酒精性脂肪肝（NAFL）和非酒精性脂肪性肝炎（NASH）。NAFL 在肝脏组织学进展方面具有良好的预后，而 NASH 在组织学上可能进展为纤维化，多达 15% 的患者可能出现肝硬化。在西方国家，4% ~ 22% 的肝细胞癌由 NAFLD 引起。此外，NASH 还存在小叶和门静脉炎症及肝细胞气球样变的肝损伤，可进展为肝硬化和肝癌（HCC）。

可见，NAFL 和 NASH 有着截然不同的转归，并且这两种状态可以互相转化，但现在医院常规的肝功能、B 超等检查并不能区分这两种状态。

因此，中华医学会肝病学分会脂肪肝和酒精性肝病学组建议肝活组织检查病理学评估主要用于：

（1）经常规检查和诊断性治疗仍未能明确诊断的患者；

（2）有进展性肝纤维化的高危人群但缺乏临床或影像学肝硬化证据者；

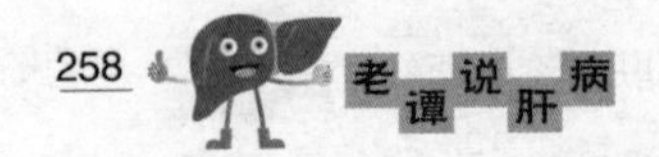

（3）入选药物临床试验和诊断试验的患者；

（4）由于其他原因而行腹腔镜检查（如胆囊切除术、胃捆扎术）的患者；

（5）患者强烈要求了解肝病的性质及其预后。

第八节 什么样的脂肪肝需要治疗？

非酒精性脂肪性肝病（non-alcoholic fatty liver disease，NAFLD）是21世纪全球重要的公共卫生问题。其在世界范围内的患病率为6%～33%，平均患病率为24.4%，在我国NAFLD的患病率可达15%～20%。NAFLD的疾病谱包括非酒精性脂肪肝（non-alcoholic fatty liver，NAFL），以及由其演变的非酒精性脂肪性肝炎（non-alcoholic steatohepatitis，NASH）和肝硬化，部分患者甚至进展为肝癌。相比而言，NAFL常常被认为是良性的，其进展较为缓慢；而10%～25%的NASH患者在8～14年内进展为肝硬化，0.16%的患者可直接进展为肝细胞性肝癌。

NAFLD自然史与结局

NASH患者年均肝纤维化进展率为9%，进展期肝纤维化患者10年生存率为81.5%。NAFLD患者HCC的年发病率为0.44%（范围0.29%～0.66%）。非肝硬化NAFLD患者发展为HCC的风险较小。NAFLD患者总体死亡率高于普通人群，最常见的死亡原因为心血管疾病。肝病致死率占所有死亡病因第12位，NAFLD患者肝病相关死亡跃居第2～3位。NASH患者，尤其肝纤维化患者可进展至肝硬化，发生肝病相关死亡。在患有NAFLD的人群中，肿瘤相关死亡为前三位的死因之一。

区别NAFL和NASH是决定是否治疗的关键

目前，诊断NAFLD的“金标准”依旧为肝活检组织学检查，这不仅有利于了解 NAFLD 的分级及分期，而且有助于判断疾病的进展以及预后。NAFLD 的病理特征为肝腺泡 3 区大泡性或以大泡为主的混合性肝细胞脂肪变，伴或不伴有肝细胞气球样变、小叶内混合性炎症细胞浸润及窦周纤维化。对 NAFLD 的病理学诊断常规进行 NAFLD 活动度积分（NAFLD activity score，NAS）和肝纤维化分期。

如何区别 NAFL 及 NASH？

根据《2017 美国非酒精性脂肪性肝病诊断与管理指南解读》精神，NAFLD 依据肝组织学变化分为 NAFL 及 NASH。（1）NAFL：肝细胞脂肪变 >5%，无肝细胞气球样变；（2）NASH：肝细胞脂肪变 >5%，伴有炎症及肝细胞损伤（如气球样变），有或无纤维化。肝纤维化分期（stage，S）为 S3（桥接纤维化）和 S4（肝硬化），定义为进展期肝纤维化。

如何治疗 NAFLD？

成人 NAFLD 的治疗：（1）NAFLD 早期药物治疗仅限于病理确诊的 NASH 及肝纤维化患者；（2）吡格列酮不建议用于未经肝活检组织学检查证实的 NASH 患者；（3）维生素 E 不再作为非糖尿病 NASH 患者的一线治疗药物；（4）不推荐 ω-3 多不饱和脂肪酸作为 NAFLD 患者高甘油三酯血症的一线治疗药物；（5）强调 NAFLD 患者应积极消除心血管疾病的风险因素；（6）他汀类药物应避免用于失代偿期肝硬化患者；（7）不推荐奥贝胆酸用于 NASH 治疗；（8）终末期脂肪肝病是肝移植的适应证，需进行肝移植评估，但应关注心血管疾病。